Changlin Zhang

Der unsichtbare Regenbogen und die unhörbare Musik

Die Entdeckung der Zusammenhänge zwischen elektromagnetischen Feldern in Lebewesen und den Wirkungen von Akupunktur, Klangtherapie und anderen komplementären Heilmethoden

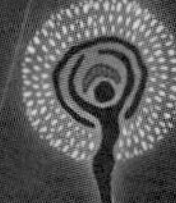

Traumzeit-Verlag

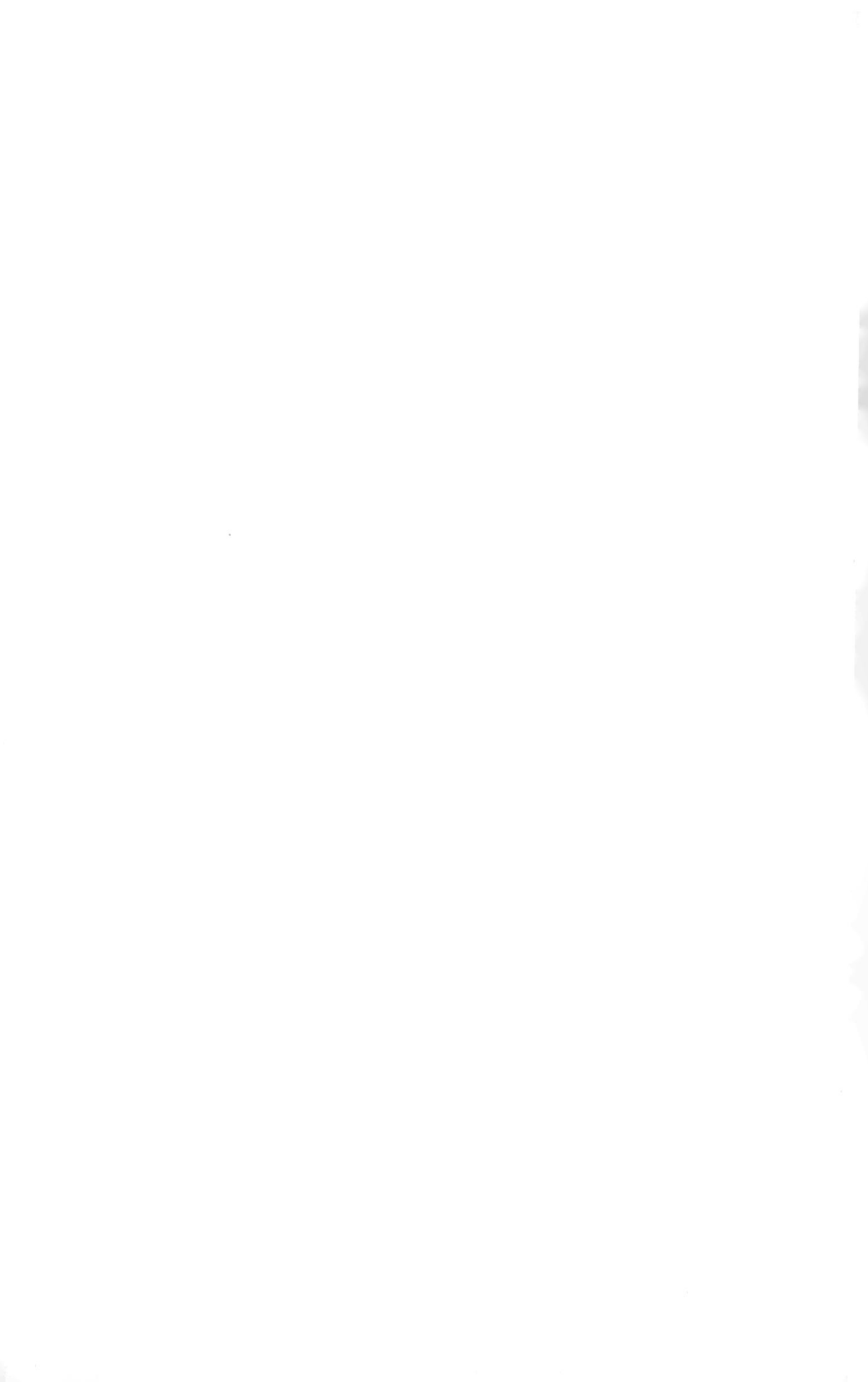

Changlin Zhang

Der unsichtbare Regenbogen und die unhörbare Musik

Die Entdeckung der Zusammenhänge zwischen elektromagnetischen Feldern in Lebewesen und den Wirkungen von Akupunktur, Klangtherapie und anderen komplementären Heilmethoden

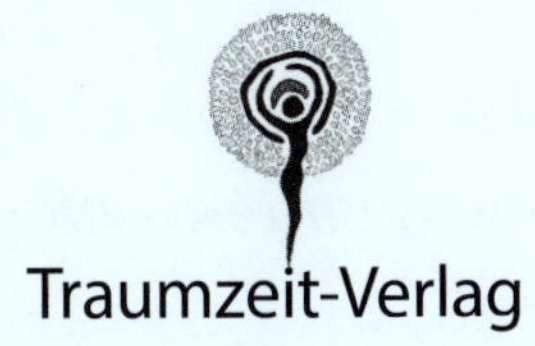

Traumzeit-Verlag

IMPRESSUM

Changlin Zhang
Der unsichtbare Regenbogen und die unhörbare Musik
ISBN 978-3-933825-89-6

Taschenbuch-Lizenzausgabe der Originalveröffentlichung von Monarda Publishing House Ltd, Halle/Saale, 2007, ISBN 978-3-939513-18-6.

Bibliografische Information der Deutschen Nationalbibliothek:

Die Deutsche Nationalbibliothek verzeichnet diese Publikation in der Deutschen Nationalbibliografie; detaillierte bibliografische Daten sind im Internet über http://dnb.d-nb.de abrufbar.

Aus dem Englischen von Elisabeth Reschat
Vorwort von Dang Jiang, Einführung und Danksagung
aus dem Englischen von Thomas Lastring
Layout, Satz und Einbandgestaltung: Ansgar-M. Stein, Wien
Korrektorat: Petra Zwerenz, Reutlingen

Inhalt

Vorworte

Changlin Zhang öffnet in diesem Buch über den unsichtbaren Regenbogen und die unhörbare Musik nicht nur die Tür zu einem wissenschaftlichen Verständnis der alten chinesischen Medizin. Er öffnet auch Türen für den Ausbruch aus dem Gefängnis des naturalistischen Denkens in unserer westlichen Welt, das den Menschen zum Homo consumens, zur biochemischen Maschine und zum »Patientengut« reduziert hat, das möglichst lange funktionsfähig zu halten ist. Als Biophysiker öffnet Zhang uns die Augen für all das Unsichtbare und die Ohren für all das Unhörbare, das uns umgibt, und das wir gern aus unseren Betrachtungen ausschalten, damit unsere Welt so kontrollierbar und überschaubar bleibt, wie wir sie gern haben möchten.

Und – mindestens die erste Hälfte – ist auch für jeden Nicht-Physiker leicht und sehr spannend zu lesen!

Vielleicht hilft uns die Wissenschaft in der Zukunft wieder, über das Studium der Natur zu ihrem Schöpfer zu finden, den sie uns in vergangenen Jahrzehnten glaubte wegnehmen zu müssen. Wie heißt es doch so schön in einem dem Nobelpreisträger Werner Heisenberg zugeschriebenen Zitat: »Der erste Trunk aus dem Becher der Naturwissenschaft macht atheistisch; doch auf dem Grunde des Bechers wartet Gott.« Die neuere Physik ist der alten chinesischen Medizin und damit auch einer Betrachtung des Menschen als ganzheitliches Wesen aus Körper, Seele und Geist offenbar näher als unserer modernen Schulmedizin!

Hans-Joachim Hahn
Initiator des Professorenforums

Joachim Ernst Berendt, der bekannte Jazzforscher und musikwissenschaftliche Querdenker, beschrieb in seinem Buch »Nada Brahma. Die Welt ist Klang«, dass japanische Zen-Meister ihren Schülern folgende Meditationsaufgabe stellen: »Wenn du auslöschst Sinn und Ton – was hörst du dann?« (1) Der Meditierende übt dabei die Kunst, von außen kommende Klänge auszublenden und die Fähigkeit, nach innen zu hören. Dabei betritt er nach jeder Stufe, auf der es ihm gelingt, tatsächlich nichts mehr zu hören, unversehens einen neuen Hörraum; der erste ist erfüllt von den Geräuschen seines Körpers, wie Atmung, Blutzirkulation, Reibung von Muskeln und Knochen. Wenn er auch diesem Hörraum seine Wahrnehmung entzieht, stößt er in andere innere Klangwelten vor. Zuletzt aber betritt er das innerste Heiligtum des Hörens, die Schwingung der Moleküle und Atome: »ein helles, silbernes Klingen«. Alfred Tomatis, der berühmte französische HNO-Spezialist, der sein Leben lang die Geheimnisse des Hörens erforschte, bezeichnete dieses

Phänomen als den »Klang des Lebens« (2). Ja, das Ohr sei tatsächlich in der Lage, die Vibration der Elementarteilchen wahrzunehmen, weil die Zilien, die Antennen, über welche die Hörzelle Informationen aufnimmt, Abmessungen besitzen, die im Molekularbereich liegen.

Eine indianische Heilerin war auf einem Psychologenkongress eingeladen, um über ihre therapeutische Arbeit zu berichten. Sie hielt ihren Vortrag etwa in folgender Weise: »Wollte ich Ihnen in den bei uns gebräuchlichen Worten und Vorstellungen meine Heilverfahren erläutern, so würde ich Ihnen etwas von Ahnen und Dämonen, Geistern und übersinnlichen Kräften erzählen, und Sie würden es als abergläubischen Hokuspokus abtun. Deshalb will ich versuchen, Ihnen meine Therapie mit Ihren Worten und Vorstellungen zu beschreiben, die von der traditionellen europäischen und amerikanischen Naturwissenschaft und Medizin bestimmt sind.« Und so begann sie die Darlegung der theoretischen Grundlagen ihrer Behandlung: »Wie Sie alle wissen, besteht die Materie aus Elementarteilchen. Jedes dieser Teilchen schwingt in einer bestimmten Frequenz. Stellen Sie sich bitte vor, Sie könnten diese Schwingungen hören. Jede Schwingung wäre ein Ton. Nun sind die einzelnen Atome aber chemisch miteinander zu Molekülen verbunden; in der musikalischen Vorstellung wären das Akkorde. Des Weiteren bilden aber Moleküle zusammen Zellen, musikalisch würden diese größeren Akkordverbindungen entsprechen; die Zellen vereinigen sich zu den verschiedensten Gebilden des Organismus: Knochen, Gewebe, Muskeln, Organe; sie alle bilden ein hochkomplexes Sinfonieorchester, das eine wunderbare Musik spielt. Der Geist, die Gefühle, die Wünsche und Strebungen des Menschen bilden die Kräfte, welche diese Körpermusik im melodischen und harmonischen Zusammenspiel erhalten. Wenn nun ein Mensch krank ist, dann ist dieses Zusammenspiel gestört; die Körpermusik klingt unmelodisch und dissonant. In meiner Kultur hat der Heiler gelernt, auf dem Wege der Versenkung und konzentrierter Wahrnehmung quasi den Klang der Körperorgane zu erfassen und ihn durch geeignete Verfahren zu verändern. Dabei ist sich der Heiler der Beschaffenheit seines eigenen Körpers bewusst, den er ebenfalls wie ein klingendes und schwingendes Sinfonieorchester erlebt. Wenn er nun die Krankheit des Patienten wahrnimmt, erlebt er auch seine Schmerzen und Störungen wie die Dissonanzen einer gestörten Musik. Er hat gelernt, welches das richtige Mittel für die Heilung des Patienten ist und wie die Störung in seinem Organismus behoben werden kann: sei es durch die Verabreichung eines Heilkrautes, sei es mit einem bestimmten Lied oder einem Heiltanz oder sei es durch die Veränderung seiner Lebensumstände oder die Klärung eines sozialen Konflikts.«

Das vorliegende Buch von Changlin Zhang, dem chinesischen Professor für Biophysik an den Universitäten Hangzhou und Siegen über den »Unsichtbaren Regenbogen und die Unhörbare Musik« beendet die Zeit, in der solche Geschichten von indianischen Heilern und Zen-Mönchen als esoterische Episoden abgetan werden können. Er ist ein ausgewiesener Kenner des jahrtausendealten Erfahrungsschatzes fernöstlicher Heiltraditionen und zugleich ein hochqualifizierter Experte der westlich orientierten Naturwissenschaften Physik, Chemie und Biologie. Er referiert die vielfältigen Forschungen, mit denen Naturwissenschaftler versucht haben, scheinbar unerklärliche Phänomene auf den Gebieten der Akupunktur und der Homöopathie zu erklären, mit der gebotenen Skepsis.

Ähnlich wie die indianische Heilerin führt er die Leser Schritt für Schritt von einfachsten physikalischen Gegebenheiten in immer komplexere Bereiche des menschlichen Lebens und Befindens hinein. Indem er die Ergebnisse der modernen Physik, Chemie und Biologie mit dem Erfahrungswissen der chinesischen und indischen Heilkunst in Verbindung bringt, entsteht aus vielen Mosaiksteinchen ein neues holistisches Welt- und Menschenbild. Akupunktur und Homöopathie erscheinen darin als durchaus naturwissenschaftlich fundierte Behandlungsverfahren.

Eine Kollegin erzählte mir kürzlich von einer sehr lebhaften Diskussion in einem Psychologieseminar über die alte philosophische Frage, was eigentlich der Ursprung der menschlichen Existenz sei, der Geist oder der Leib. Während ich ihr zuhörte, wie sie die einzelnen vorgebrachten Argumente für die eine oder die andere Seite vortrug, spürte ich, wie mich die altbekannten Ansichten auf eine bisher nicht gekannte, neue Weise berührten. Nach einer Weile des Zuhörens wies ich darauf hin, dass ich kürzlich das Manuskript des Buches von Changlin Zhang über den »Unsichtbaren Regenbogen und die Unhörbare Musik« gelesen habe; seitdem erscheint mir, und das sei mir bei ihren Überlegungen zu Geist und Leib plötzlich erst richtig bewusst geworden, das menschliche Dasein in völlig verändertem Licht. Wenn alle Materie und folglich ebenso der Leib nichts weiter als mannigfach und komplex miteinander verwobene Schwingungen allerkleinster elementarer Teilchen sind und ebenfalls die Bewegungen unseres Denkens, Fühlens und Handelns als nichts anderes als Variationen und besonders modifizierte Ausprägungen solcher Schwingungsvorgänge verstanden werden können, so sind Leib und Geist, Körper und Seele, Diesseits und Jenseits, Leben und Sterben, Tod und Auferstehung und vieles andere, was unser Leben ausmacht, nicht länger dichotom aufzufassen. Vielmehr stellen sie unterschiedliche Stadien und Zustände ein und desselben vibrierenden Mediums dar, das sich in nahtlosen Übergängen zu immer neuen dissipativen und stehenden Wellenmustern ständig verändert.

Changlin Zhangs Werk beginnt bei den Grundsteinen moderner Naturwissenschaft. Es schreitet von Erkenntnis zu Erkenntnis voran und bildet die eindrucksvollen wissenschaftlichen und technischen Fortschritte ab. Gleichzeitig schildert es die vielfältigen Formen von Leid, Verelendung und Sinnverlust, die mit diesen Fortschritten verbunden sind. Eine zentrale Ursache für diese Entwicklungen sieht der Autor in der Tatsache, dass die entscheidenden Erkenntnisse der modernen Physik über Raum, Zeit und Materie von den angewandten Naturwissenschaften, insbesondere der Medizin und den Geisteswissenschaften, insbesondere Psychologie und Soziologie, nicht zur Kenntnis genommen oder zu wenig berücksichtigt werden. Er entdeckt hingegen, dass die bahnbrechenden Fortschritte der Physik als Ahnungswissen in allen alten Hochkulturen bereits geläufig waren. Auch in der europäischen Kultur sind solche Zusammenhänge gegeben, wenn es etwa auf den ersten Seiten der Bibel heißt, dass Gott am Anfang »das Licht« erschuf, lange bevor er die Gestirne bildete, die das für unsere Augen sichtbare Licht erzeugen. Ist »das Licht« vielleicht die aus dem Urknall entstandene Urschwingung, die mit ihrer ordnenden und energetisierenden Wirkung den gesamten Kosmos bestimmt, der für uns »Unsichtbare Regenbogen«? Und noch vor der Erschaffung »des Lichts« heißt es: »Und Gott sprach ...«; war dieses akustische Ereignis, dieses »Sprechen« der »Urknall« selbst, der bis heute den Kosmos in Schwingung hält, oder der Tanz der Shiva, den die indische Mythologie kennt, oder das »Nada Brahma« der buddhistischen Tradition? Die Erschaffung des Klangs als erster Schöpfungsakt durchzieht alle Schöpfungsmythen der Völker (3). Von diesem Urklang und diesem Urlicht zeugen die »Unhörbare Musik« und der »Unsichtbare Regenbogen«, über die in dem vorliegenden Buch Bahnbrechendes zu lernen ist.

Und ein Letztes: Das Werk bleibt nicht auf der Ebene der Grundlagenforschung und allgemeinen Theoriebildung stehen. Es zeigt, wie im Rückgriff auf die dargestellten Zusammenhänge neuartige Methoden der Diagnostik und Therapie entstehen können. Ein praktisches Beispiel, das sich zurzeit in der konkreten Umsetzungsphase befindet, ist das holistische Messverfahren zur Erfassung des psychophysischen Gesamtzustandes lebender Organismen.

Prof. Hartmut Kapteina,
Universität Siegen

Es gibt kein anderes nicht-medizinisches Fachbuch, das mich so fasziniert wie dieses. Bevor ich es gelesen habe, konnte ich mir nicht vorstellen, dass ein Buch über Biophysik mich als jemanden, der die Traditionelle Chinesische Medizin praktiziert, so stark beeinflussen könnte. Doch als ich einmal zu lesen begonnen hatte, konnte ich es nicht mehr aus den Händen legen.

Meiner Ansicht nach gelingt Professor Zhang mit diesem Buch dreierlei:

1. Er schreibt so anschaulich und verständlich, dass selbst Menschen, die wie ich nicht viel von Physik verstehen, komplexe physikalische Theorien begreifen können. So wird das Lesen dieses Buches zu einem Vergnügen.

2. Die Erörterung der Bedeutung und der Charakteristika der Meridiane ist überzeugend und klar. Ich habe andere Bücher von chinesischen Physikern und Ärzten gelesen, aber in keinem werden die relevanten Fakten in vergleichbarer Tiefe und Breite behandelt wie in diesem Buch.

3. Die in diesem Buch beschriebene neue Theorie über das Wesen der Meridiane wird die Praxis und Lehre der Akupunktur grundlegend verändern. Als Folge werden Patienten in der westlichen Welt darauf vertrauen können, dass die Akupunktur tatsächlich in der Lage ist zu helfen. Immer wieder wurde der Versuch unternommen, die Wirkweise der Akupunktur zu erklären, doch die Traditionelle Chinesische Medizin (TCM) mit ihrer Methodologie des ‚Qi' und der ‚Meridiane' ist so komplex, dass es nicht leicht ist, sie zu verstehen. Durch den Ansatz, den Professor Zhang in diesem Buch darlegt, konnte ich meinen Patienten, auch denen, die nur ein wenig von Physik verstehen, die Grundlagen der Akupunktur nahebringen.

Während Professor Zhang bei seinen Untersuchungen auf die Erkenntnisse zahlreicher Wissenschaftler zurückgreift, ist es sein Verdienst, den Wissensstand über die Meridiane in revolutionärer Weise auf ein neues, bisher unbekanntes Niveau gebracht zu haben. Ich glaube, dass die neuen Erkenntnisse – wenn sie erst einmal zur Kenntnis genommen worden sind – einen außergewöhnlich tiefgreifenden Einfluss auf die Zukunft der Physik, Medizin und Biowissenschaften haben werden. Dem Buch wünsche ich die weite Verbreitung, die es verdient.

Dr. Dan Jiang (MMedSci)
Akupunkteurin und Ärztin für Traditionelle
Chinesische Medizin (TCM) in Großbritannien,
Gastdozentin an der Middlesex University, Großbritannien
Gastprofessorin an der Beijing University of Chinese Medicine, China

Die Melodie der Schöpfung ist rhythmisch geprägt, und sie wird unterteilt in betonte und unbetonte Zeitabschnitte bipolarer Strukturen. Schon das Alte Testament im Buch Kohelet beschreibt, dass Gott für alles im Leben eine bestimmte Zeit vorgesehen hat. Von jedem Pol geht ein Kraftfeld aus, das in seiner Dynamik jedoch auf dissipative Strukturen angewiesen ist. Dieses Wechselspiel zwischen Plus und Minus, Hoch und Tief, Kalt und Warm bestimmt den Makro- und Mikrokosmos, und eingeschlossen sind alle Funktionssysteme des menschlichen Organismus in ihrer rhythmischen Prägung zwischen Anspannung und Entspannung, Systole und Diastole, Sympathikus und Parasympathikus, Stress und Antistress etc.

Wie ungleiche Brüder stehen sich die Pole diametral gegenüber, ergänzen und verschmelzen ineinander und setzen auf diese Weise die schöpferische Spirale in Bewegung. Raum und Zeit bestimmen das richtige Verteilungsmuster auf der einen wie auf der anderen Seite, und in logischer Konsequenz ist die logarithmische Spirale das bevorzugte Erkennungsmerkmal schöpferischer Prozesse in der Natur. Alles schwingt, alles ist in Bewegung, selbst der Mensch kann seine schöpferischen Begabungen voll zur Entfaltung bringen, wenn das Wechselspiel der Kräfte, wie bereits in pränataler Zeit angelegt, sich frei entfalten kann. Aus Sicht der neuen Präventivmedizin ist somit der Wechsel der eigentliche Gesundheitsmotor des Menschen.

Professor Changlin Zhang legt mit seiner Arbeit naturwissenschaftliche Beweise der bipolaren Ausrichtung der Welt vor. Es gelingt ihm, in hervorragender Weise darzustellen, dass die gesamte materielle Welt nicht losgelöst voneinander existiert, sondern eingebunden ist in Gottes Schöpfung, ausgedrückt durch ein Meer von elektromagnetischen Wellen, die auch die Funktionsabläufe aller Lebewesen mitbestimmen. Seine Aussagen decken sich mit der modernen String-Theorie, die davon ausgeht, dass jenseits des Atomkerns und ergänzend zur Gravitationskraft und des Elektromagnetismus eine Schwingungsenergie auszumachen ist, die mit einer oszillierenden Cellosaite verglichen werden kann. Hiermit in Übereinstimmung stehen meine medizinischen Erkenntnisse über die rhythmische Spiralkinetik, die nicht nur den Aktionsablauf des gesamten Stütz- und Bewegungsapparates bestimmt, sondern in gleicher Weise die Pulsationen und Schwingungen des Herz-Kreislaufsystems unterhält.

Ich beglückwünsche Herrn Professor Changlin Zhang zu dieser herausragenden Arbeit, die ich wie einen Kriminalroman gelesen habe.

Prof. Dr. Gerd Schnack
Präsident der Deutschen Gesellschaft für Präventivmedizin und Präventionsmanagement e. V. (DGPP e. V.)

Einführung

Über dieses Buch

Albert Einstein hat einmal gesagt: »Die Naturwissenschaft ist ein Buch mit unendlich vielen Seiten. Wenn ein Wissenschaftler Glück hat, wird er während seines ganzen Lebens vielleicht zwei oder drei neue Seiten in diesem Buch lesen.«

Unter dieser Prämisse schätze ich mich glücklich, ein Wissenschaftler zu sein, dem es vergönnt war, zwei oder drei neue Seiten dieses Buches zu lesen. Genauer gesagt muss ich meiner Dankbarkeit demjenigen gegenüber Ausdruck verleihen, der dieses Buch mit unendlich vielen Seiten geschrieben hat, und der mir die Möglichkeit gegeben hat, in dieses Buch zu schauen und die atemberaubende Schönheit des Regenbogens in und um unseren Körper herum zu sehen und die bezaubernde Symphonie von elektromagnetischen Wellen in unserem Körper zu hören und mich daran zu erfreuen. Darüber hinaus durfte ich lernen, wie man das Maß an Harmonie durch die Messung der Farben des Regenbogens und der Melodie der Symphonie im Hilbert-Raum, das heißt im unendlich-dimensionalen Raum, berechnen kann.

Die Motivation, solch ein Buch zu schreiben, besteht in dem Wunsch, die Sprachbarrieren zwischen Medizinern und Physikern zu überwinden. Ursprünglich war es eine medizinische Fragestellung, die mich dazu herausforderte, wissenschaftliches Neuland zu betreten, nämlich die Frage: Gibt es eine wissenschaftliche Erklärung für die Wirkmechanismen der Akupunktur, der Homöopathie und vieler anderer ganzheitlicher medizinischer Ansätze, und wie kann sie gefunden werden? Es stellte sich jedoch heraus, dass die Antwort auf diese Frage der Medizin nicht in der Medizin an sich gefunden werden konnte, zumindest nicht in den Kenntnissen der gegenwärtigen westlichen Schulmedizin, sondern im Bereich der Physik, ja den Grenzgebieten der modernen Physik.

Daher sehen wir uns vor eine enorme Schwierigkeit in Bezug auf die Kommunikation mit Wissenschaftlern und Forschern aus dem medizinischen Bereich gestellt. Ermutigt durch viele Freunde, die in der medizinischen Forschung arbeiten, entschloss ich mich, dieses Buch zu schreiben. Darin verwende ich Begriffe wie »der unsichtbare Regenbogen« und »unhörbare Musik« und stelle die Frage: »Wie viel Schönheit ist in einem Ballet zu finden?« Dagegen versuche ich, auf Begrifflichkeiten wie »Spektrum elektromagnetischer Wellen«, »stehende Wellen«, »dissipative Strukturen«, »Fourier-Analyse«, »statistische Verteilung«, »Resonanzeffekt«, »Kombinatorik« und »Hilbert-Raum« weitestgehend zu verzichten.

Aufbau des Buches

Der Prolog dieses Buches enthält eine kurze Beschreibung des unsichtbaren Regenbogens und der unhörbaren Musik in unserem Körper und soll Sie in die Lage versetzen, diese Phänomene selbst zu »sehen« und zu »hören«, so wie ausgebildete Physiker die Struktur von Atomen »sehen« können und zwar durch experimentelle Ergebnisse sowie induktive und deduktive logische Schlussfolgerungen.

Ich glaube, dass es für Mediziner überaus wichtig ist zu verstehen, womit Naturwissenschaftler sich beschäftigen und wie realitätsnah sie arbeiten, um daraus die Möglichkeiten und Grenzen des Wissens in den Naturwissenschaften abzuleiten. Aus diesem Grund beschreibe ich im ersten Teil des Buches die Arbeit ernsthafter Wissenschaftler in der Welt der Blinden, um verstehen zu können, wie Wissenschaftler diese Welt erforschen.

Falls Sie selber Wissenschaftler sein sollten und sich für die experimentellen Befunde und die Zuverlässigkeit dieser Theorie interessieren, verweise ich Sie auf den zweiten Teil des Buches.

Als Mediziner oder Biologe wünschen Sie sich vielleicht relevantes physikalisches Hintergrundwissen, insbesondere zu den sogenannten »dissipativen Strukturen«, so dass Sie die in diesem Buch dargestellte Theorie besser verstehen können. Dann sind die Teile drei und vier dieses Buches besonders hilfreich. Als Physiker möchten Sie eventuell diese beiden Teile überspringen.

Sie interessieren sich dafür, wie man das Maß an Schönheit und Harmonie in Systemen messen und berechnen kann und dafür, wie sich diese Theorie auf das Gesundheitswesen anwenden lässt? Dann verweise ich Sie auf Teil fünf dieses Buches.

Isaac Newton sah seinen Beitrag zur Wissenschaft in der Tatsache begründet, dass er selbst auf den Schultern eines Riesen stand. Dieser Riese war die Ansammlung wissenschaftlichen Arbeitens über viele Jahrhunderte, die sich mit den Namen von Pionieren wie Nikolaus Kopernikus, Galileo Galilei, Johannes Kepler und vielen anderen verbindet, deren Erkenntnisse den Grundstein für die Entwicklung der modernen Physik legten.

In gleicher Weise bin ich mir bewusst, dass ich auf den Schultern eines Riesen stehe, einer Pionierarbeit in diesem Bereich der letzten 50 Jahre, die von Wissenschaftlern aus China, Deutschland, Großbritannien, Österreich, Belgien, den USA, Griechenland und anderen Ländern geleistet wurde. In den Teilen zwei bis fünf habe ich mich darum bemüht, ihre Namen und ihre spezifischen Beiträge zu erwähnen, ohne dabei den Anspruch auf Vollständigkeit erheben zu können und zu wollen.

Ich freue mich, dass ich in diesem Buch die Forschungsarbeiten einiger chinesischer Wissenschaftler aus den 1970er und 1980er-Jahren vorstellen kann, einer Zeit, in der China mehr oder weniger vollständig von der Außenwelt isoliert war. Deshalb wurde der Großteil dieser wichtigen Arbeiten nur auf Chinesisch publiziert und ist für die nicht Chinesisch lesende Welt immer noch unbekannt. Doch gerade hier finden wir die Pioniere, die die Geheimnisse z. B. der Akupunktur aus der Sicht der modernen Naturwissenschaft erforscht haben und deren Erkenntnisse auch heute noch überaus wichtig sind. Ihr Beitrag wird hauptsächlich in Teil zwei dargestellt und sollte von Wissenschaftlern in aller Welt zur Kenntnis genommen werden, um weiterverbreitet, geprüft, verifiziert oder falsifiziert und weiterentwickelt zu werden. Eine nicht enden wollende Reise

Der erste Teil dieses Buches, »Die Welt der Blinden«, war ursprünglich ein langer Brief, den ich meinem Freund Xu-Liang Hu vor etwa 35 Jahren schrieb, zu einer Zeit, als wir beide noch jung und voller Träume und Ambitionen und ziemlich kritisch gegenüber allen wissenschaftlichen Autoritäten waren. In China herrschte eine verrückte Situation, die die »große proletarische Kulturrevolution« genannt wurde und eigentlich als Bürgerkrieg bezeichnet werden muss, der zehn Jahre lang bis zum Tode Maos dauerte. Es war einfach unglaublich, dass in dieser Zeit fast alle Bücher in China verboten waren und verbrannt wurden, bis auf die Bücher von fünf Autoren, nämlich Marx, Engels, Lenin, Stalin und Mao. Alle Universitäten wurden geschlossen, und die jungen studierten und studierenden Leute wurden aufs Land geschickt, um einer »Umerziehungsmaßname durch arme und der niedrigeren Bevölkerungsschicht angehörende Kleinbauern« unterzogen zu werden. Dies war nichts anderes als eine Gehirnwäsche, durch welche die Studenten und studierten Leute bestraft wurden. Doch all diesen Umständen zum Trotz gab es immer noch einige junge Menschen, die sich nach Ausbildung sehnten und im Geheimen Bücher lasen, an die man nur sehr schwer herankam. In den Ferien kamen diese jungen Leute nach Hause in die Städte zurück und tauschten Bücher und ihre Gedanken und Eindrücke dazu aus. Manches Mal hielt einer von ihnen eine leidenschaftliche Rede, in deren Anschluss noch leidenschaftlicher diskutiert wurde.

Diese jungen Menschen waren an den unterschiedlichsten Disziplinen interessiert und studierten verschiedene Fächer. Doch ein gemeinsames Interesse galt der Philosophie. Wir lasen viel, angefangen bei Aristoteles bis hin zu Immanuel Kant, Gautama Buddha und Laotse. Wir liebten es, in die Welt der Philosophie zu reisen und sogen die verschiedenen Lehren auf wie trockene Schwämme. Ihre Lehren waren so unterschiedlich, und manchmal widersprachen sie einander vollständig. Doch erstaunlicherweise bot jeder dieser Philosophen für die eine Welt, in der wir leben, eine wunderschöne, in sich selbst konsistente und scheinbar vollkommene Erklärung an. Offensichtlich ist es unmöglich, dass jeder von ihnen uns die ganze Wahrheit vermittelt.

Vor diesem Hintergrund begannen wir uns zu fragen, ob es so etwas wie absolute Wahrheit geben könne. Nach und nach schien es uns so, als ob jeder von ihnen uns nicht die ganze Wahrheit sagt, sondern nur einen Teil von ihr oder aber eine nicht vollkommen korrekte Ansicht der Wahrheit, obwohl jeder seine Theorie als ganze Wahrheit darstellt. In gewisser Weise gleichen sie alle Fröschen, die in unterschiedlichen Brunnen sitzen. In den Augen eines jeden Frosches ist der Himmel rund und vollkommen, und jeder von ihnen beschreibt den runden und vollkommenen Himmel und entwickelt dazu ein spezielles, scheinbar vollkommenes philosophisches Gedankengebäude.

Als ich über diese Fragen nachdachte, erschien vor meinen Augen ein ernstzunehmendes Problem. Wenn die Situation für Philosophen wie oben beschrieben aussieht, wie steht es dann mit den Naturwissenschaftlern? In einer Nacht, nach einem solchen Treffen mit jungen Leuten, fühlte ich mich, zu Hause angekommen, dazu inspiriert, einen langen Brief an Herrn Hu über die Wissenschaftler in der Welt der Blinden zu schreiben.

Ich habe diesen Diskussionsgruppen viel für meine Arbeit in den Grenzgebieten der Naturwissenschaften zu verdanken. Dieser Brief über die Wissenschaftler in der Welt der Blinden war mir stets eine Richtschnur in meiner Arbeit und half mir schließlich bei der Entdeckung des unsichtbaren Regenbogens, der unhörbaren Musik und noch so vielem mehr. Daher ist dieses Buch in gewisser Weise die Beschreibung einer mehr als 30 Jahre umfassenden Reise, und ich würde mich freuen, wenn Sie als Leser mit mir gemeinsam die vielen wunderschönen Landschaften, die uns auf der langen Reise begegnen werden, entdecken und sich daran erfreuen könnten.

In Wirklichkeit ist die Wissenschaft eine menschliche Kreation, eine Schöpfung von Menschen wie Ihnen und mir, die weit von Eigenschaften wie Heiligkeit und Wahrheit entfernt sind. Auch die Wissenschaft ist weder vollkommen noch heilig noch die Widerspiegelung der Wahrheit, wie wir es in der Geschichte der Wissenschaftler in der Welt der Blinden erkennen können. Wissenschaft ist lediglich ein abenteuerliches Unterfangen und der Versuch, eine unendliche und unendlich komplexe Welt mit unseren begrenzten Fähigkeiten, mit unseren begrenzten Sinnen und unserem begrenzten Urteilsvermögen zu erfassen und zu verstehen. Auf der anderen Seite haben die Naturwissenschaften das vielleicht tiefgründigste, schönste und glänzendste Gedankengebäude, das jemals von Menschen geschaffen wurde, hervorgebracht. Die naturwissenschaftliche Forschung ist das abenteuerlichste Werk der Menschen, dessen Ziel zum Wohl der ganzen Menschheit darin besteht, eine uns bislang unbekannte Welt besser zu begreifen. Für dieses Unterfangen brauchen wir Mut, Ausdauer, Hingabe und Demut, um auf der Suche nach der Wahrheit unermüdlich voranzugehen. Dazu bedarf es einer großen Anzahl echter Wissenschaftler, die dem Beispiel von Max Planck, dem Begründer der Quantenphysik, folgen. Bei der Beerdigung von Max Planck machte Albert Einstein folgende Bemerkung: »*Nehmen wir einmal an, es gäbe einen heiligen Tempel der Wissenschaften, in dem viele Leute sind, die dorthin kommen, um Geld und Ansehen zu erwerben. Nehmen wir weiter an, wir würden alle diese Leute aus diesem Tempel vertreiben, dann würden nur noch wenige darin übrig bleiben. Max Planck, da bin ich mir sicher, wäre einer von ihnen.*«

Das ist der Geist, der die Wissenschaften lebendig macht. Und mit dieser Einstellung, mit diesem Geist, konnten sich die Naturwissenschaften gesund weiterentwickeln. Lassen Sie uns daher diesem Beispiel und diesem Geist folgen und demütig die Welt erforschen, um vielleicht die eine oder andere neue Seite des Buches mit unendlich vielen Seiten lesen zu können.

Changlin Zhang August 2006, Gießen, Deutschland

Prolog: Zeichen des Lebens

Wenn der Regenbogen in den Wolken steht, will ich ihn ansehen und meines Bundes gedenken, der zwischen mir und allem Leben auf der Erde besteht.

(Genesis 9, 16)

Wenn wir Supermenschen wären und Röntgenstrahlen, ultraviolette und infrarote Strahlen, Mikrowellen und Radiowellen mit bloßem Auge sehen könnten, – was würden wir dann von unserer Welt und unseren Körpern sehen? Wir müssten auch die Röntgenstrahlen, die ultra-violetten und infraroten Strahlen, die Mikrowellen und Radiowellen innerhalb fester Körper sehen können. Anders gesagt, die aus Molekülen bestehenden Festkörper würden für uns vollkommen transparent erscheinen und alle elektromagnetischen Wellen sichtbar werden.

Stellen wir uns nun vor, wir wären solche Supermenschen geworden, dann würden wir die Welt natürlich vollkommen anders sehen als bisher.

Der unsichtbare Regenbogen

Wir würden zum Beispiel Katzen und Mäuse bei völliger Dunkelheit umherrennen sehen. Wir würden auch sehen, dass unsere Mobiltelefone Licht ausstrahlen.

Statt der normalen, verschieden gekleideten Menschen, die wir täglich sehen, würden wir viele transparente Figuren auf den Straßen, in Büros und Wohnungen umhergehen sehen – unscharf, fließend und ein bisschen imaginär, wie Geister. Die Körper würden von einer transparenten Haut aus Glas begrenzt, und auch die Knochen und Muskeln im Inneren des Körpers würden scheinbar aus Glas bestehen.

Diese transparenten Figuren wären von schönen wolkenartigen Gebilden umgeben, die in vielen Religionen als heilige Auren bekannt sind. Eine solche Aura ist aber überhaupt nicht heilig, denn auch die bösesten Menschen haben eine. Natürlich unterscheiden sich diese »Wolken« in Farbe, Form, Dichte und Bewegung von Person zu Person je nach deren körperlichem und seelischem Befinden und nach ihrer Persönlichkeit. Nicht nur die Ärzte, sondern auch die Polizisten hätten viel leichtere Arbeit, wenn sie die Farben, Formen und Bewegungen dieser sonst unsichtbaren »Wolken« sehen könnten.

Natürlich könnten wir die innere Struktur jeder Schicht des menschlichen Körpers gut erkennen. Außer der Haut, den Muskeln, Knochen und Organen, die durchsichtig geworden wären, würden wir auch sieben große helle Lichtringe in verschiedenen Farben an der Mittelachse des Körpers sehen, welche die indische Medizin als »Chakren« bezeichnet.

Neben diesen sieben großen hellen Lichtringen gibt es viele kleinere Lichtringe in den Schultern, Ellenbogen und Knien sowie an den Enden der zehn Finger und der zehn Zehen.

Außer den transparenten Blutgefäßen und Nervenfasern würden wir auch viele verschiedenfarbige, aber nicht klar begrenzte leuchtende Linien sehen, die zu einem Netz um den Körper herum verwoben sind. Wir würden überrascht feststellen, dass ein Dutzend der hellsten Linien schon in den alten Büchern über Akupunktur beschrieben sind. Zwischen den dicken hellen Linien befindet sich ein dichtes Netz aus Tausenden dünner heller Linien.

Wenn wir auf die Übergänge zwischen dem menschlichen Körper und seiner Umgebung achten, stellen wir fest, dass es an jedem Körper fünf große Übergänge gibt, nämlich an der Kopfoberseite, in der Mitte der beiden Handteller und der beiden Fußsohlen. Außer diesen fünf großen Übergängen gibt es zwanzig kleinere an den Spitzen der zehn Finger und der zehn Zehen. Wenn wir diese Übergänge genau anschauen, sehen wir, dass die »Wolken« wie winzige Vulkane oder Fontänen aus diesen Übergängen austreten.

Ausgestattet mit einem solchen übermenschlichen Sehvermögen würden wir diese Lichtringe, Lichtlinien und »Wolken« nicht nur in und um den menschlichen Körper sehen, sondern überall, in und um alle Lebewesen – Tiere, Pflanzen, Pilze und Bakterien – in der Umwelt und im Universum. Sie stehen miteinander in Verbindung und in Wechselwirkung, und sie bilden ein riesiges Netzwerk im Universum.

In der Sprache der modernen Wissenschaften ist der »unsichtbare Regenbogen« ein elektromagnetisches Feld von dissipativer Struktur, das hauptsächlich aus stehenden elektromagnetischen Wellen besteht. Bei geduldiger und eingehender Betrachtung des unsichtbaren Regenbogens würden wir feststellen, dass die Lichtringe und Lichtlinien ständig vibrieren und ihre Farben ständig schillern, so wie die Lichteffekte bei einer Lichtorgel sich mit der Melodie der Musik ändern.

Die unhörbare Musik

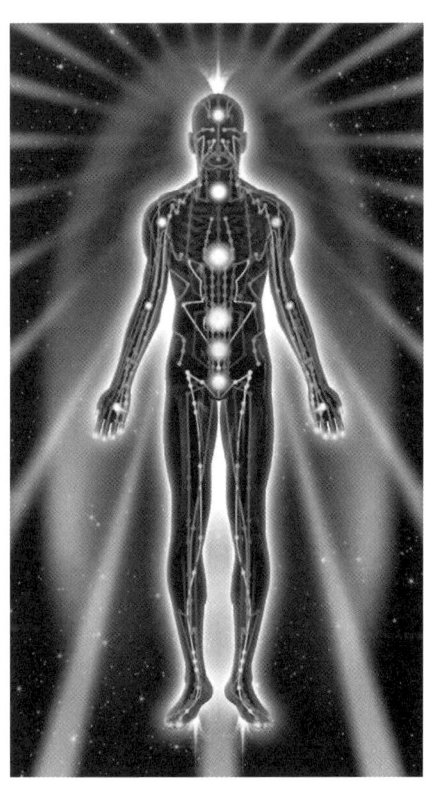

Eigentlich sind die Vibrationen und das Schillern dieser Farben richtige Musik. Wenn wir die übermenschliche Fähigkeit hätten, die Schwingungen der Farben akustisch wahrzunehmen, würden wir je nach der emotionalen Verfassung einer Person verschiedene Musikstile hören. Bei einer gesunden und friedlichen Person wäre es vielleicht Volksmusik oder klassische Musik, bei einer verärgerten Person dagegen Militärmusik oder Hard Rock.

Mit dieser übermenschlichen Fähigkeit zum Hören elektromagnetischer Wellen würden wir nicht nur die Musik unserer Körper hören, sondern auch die Musik aller anderen Lebewesen – Tiere, Pflanzen, Pilze und Bakterien – in unserer Umwelt und im Universum. Die Kompositionen finden ineinander einen Widerhall und ergänzen sich zu einem großen Konzert. Das hier von uns beschriebene Bild haben die Völker des Altertums durch intuitive Einsicht teilweise erkannt oder gefühlt. In der Gegenwart wird das Bild durch die modernen Wissenschaftler mit exakten Experimenten und rationaler Analyse Schritt für Schritt enthüllt, und es stellt sich heraus, dass der »unsichtbare Regenbogen« und die »unhörbare Musik« noch viel schöner und bezaubernder sind als von den alten Völkern beschrieben.

Es ist jedoch nicht leicht, den Bereich zu erkunden, der unseren Sinnesorganen verborgen ist. Die Schwierigkeiten einer solchen wissenschaftlichen Erkundung könnte man mit dem folgenden gedanklichen Experiment beschreiben.

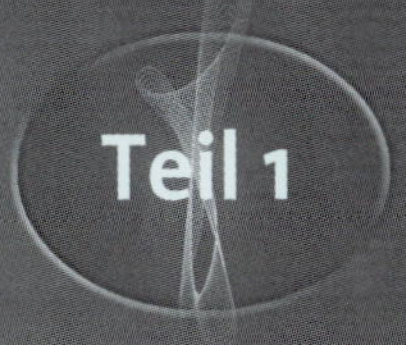

Die Welt der Blinden

1) Einige Gedanken zu der Geschichte »Die Blinden untersuchen einen Elefanten«

Eines Tages brachte ein Fremder einen Elefanten zum König der Blinden. In diesem Königreich war der Elefant unbekannt. Der König ließ einige seiner blinden Experten in seinen Palast kommen und fragte sie, wie der Elefant aussähe. Nachdem sie ihn ausgiebig betastet hatten, sprach der Blinde, der das Bein des Elefanten berührt hatte: »Oh, Majestät, er ist wie ein Pfeiler« und derjenige, der das Ohr untersucht hatte, meinte: »Oh, Majestät, er ist wie ein großes Blatt.« Der König und seine Minister lachten herzlich über die Blinden und ihre dummen Antworten.

Tatsächlich ist die Situation der wissenschaftlichen Grundlagenforschung manchmal ähnlich wie in der berühmten Geschichte von den Blinden, die einen Elefanten untersuchen, und sogar noch schlimmer. Ich muss schon sagen, dass es wirklich ungerecht ist, über die Unkenntnis der Blinden in der Geschichte zu lachen. Sie waren sehr ernsthaft und intelligent und sprachen ehrlich über ihre Wahrnehmungen und Hypothesen, genauso wie die ehrlichen Wissenschaftler das in der Geschichte der Wissenschaft getan haben und noch heute in Bereichen der wissenschaftlichen Grundlagenforschung tun.

Deshalb möchte ich hier noch einmal kurz aus einer etwas anderen Perspektive auf die berühmte Geschichte von den Blinden, die einen Elefanten untersuchen, eingehen, um zu zeigen, wie die Situation der Grundlagenforschung wirklich ist und vor welchen Schwierigkeiten wir stehen, insbesondere in der Grenzforschung.

1) Eine neue Geschichte von Blinden, die einen Elefanten untersuchen

Nehmen wir zunächst an, es gäbe eine Welt, in der alle Menschen blind sind, wie auch alle ihre Vorfahren. Ihr intellektuelles Niveau soll jedoch das gleiche sein wie in unserer Welt. Natürlich gäbe es in einer solchen Welt viele sehr intelligente und geniale Wissenschaftler, die ebenso unermüdlich auf der Suche nach der Wahrheit wären wie in unserer Welt.

Nehmen wir darüber hinaus an, dass der Elefant in jener Welt ein wenig größer sei als bei uns, vielleicht so groß wie ein großes Haus. Als der Elefant zum ersten Mal in jene Welt kam, wurde er natürlich zum Mittelpunkt des wissenschaftlichen Interesses jener Zeit.

Nehmen wir außerdem an, es gäbe drei hervorragende Forschergruppen, geleitet von den Professoren A, B und C. Bedingt durch ihre unterschiedlichen fachlichen Hintergründe untersuchen sie denselben Elefanten unter verschiedenen Gesichtspunkten und kommen zu verschiedenen Modellen, Hypothesen, Interpretationen bzw. Theorien über die Erscheinung des unbekannten Tieres.

Die Forscher der ersten Gruppe, von Professor A geleitet, beginnen ihre Forschung am Stoßzahn des Elefanten. Sie vermessen ihn sorgfältig und genau, stellen komplizierte Berechnungen an, analysieren die Daten philosophisch und rational und stellen schließlich die »Möhrentheorie« bzw. das »Möhrenmodell« auf, d. h. sie stellen sich den Elefanten wie eine riesige Möhre vor. Im Lichte der Möhrentheorie sagen sie vorher, dass sich am oberen Ende der großen Möhre große Blätter befinden müssten. Man kann sich daher vorstellen, wie groß ihre Aufregung ist, als sie eines der Ohren des Elefanten berühren, das sie natürlich für Möhrenkraut halten. Das ist die überzeugende Bestätigung ihrer Vorhersage und der schlagende Beweis für ihre brillante Theorie. Gäbe es in jener Welt den Nobelpreis, würden Professor A und seine Gruppe ihn wahrscheinlich bekommen.

Fast zur gleichen Zeit beginnen Professor B und seine Gruppe ihre Arbeit an einem Bein des Elefanten. Sie finden, dass der Elefant ganz wie der Stamm eines großen Baumes geformt sei. Deshalb kreieren sie das »Baummodell«. Bald stoßen sie jedoch auf ein weiteres Bein des Elefanten. Auf der Grundlage dieser neuesten experimentellen Ergebnisse erweitern sie ihr »Baummodell« zum »Waldmodell«. Man kann sich auch vorstellen, wie erregt sie sind, als sie das dritte und vierte Bein des Elefanten entdecken, wodurch ihre Theorie glänzend bestätigt wird.

Professor C ist der brillanteste unter den ehemaligen Studenten von Professor B. Er folgt seinem Lehrer und knüpft mit seiner Gruppe an die Arbeit von Professor B an. Nach sorgfältiger und genauer Vermessung der vier stammartigen Säulen und deren Umgebung stellen sie fest, dass es nicht mehr als vier Säulen seien und diese sich gewissermaßen an den vier Ecken eines Rechtecks befänden. Mehr noch, sie finden heraus, dass in diesem Rechteck die Temperatur niedriger sei als anderswo. Offenbar muss es zwischen den vier Säulen etwas geben, das die vom Himmel kommende Wärme abhält (wohlgemerkt, sie sagen nicht, dass eine Sonne am Himmel sei, denn die sehen sie ja nicht). Anhand dieser neuen Beweise stellen sie die »Tischtheorie« auf, eine Verbesserung und Weiterentwicklung der Waldtheorie.

Um die neue Tischtheorie zu überprüfen, bauen sie ein hochentwickeltes, ausgeklügeltes, riesiges Gerät – eine außerordentlich lange Leiter. Man kann sich vorstellen, wie glücklich sie sind, als sie auf der Platte des großen Tisches (dem Rücken des Elefanten!) anlangen, denn sie haben damit den schlagenden Beweis für ihre glänzende Tischtheorie gefunden.

Es wäre sicher schwer zu entscheiden, welche der drei Gruppen den Nobelpreis erhalten sollte. Vielleicht wäre es eine gute Lösung, ihn zwischen den drei Gruppen aufzuteilen.

Natürlich würden sie im Laufe der weiteren Entwicklung der Wissenschaften in der Welt der Blinden feststellen, dass alle diese Theorien nur Spezialtheorien sind, gültig für einige Spezialgebiete und in einigen Sonderfällen. Dann würden sie, nach vielen wissenschaftlichen Konferenzen, Seminaren, Diskussionen, Kontroversen, Streitgesprächen, ja selbst Zank und Streit, mit etwas Glück eine »allgemeine Theorie« oder »Einheitstheorie« aufstellen, in der alle Spezialtheorien enthalten wären, die durch reproduzierbare experimentelle Beweise gestützt würden. An diesem Punkt könnten sie vielleicht feststellen, was wir Nicht-Blinden auf den ersten Blick gesehen haben – wie der Elefant aussieht.

Auf jeden Fall würde die hoch entwickelte und autorisierte Einheitstheorie im Laufe der Zeit im Bildungssystem jener Welt verankert werden. Die nachfolgenden Generationen müssten sich keine Gedanken mehr über das Aussehen des Elefanten machen. Stattdessen könnten sie die Theorie gründlich erlernen, um dann in der hochmütigen Art großer wissenschaftlicher Autoritäten ihren eigenen Studenten beizubringen, wie ein Elefant aussieht.

In diesem Fall lautet die zweite Frage: Können ihre Wissenschaftler die bunte und schöne Welt so erkennen wie wir?

Ich sagte jedoch »mit etwas Glück«, das heißt, wenn der Elefant nicht zu groß ist. Wie würde es diesen armen, blinden Wissenschaftlern aber ergehen, wenn der Elefant so groß wäre wie unsere Erde, unser Sonnensystem oder unsere Milchstraße? Wie würden sie dann zu einer endgültigen Einheitstheorie finden? Wir sehen daran, wie naiv es ist, für ein unendliches Objekt eine endgültige Theorie finden zu wollen.

2) Die Blinden erforschen den Regenbogen

Tatsächlich befindet sich die Grundlagenforschung in vielen Fällen in einer weit schlimmeren Lage als die Blinden, die den Elefanten untersuchen.

Es geht uns manchmal sogar wie Blinden, die den Regenbogen erforschen oder Tauben, die Musik studieren, weil das Forschungsobjekt unsichtbar, unhörbar und auch noch dynamisch ist.

Setzen wir daher unser Gedankenexperiment zur Welt der Blinden, die einen Elefanten untersuchen, fort und versuchen, es weiterzuentwickeln und zu erörtern, wie diese Wissenschaftler in der Welt der Blinden die bunte Welt um sich herum studieren, einschließlich des Regenbogens, den sie weder sehen noch berühren können.

Wir waren davon ausgegangen, dass es eine Welt gäbe, in der alle Menschen blind seien, wie auch alle ihre Vorfahren. Folglich gäbe es in jener Welt keine Wörter wie »rot«, »orange«, »gelb«, »grün«, »blau«, »violett« usw. zur Bezeichnung von Farben; nicht einmal Wörter wie »hell«, »leuchtend«, »dunkel« oder andere mit dem Sehvermögen zusammenhängende Wörter wären vorhanden.

Wir hatten weiter angenommen, es gäbe in jener Welt auch viele sehr intelligente und geniale Wissenschaftler, wie in unserer eigenen Welt. Stellen wir nun also einige Fragen zur Diskussion.

Die erste Frage ist: Können diese Wissenschaftler herausfinden, dass die Welt so bunt ist, wie wir sie täglich sehen?

Wenn es uns gelingt, diese Frage mit »Ja« zu beantworten, müsste die nächste Frage sein: Wie beschreiben diese Wissenschaftler die schöne Welt für die übrigen Blinden, ohne Wörter zu gebrauchen, die mit Farben und Licht zu tun haben? Das ist eigentlich die schwerste Aufgabe, die ich in diesem Buch zu lösen versuche.

Ich denke, dass diese Blinden früher oder später wissen würden, dass die Welt nicht vollkommen dunkel ist, sondern voller Licht und schöner Farben, ebenso wie wir wissen, dass es ultraviolette und infrarote Strahlen, Mikrowellen, Radiowellen usw. gibt, die wir mit unseren Sinnesorganen nicht wahrnehmen können. Diese bunte Welt einfach nur zu erkennen, wie es jedes Kind in unserer Welt im Handumdrehen tut, wäre aber für die Menschen in jener Welt eine so schwere Aufgabe, dass auch die brillantesten Denker und Wissenschaftler sie nach vielen Jahren harter Arbeit und Nachdenkens nur bruchstückhaft lösen könnten.

Sie würden beispielsweise feststellen, dass die Temperatur an der Südwand gewöhnlich höher ist als an der Nordwand. Vormittags ist die Temperatur an der Ostwand gewöhnlich höher als an der Westwand, nachmittags dagegen ist es umgekehrt. Im Laufe der Zeit würden sie herausfinden, dass diese Unterschiede etwas mit dem Wetter zu tun haben. Die Unterschiede würden verschwinden, wenn es regnet. Aber auch wenn es nicht regnet, wären die Unterschiede nicht immer vorhanden.

Sie würden auch feststellen, dass sie immer dann, wenn diese Temperaturunterschiede auftreten, auch körperlich einen Temperaturunterschied fühlen können. Das wäre aber nur im Freien der Fall, drinnen nicht. Offenbar kann der »unbekannte Faktor«, die Ausbreitung einer Sinneswahrnehmung, das »Qi« oder »Psi« oder »die Lebensenergie« oder wie immer die Menschen es nennen, durch Dach und Wände wirksam aufgehalten werden.

Abgesehen von diesen subjektiven Empfindungen und objektiven Messungen würden sie auch etwas ihnen Unbekanntes durch sorgfältige Beobachtung vieler Reaktionen von Tieren und Pflanzen erkennen. Nach und nach würden sie herausfinden, dass es in ihrer Welt ein »Etwas« gibt, das sie weder mit ihren Sinnen wahrnehmen noch mit ihrer Sprache beschreiben können. Vielleicht würden sie das Unsichtbare und Unhörbare »Qi« nennen, und dieses Qi könnte jeder Mann und jede Frau nach seinen bzw. ihren eigenen Empfindungen oder Vorstellungen definieren.

Wie die Wissenschaftler in unserer Welt ziehen auch die Wissenschaftler jener Welt objektive instrumentelle Messungen der subjektiven Empfindung vor. Auch sie würden viele Präzisionsinstrumente entwickeln, um den »unbekannten Faktor« qualitativ aufzuspüren und quantitativ zu messen. Dann würden andere Wissenschaftler, gute Theoretiker, auf der Grundlage der gesammelten Daten und Erfahrungen verschiedene Modelle, Hypothesen, Theorien und mathematische Formeln aufstellen.

Diese Modelle, Hypothesen, Theorien und mathematischen Formeln wiederum würden durch weitere Experimente bestätigt bzw. widerlegt. Einige von ihnen würden verworfen, andere weiterentwickelt, und einige würden in eine allgemeinere Theorie eingehen.

Nach Dutzenden, Hunderten oder sogar Tausenden von Jahren fleißiger wissenschaftlicher Untersuchungen, Diskussionen und Streitgesprächen würden die Wissenschaftler in der Welt der Blinden schließlich die Existenz elektromagnetischer Wellen erkennen.

Natürlich würden sie bei verschiedenen Wellenlängen detaillierte Messungen zur Stärke der elektromagnetischen Wellen an unterschiedlichen Orten vornehmen und dazu Spektralfotometer und andere Instrumente mit großem Messbereich und hoher Auflösung benutzen. Anhand der riesigen Menge der ermittelten Daten und der umfangreichen Berechnungen würden sie wissen, dass ihre Welt sehr bunt ist, ohne sie direkt zu sehen.

Auf der Grundlage dieser Kenntnisse und Erkenntnisse würden sie ein umfangreiches Lehrbuch schreiben, das etwa »Chromologie« (nicht Chronologie!) heißen könnte und voller komplizierter Messwerte und tiefschürfender mathematischer Formeln wäre, sodass nur die brillantesten Studenten sich dieses Wissen aneignen könnten, das nicht einfacher wäre als die Allgemeine Relativitätstheorie oder die Quantenfeldtheorie in unserer Welt.

Natürlich wäre es die Pflicht der Wissenschaftler, den übrigen Blinden zu erklären, wie schön die Welt ist. Anders gesagt, sie müssten ein ebenso populärwissenschaftliches Buch schreiben, wie ich es hier tue. Das wäre nicht einfach, denn sie müssten die mathematische Fachsprache vermeiden, mit wenigen Fachausdrücken auskommen und möglichst lebendig schreiben. Das schwierigste Problem wäre jedoch, dass sie die farbige Welt in einer Sprache beschreiben müssten, die keine Worte für Licht und Farben hat. Daher müssten sie wahrscheinlich eine Menge Parabeln und Metaphern verwenden, die den normalen Blinden helfen, sich die farbige Welt vorzustellen, sie zu begreifen und sogar bis zu einem gewissen Grad wahrzunehmen. Sie müssten auch einige neue Fachwörter erfinden, ähnlich wie »Atom«, »Elektron«, »Quark« usw. in unserer Welt, um die nicht greifbare Welt zu beschreiben. Wenn sie zufällig das Wort »Licht« für die elektromagnetischen Wellen zwischen 380 und 780 nm erfänden, das Wort »rot« für die Wellen zwischen 650 und 780 nm, das Wort »blau« für 455 bis 500 nm usw., dann wäre an dieser Stelle ihre Erkenntnis der farbigen Welt nicht viel anders als unsere, obgleich ihre direkte Wahrnehmung dieser Welt weit hinter der unseren zurückbliebe.

Das scheint eine verrückte Sache zu sein. Wir sollten der Tatsache ins Auge sehen, dass wir für alle elektromagnetischen Wellen außerhalb des sehr schmalen Spektrums von 380 bis 780 nm blind sind, und dass wir für die meisten mechanischen Wellen außerhalb des schmalen Bereichs zwischen 20 und 20.000 Hz taub sind. Tatsächlich war es bei der Erkenntnis der unsichtbaren Atome und der unsichtbaren Radiowellen fast genauso wie in der Geschichte von den Blinden, die den Regenbogen erforschen und den Tauben, die sich mit Musik beschäftigen.

3) Die Blinden forschen nach der Maus

Nicht nur das Sprachproblem setzt uns Grenzen, sondern auch unsere Sinnesorgane, unsere Denkfähigkeit und andere Faktoren. Die wissenschaftliche Forschung unterliegt daher vielen Einschränkungen, was oft vergessen wird. Wie beschränkt wir sind, sehen wir, wenn wir unser Gedankenexperiment in der Welt der Blinden nach dem Studium des Elefanten und des Regenbogens nun mit der Suche nach der Maus fortsetzen.

Nehmen wir an, ein Blinder begegnet zufällig einer Maus und erschrickt sehr über diese Begegnung. Natürlich wird er seinen Freunden diese überraschende Geschichte erzählen und auch über seine schrecklichen Empfindungen sprechen. Er würde ihnen das fremdartige Tier gern zeigen, aber das wird ihm mit großer Wahrscheinlichkeit nicht gelingen. In der Sprache der modernen Wissenschaft: *Die Reproduzierbarkeit des Experiments ist sehr unwahrscheinlich.*

Und seine Freunde? Sie würden denken, dass der Arme vielleicht einen Albtraum hatte, der natürlich nichts mit der Realität zu tun hat. Einige von ihnen würden auch an seiner Ehrlichkeit zweifeln. Sie würden glauben, dass er vielleicht nur einen Scherz gemacht oder sie aus irgendeinem Grund absichtlich betrogen habe.

Man kann sich gut vorstellen, dass es dem Ärmsten nicht gelingt, einen »wissenschaftlichen Beweis« zu liefern, bis er eines Tages eine neue Technologie entwickelt, mit der er die Maus fangen kann. Bis diese schwierige Aufgabe gelöst ist, können Jahrzehnte oder sogar Jahrhunderte vergehen, und bis dahin glaubt natürlich niemand an ein solches Hirngespinst.

Vielleicht hätte unser Mann aber auch etwas mehr Glück, und es gäbe so viele Mäuse, dass andere Blinde das Gleiche erleben wie er und darüber erzählen, auch wenn keiner einen »objektiven« experimentellen Beweis liefern könnte.

An diesem Punkt würden vielleicht einige blinde Wissenschaftler, die neuen Phänomenen offen und interessiert gegenüberstehen, beginnen, für möglich zu halten, dass es mehr Dinge gibt, als unserer Wissenschaft derzeit bekannt sind. Einige von ihnen würden sogar versuchen, die fremdartigen Tiere zu fangen, jedoch vergeblich. Durch ihre erfolglosen Forschungen würden sie Märtyrer werden: Sie würden ihren Ruf in der Gemeinschaft der Wissenschaftler verspielen und ihre Anstellungen an wissenschaftlichen Einrichtungen verlieren.

Dann würde die Existenz des fremdartigen Tieres, nämlich der Maus, ein offenes Problem in der Welt der Blinden werden. Einige vorsichtige blinde Wissenschaftler würden die scheue Maus als »Unbekanntes Fliehendes Objekt«, also UFO, bezeichnen.

Nach Jahrzehnten oder Jahrhunderten des Forschens durch zahlreiche Blinde, darunter viele erfolglose Märtyrer, aber auch erfolgreiche Wissenschaftler, würden die Technologie und die Apparaturen und Geräte – möglicherweise so kompliziert wie der große Teilchenbeschleuniger in Kalifornien oder in Genf – zum Fangen der Mäuse vorliegen.

Mit solcher hoch entwickelter Technologie würde jedermann in der Welt der Blinden nach Belieben Mäuse anfassen können. Anders gesagt, das Experiment wäre ausgezeichnet reproduzierbar und auch sehr objektiv. Das wäre ein großer Erfolg für die experimentelle Wissenschaft.

Und wegen der ausgezeichneten Reproduzierbarkeit und Objektivität des Experiments wäre jedermann in der Welt der Blinden nicht nur verpflichtet, sondern sogar glücklich, an die Existenz des scheuen und geschickten Tieres zu glauben und sich seiner sicher zu sein, anstatt es für ein Fantasiegebilde oder einen Albtraum zu halten.

An diesem Punkt wäre die Existenz von Mäusen auch für die konventionellen Wissenschaftler und Ingenieure ein Forschungsthema geworden. Diese Geschichte lässt uns erkennen, dass die Akzeptanz einer Sache durch die Wissenschaftler nicht auf der Realität beruht, sondern auf Glauben – auf dem Glauben der Mehrheit.

2) Spiritualität in der Physik und Materialismus in Psychologie und Biologie

Während die Psychologie den Vorstellungen der Physik des 19. Jahrhunderts näher rückte, hat die Physik selbst sich genau entgegengesetzt bewegt.

Henry P. Stapp
»Mind, Matter and Quantum Mechanics«, 1993

Es ist normal, dass die Vorstellungen der Allgemeinheit stets weit hinter den Vorstellungen der Wissenschaft ihrer Zeit zurückbleiben. Selbst innerhalb der wissenschaftlichen Gemeinschaft sind die Vorstellungen der Mehrheit der Wissenschaftler weit von den Vorstellungen derer entfernt, die in den Grenzbereichen der Wissenschaft forschen.

Und wie waren die Vorstellungen der Physik des 19. Jahrhunderts? Sie waren vom Materialismus beherrscht, wonach das Wesen der Welt Materie ist, die ein bestimmtes Gewicht hat, einen bestimmten Raum einnimmt und aus kleinsten festen Partikeln besteht.

Wegen der Erfolge, welche die Physik hatte, wurden ihre Vorstellungen und Gedankengebäude gleichsam heilig und unantastbar. Der Materialismus bildete die Grundlage des Marxismus, der im 20. Jahrhundert die halbe Welt beherrschte. Obwohl der sozialistische Materialismus heute keine bedeutende Rolle mehr spielt, huldigt die Mehrheit der Menschen in aller Welt dem Materiellen und dem Geld als ihrem größten Götzen.

Das materialistische Weltbild der Physik des 19. Jahrhunderts ist heute noch so einflussreich, dass sogar einige Wissenschaftler glauben, dass die Gegenstände der Wissenschaft, sogar in der Psychologie und Biologie, den Charakter fester Materie besitzen, wie das eindrückliche und verständliche Kugel-Stab-Modell der DNA und anderer Makromoleküle, oder wie das ebenso beeindruckende und einleuchtende Mikro-Sonnensystem als Modell für das Atom, obgleich diese Modelle längst veraltet sind.

1) Der Einfluss des Materialismus auf Psychologie und Biologie

In solch einem materialistischen Denkschema ist überhaupt kein Raum für Seele, Geist und Leben, denn diese sind keine festen, materiellen Gebilde. Eigenartigerweise gibt es in dieser schematischen Vorstellungswelt dennoch einige Wissenschaften, die nach Seele, Geist und Leben benannt sind. Das Wort Psychologie z. B. kommt aus dem Griechischen und setzt sich aus »psycho« und »logie« zusammen. Der erste Bestandteil »psycho« bedeutet »Seele«, und »logie« bedeutet Wissen oder Lehre. Psychologie ist also das Wissen um die Seele, im erweiterten Sinn auch: um den Geist. Die Physik des 19. Jahrhunderts jedoch, insbesondere der Materialismus, verneint die Existenz von Seele und Geist völlig, da niemand sie je gesehen hat und man sie damals auch nicht instrumentell messen konnte. Das Problem für die Psychologie ist demnach: Was bedeutet, was soll die Psychologie, wenn es keine Seele und keinen Geist gibt? Die Situation der Biologie ist ganz ähnlich. Das griechische Wort »bios« heißt Leben, Biologie also das Wissen vom Leben. Und wie ist die Einstellung der Biologen zum Leben? Nach der schnellen Entwicklung der Biologie im 20. Jahrhundert von der Anatomie über die Histologie und die Zellbiologie hin zur Molekularbiologie, die am Ende des Reduktionismus steht, waren sie ganz enttäuscht, feststellen zu müssen, dass es im menschlichen Körper keine fest umrissene Einheit gibt, die das Leben an sich darstellt.

Die Einstellung der modernen Biologen zum Leben wurde in außerordentlich guter Weise von Albert von Szent-Györgyi (1893-1986) zum Ausdruck gebracht, einem berühmten Biochemiker, der das Vitamin C entdeckte und 1937 den Nobelpreis erhielt, also eine große Autorität zum Thema Leben. Auf einer internationalen Konferenz in den 1970er-Jahren wurde er gefragt, was das Leben sei, und viele Teilnehmer warteten gespannt auf eine gewichtige Antwort. Nach einigem Schweigen ballte Szent-Györgyi die Faust, schlug hart auf das Pult und sagte: »Das ist das Leben.« Tatsächlich hatte er in seinem Buch über die Ordnung in der Biologie öffentlich und klar seine Meinung über das Leben bekannt gegeben: »So etwas wie Leben gibt es nicht. Niemand hat es je gesehen, daher gibt es überhaupt kein Leben.« So hat auch die Biologie dieses Problem: Was bedeutet, was soll die Biologie, die Lehre vom Leben, wenn es überhaupt kein Leben gibt? Vielleicht ist das der Grund dafür, dass viele Biologen aus ihrer Wissenschaft eine Technologie gemacht haben, die Technologie der Makromoleküle und Zellen, nämlich Biotechnik und Biotechnologie. Der Pionier der Psychologie, Sigmund Freud (1856-1939), war ebenfalls Materialist. Seine Vorstellungen beeinflussten die Entwicklung der Psychologie stark. Seit seiner Zeit hat die psychologische Forschung versucht, die materielle Basis psychologischer und psychiatrischer Erscheinungen in der Tätigkeit des Nervensystems zu finden. Das ist teilweise richtig, denn jede psychologische oder psychiatrische Erscheinung hat zwangsläufig etwas mit dem Nervensystem zu tun. Neuerdings denken einige Biologen über das Vorhandensein eines morphogenetischen Feldes oder Biofeldes nach, stehen damit aber noch ganz am Anfang. Einige Physiologen beginnen, die Existenz einer Seele und einer Welt jenseits materieller Gegenstände für möglich zu halten, aber sie sind noch weniger weit fortgeschritten.

2) Spiritualität in der Physik

Und wie steht es mit der Physik? Laien stellen sich vor, die Physiker hätten es mit einer toten Welt aus materiellen, gefühllosen Partikeln zu tun, ohne Raum für Geist, Leben oder Seele.

Aber nicht nur Laien, sondern sogar die meisten professionellen Physiker stellen sich das so vor. Ich erinnere mich an die SMN-Tagung 1995 in Venlo, Holland. SMN ist eine interdisziplinäre Vereinigung von Wissenschaftlern und Ärzten, die sich mit Grenzbereichen der Medizin befassen. Auf der Tagung sprach ein französischer Physiker über das Thema »Eine spirituellere Physik«. Der Titel lässt erkennen, dass seiner Meinung nach die gegenwärtige Physik zu materialistisch ist und viel mehr Wert auf ihre spirituelle Seite legen oder eine spirituellere Physik begründen sollte.

In der Diskussion nach dieser Rede sagte ich, dass die gegenwärtige Physik eigentlich nicht so materialistisch sei, wie man im Allgemeinen glaubt, sondern bereits eine recht spirituelle Disziplin. Heute spricht zum Beispiel jeder über Energie. Aber wer hat die Energie je gesehen, oder wer kann sie anderen zeigen? Niemand hat sie je gesehen, denn sie ist etwas sehr Geisterhaftes, Immaterielles.

Sollten wir da nicht ähnlich argumentieren wie Szent-Györgyi in der Frage des Lebens und sagen: »So etwas wie Energie gibt es nicht; keiner hat sie je gesehen, also gibt es sie nicht«?

Energie ist tatsächlich eine Art Geist. Der einzige Unterschied zwischen Energie und Geist ist die mathematische Formel und der Energieerhaltungssatz, weiter nichts. Wenn wir eines Tages die mathematische Formel und den Erhaltungssatz für den Geist finden könnten, würde auch der Geist ein richtiger und wichtiger Gegenstand für ernsthafte naturwissenschaftliche Forschung werden. Von diesem Zeitpunkt an könnte vielleicht auch die Dichotomie zwischen Natur- und Geisteswissenschaft der Vergangenheit angehören.

Tatsächlich ist die Physik von Anfang an eine sehr spirituelle Disziplin gewesen. Am Anfang der Physik stand die Astronomie, welche die Himmelskörper – Sonne, Mond, Erde und Planeten – untersucht, die riesengroß, fest, hart und unbelebt sind. Im Rahmen einer solchen Wissenschaft scheint kein Raum für den Geist zu sein. Und doch ist wohlbekannt, dass es in der Astronomie und auch in der modernen Physik etwas sehr Geisterhaftes gibt, nämlich die Gravitation zwischen diesen riesigen Himmelskörpern, die eine große Rolle für deren Bewegung im Universum spielt, wenngleich sie auch niemand je gesehen hat.

Vielleicht ist es für Physiker manchmal schwer, die Existenz einer so geisterhaften, immateriellen Sache wie die der Gravitation zu tolerieren. Stellvertretend für die Meinung vieler Wissenschaftler zur Gravitation soll William Thomson (1824-1907) zitiert werden, ein britischer Mathematiker und Physiker. Er sagte einmal, dass Isaak Newton (1643-1727) gar nicht die Gravitation entdeckt habe, sondern die Ähnlichkeit der Bewegung eines Apfels mit der Bewegung von Himmelskörpern. Anders gesagt, vielleicht gibt es gar keine Schwerkraft, sondern Isaak Newton hat aus der Bewegung von Äpfeln und Himmelskörpern eine Art Geistererscheinung abgeleitet.

So ähnlich ging es ja auch den Wissenschaftlern in der Welt der Blinden. Einige von ihnen erkannten die Existenz des Sonnenlichtes durch Beobachtung der Temperaturunterschiede zwischen drinnen und draußen. Andere Wissenschaftler würden aber sicher sagen, so etwas wie Sonnenlicht gäbe es nicht, denn keiner habe es je berührt, gehört, gerochen, ausprobiert. (Man bedenke, dass ja schon die Generationen vor ihnen blind waren.) Licht könnte also eine Art Geistererscheinung sein, die einige Wissenschaftler in der Welt der Blinden aus den Temperaturschwankungen abgeleitet haben.

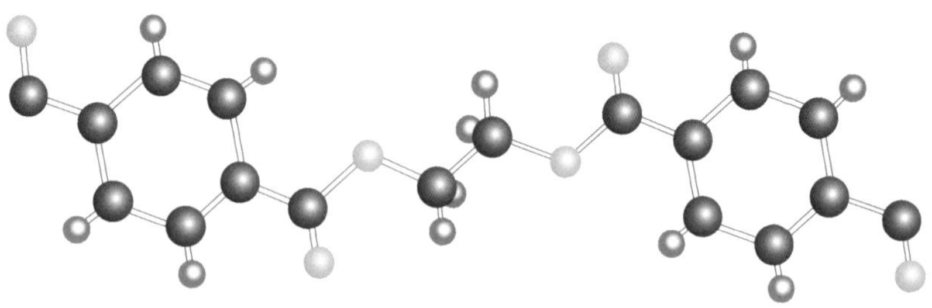

Abb. 2 Das Kugel-Stab-Modell des Zuckermoleküls.

Um es kurz zu machen, der einzige Unterschied zwischen Schwerkraft, Energie, Leben, Seele und Geist, den es vielleicht gibt, besteht darin, dass die Physiker die quantitative mathematische Formel für die Schwerkraft und den Erhaltungssatz für die Energie bereits gefunden haben, für Leben, Seele und Geist aber noch nicht. Deshalb glauben wir, dass jene wissenschaftliche Kategorien seien, diese aber nicht.

Wenn wir Leben, Seele und Geist aufgeschlossen gegenüberstehen, sollten wir bedenken, dass es die Pflicht der Physiker ist, in Zukunft die quantitative mathematische Formel, den Erhaltungssatz für Leben, Seele und Geist zu finden, damit wir diese besser, auch naturwissenschaftlich, verstehen und mit ihnen umgehen können.

Die gegenwärtig noch unbekannten Erhaltungssätze für Leben, Seele und Bewusstsein zu finden und mathematisch und quantitativ auszudrücken wie das Gravitationsgesetz und den Energieerhaltungssatz, ist natürlich nicht leicht. Es ist vielleicht überhaupt keine Aufgabe für die Physiker unserer Generation. Aber es wird die Aufgabe künftiger Generationen sein, da bin ich sicher. Wenn wir uns kurz ins Gedächtnis rufen, wie die Physiker das geisterhafte elektromagnetische Feld und andere Phänomene gefunden haben, wird uns das nicht mehr unwahrscheinlich vorkommen.

3) »Unsichtbare« und »nicht greifbare« Felder

Die alten Griechen hielten Magnete für belebt, weil sie einander anziehen. Das chinesische Wort für Magnet bedeutet »Stein mit Liebe«. Leben und Liebe sind eindeutig immateriell. Nach langem Bemühen vieler Physiker, von denen besonders Michael Faraday (1791-1867) und James Clerk Maxwell (1831-1879) entscheidende Schritte gelangen, sind »Leben« und »Liebe« der Magneten dem rationalen Verstehen der Menschheit zugänglich geworden und heißen nun elektromagnetisches Feld.

Michael Faraday war ein experimenteller Physiker, der »Leben« und »Liebe« an den Magneten und ihre Beziehungen zur Elektrizität sorgfältig studierte. Dabei fand er einen einfachen Weg, das Unsichtbare um die Magneten herum sichtbar zu machen, indem er feine Eisenspäne auf ein über den Magneten gelegtes Papier streute, so dass man für die unsichtbare, vermeintlich geisterhafte Erscheinung ein sichtbares Abbild erhielt.

James Clerk Maxwell war ein theoretischer Physiker, der auf der Grundlage der Experimente von Faraday und anderen die Bewegung der unsichtbaren und ganz immateriellen elektromagnetischen Felder formulierte. Maxwell vermutete, das unsichtbare elektromagnetische Feld sei Wasser oder anderen Flüssigkeiten ähnlich, und borgte sich daher einige mathematische Formeln aus der Hydrokinetik, um die Bewegung des unsichtbaren elektromagnetischen Feldes zu beschreiben.

Dann geschah etwas sehr Interessantes. Maxwell sagte voraus, dass es nach seinen mathematischen Formeln in diesem unsichtbaren elektromagnetischen Feld eine Art von Wellen geben müsste. Wir kennen sie heute als elektromagnetische Wellen.

Noch interessanter und wichtiger war die praktische Bestätigung der Existenz dieser unsichtbaren Wellen durch den italienischen Ingenieur Guglielmo Marconi (1874-1937), der 1901 die erste Sendeantenne erfand und die erste drahtlose Kommunikation bewerkstelligte, ganz nach der unglaublichen Vorhersage von Maxwell. Dafür bekam Marconi 1909 den Nobelpreis.

Heute können wir uns nicht mehr vorstellen, wie die moderne Gesellschaft ohne Verständnis und Anwendung der unsichtbaren, geisterhaften elektromagnetischen Wellen existieren sollte – ohne Mobiltelefon, Fernsehen, Radio, Satelliten und so weiter.

Bei der Entdeckung der geisterhaften Schwerkraft ging es ähnlich zu. Die moderne Astronomie begann mit Nikolaus Kopernikus (1473-1543) und seiner Entdeckung der Umlaufbahn, auf der sich die Erde um die Sonne bewegt. Johannes Kepler (1571-1630) konnte, gestützt auf eine riesige Menge von Beobachtungsdaten seines Lehrers Tycho Brahe (1546-1601), die Umlaufbahnen der Erde und anderer Planeten präzise berechnen. Obwohl Kepler die Umlaufbahnen der Erde und anderer Planeten genau berechnete, hatte vor Isaak Newton (1643-1727) niemand eine Erklärung dafür, warum die Umlaufbahnen so und nicht anders sind. Der große Wissenschaftler Isaak Newton, eine Ikone der modernen Wissenschaft, stellte die erstaunliche Hypothese auf, dass zwischen der Sonne, der Erde und den anderen Planeten eine unsichtbare, geisterhafte Kraft bestehe, die er Gravitation nannte.

Obwohl die Gravitation präzise gemessen und berechnet worden ist, ist das Vorhandensein der vorhergesagten Gravitationswellen noch nicht vollkommen durch Experimente bestätigt, ganz zu schweigen von ihrer Anwendung. Die Existenz der Gravitation wird jedoch in der wissenschaftlichen Gemeinschaft fest akzeptiert als eine der vier fundamentalen Kräfte in der Physik, zusammen mit der ebenso immateriellen elektromagnetischen Kraft.

4) Die »unsichtbare« Welt der Atome

Wenn auch jedermann heute zugibt, dass Atome objektiv existieren, hat doch noch niemand ein Atom mit dem bloßen Auge gesehen, denn es ist für uns unsichtbar. Mit anderen Worten, wir alle sind für die Mikrowelt der Atome blind.

Der berühmte Physiker und Begründer der Quantenphysik, Werner Heisenberg (1901-1976) sagte: »Was wir beobachten, ist nicht die Natur selbst, sondern Natur, die unserer Art der Fragestellung ausgesetzt ist.« Diese Feststellung gilt ganz besonders für die Entdeckung des Atoms, denn über das Vorhandensein von Atomen wurde schon vor Tausenden von Jahren spekuliert, und im 18. Jahrhundert wurde es für die Wissenschaftler zur festen Überzeugung.

Die Spekulation begann mit einer scheinbar sinnlosen Diskussion zwischen den griechischen Philosophen Demokrit (um 460-370 v. Chr.) und Leukipp (um 450-370 v. Chr.) unter Zypressen und Ölbäumen am Strand des Mittelmeeres.

Das Gespräch drehte sich um die Frage, ob es möglich sei, einen Apfel, eine Birne oder ein Haar endlos in immer kleinere Teile zu teilen. Sie kamen zu dem Schluss, dass der Prozess des Zerteilens nicht endlos sein könne. In einem bestimmten Moment könne der Teilungsvorgang nicht weitergehen, nämlich dann, wenn man zu dem kleinsten Partikel käme, der noch die Eigenschaften von Apfel, Birne oder Haar hat.

Sie spekulierten auch, dass alles in der Welt aus kleinsten und unsichtbaren Teilchen bestehe, die sie »Atom« nannten. Das griechische Wort »Atom« bedeutet »unteilbar«. Zwischen diesen Teilchen sei leerer Raum.

Das war natürlich reine Spekulation, die damals niemand durch praktische Experimente überprüfen konnte. Deshalb geriet sie auch bald in Vergessenheit, bis der französische Philosoph und Astronom Petrus Gassendi (1592-1655) im 17. Jahrhundert die Hypothese vom Atom wieder aufgriff. Der englische Physiker Isaak Newton (1643-1727) folgte ihm, obgleich es damals für die Existenz des Atoms keinen experimentellen Beweis gab.

Seither ist die Existenz unteilbarer Partikel zu einer Art Glaubensbekenntnis bzw. Axiom unter den Wissenschaftlern geworden, auf dessen Grundlage viele Wissenschaftler unermüdlich nach dem unsichtbaren Ur-Teilchen gesucht haben. Den ersten sehr wichtigen Schritt zur wissenschaftlichen und quantitativen Erkennung des Atoms machte der holländische Mathematiker Daniel Bernoulli (1700-1782). Er nahm an, Gas bestehe aus vielen winzigen Kugeln, die kontinuierlich aneinanderprallten. Alle Erscheinungen im Zusammenhang mit Temperatur, Druck und Ausdehnung der Gase konnten mit dem Aneinanderstoßen von Milliarden winziger Kugeln gut erklärt werden.

Im Jahre 1783 fanden der englische Wissenschaftler Henry Cavendish (1731-1810) und der französische Chemiker Antoine-Laurent de Lavoisier (1743-1794) heraus, dass Luft keine reine Substanz ist, sondern ein Gemisch, das hauptsächlich aus Stickstoff und Sauerstoff besteht. Sie bewiesen, dass ein Gemisch aus zwei Litern Wasserstoff und einem Liter Sauerstoff beim Verbrennen rückstandsfrei zu Wasser wird.

Der englische Wissenschaftler John Dalton (1766-1844) formulierte 1803 das Gesetz der Stoffgemische, wonach eine chemische Verbindung aus reinen Stoffen in stets festgelegten Zahlenverhältnissen besteht, und das ist die chemische Atomtheorie, die Grundlage der modernen Chemie. Gemäß dem Gesetz von den Stoffgemischen nahm Dalton an, dass ein Atom wie eine Kugel und ein Molekül wie ein Kugelhaufen aussähe. Ein Wassermolekül bestünde also aus drei Kugeln – einer großen Sauerstoff- und zwei kleinen Wasserstoffkugeln. Es war sozusagen das erste Modell, die erste Hypothese über das Aussehen des »winzigen, unsichtbaren und nicht greifbaren Elefanten«.

Die Teilchen oder Kugeln sind natürlich unvorstellbar klein. Im 19. Jahrhundert errechneten jedoch der italienische Physiker Avogadro (1776-1856) und der französische Physiker und Mathematiker Ampère (1775-1836), dass ein Gramm Wasser etwa 33 Trilliarden und ein Gramm Luft ca. 21 Trilliarden Teilchen enthält. An diesem Punkt wurden die spekulativen Inhalte von Demokrit und Leukipp zu anerkannten Gegenständen naturwissenschaftlicher Forschung.

Das überzeugendste Argument, das die Spekulation des Demokrit zum Allgemeingut werden ließ, war die Explosion der Atombombe im Jahre 1945. Seither bezweifelt niemand mehr die Existenz von unteilbaren Teilchen, und das Wort »Atom« wurde allgemein anerkannt und gebräuchlich.

Dalton war der Vater der modernen Chemie. Das von ihm eingeführte Kugel-Stab-Modell der Moleküle (Abb. 2) erklärt so klar und erfolgreich die Struktur beliebiger Moleküle, dass viele Menschen es für Realität halten, obwohl es das natürlich nicht ist.

Das Kugel-Stab-Modell beherrscht nicht nur die Chemie, sondern auch die Biologie und die Physiologie, und es ist zur Grundlage der modernen pharmazeutischen Industrie und der konventionellen Schulmedizin geworden. Die großen Erfolge der Chemie im 19. Jahrhundert bestätigten die Teilchenstruktur der Welt. Die Entwicklung der Quantenphysik in der ersten Hälfte des 20. Jahrhunderts und insbesondere die Explosion der Atombombe 1945 begründeten die absolute Autorität der Teilchenstruktur. Die Entdeckung der DNS-Doppelhelix Anfang der 1950er-Jahre zeigte, dass sogar das Geheimnis des Lebens mit einer bestimmten Atomkombination in den Molekülen der DNA aufgezeichnet zu sein scheint.

Ermutigt vom Erfolg der Molekularbiologie versuchen jetzt Psychologen, auch für emotionale und spirituelle Phänomene eine wissenschaftliche Erklärung auf Grundlage der Teilchenstruktur zu finden. Ärger könnte z. B. auf Adrenalin und Glückseligkeit auf körpereigenes Morphin zurückgeführt werden. Neuerdings spekulieren einige sogar über ein »Bewusstseinspartikel«, um das Bewusstsein entsprechend der Teilchenstruktur der Welt wissenschaftlich erklären zu können.

So dominiert das Kugel-Stab-Modell also nicht nur in der Biologie, sondern auch in der Psychologie, und viele Psychologen versuchen sogar, Seele und Geist mit diesem Modell zu erklären. Das ist einer der Gründe, weshalb Henry P. Stapp sagte: »Während die Psychologie den Vorstellungen der Physik des 19. Jahrhunderts näherrückte, hat die Physik selbst sich genau entgegengesetzt bewegt«, denn viele moderne Physiker wissen, dass die Spekulation des Demokrit nicht das wahre Bild unserer Welt zeigt.

5) Das Atom ist nicht das unteilbare Ur-Teilchen

Bereits gegen Ende des 19. Jahrhunderts fanden viele Wissenschaftler, dass das Atom nicht das kleinste unteilbare Teilchen ist. Sie erkannten, dass der »winzige, unsichtbare und nicht greifbare Elefant« selbst eine detaillierte Struktur besitzt. Anders gesagt, die Kugel im Kugel-Stab-Modell, das die Chemiker und Biologen so lieben, ist keine feste und runde Kugel, sondern ein winziger Elefant mit einer äußerst komplexen Binnenstruktur, die selbst aus noch kleineren Teilchen besteht.

Die Erkenntnis der Binnenstruktur des Atoms ging Schritt für Schritt vor sich. Das erste Atommodell wurde 1898 von dem englischen Physiker Joseph J. Thomson (1856-1940) entwickelt. Er stellte sich die Atome wie Kugeln vor, die aus positiv geladener Materie bestehen, in die negativ geladene Elektronen wie Rosinen eingestreut sind. Das erste Atommodell heißt daher »Rosinenbrotmodell«.

Schon 1904 wurde von einem weiteren englischen Wissenschaftler, Ernest Rutherford (1871-1937), ein zweites Atommodell vorgestellt. Er ging davon aus, dass es im Zentrum des Atoms einen sehr kleinen Kern gibt, in dem sich der Großteil der positiven Ladung des Atoms konzentriert, und dass die negativ geladenen Elektronen wie in einem kleinen Sonnensystem um diesen Kern rotieren. Dieses zweite Atommodell heißt »Planetenumlaufbahnmodell«.

Das Rutherfordsche Atommodell wurde 1913 durch den dänischen Physiker Niels Bohr (1885-1962) weiter verbessert. Er nahm an, dass es für jedes Elektron eine spezifische Umlaufbahn gäbe, auf der es ohne Energieverlust rotieren könne (3. Bild in Abb. 2). Sein Atommodell, das »Modell der separaten Umlaufbahnen«, wurde bei den Wissenschaftlern und der Allgemeinheit populär.

Dieses Modell war jedoch nicht die letzte Version. Der deutsche Physiker Max Born (1882-1970) betrachtete das Atom als einen Kern, der von einer Elektronenwolke umgeben wird (4. Bild in Abb. 2). Das ist das zurzeit von den Physikern akzeptierte Atommodell. Wir sehen jetzt, dass das Atom, über das Demokrit und Leukipp spekulierten und das von Bernoulli, Cavendish, de Lavoisier, Dalton und vielen anderen Wissenschaftlern nachgewiesen wurde, nicht das unteilbare Ur-Teilchen ist, da es mindestens Elektronen, Protonen und Neutronen enthält.

So bezeichneten viele Physiker die Elektronen, Protonen und Neutronen als Ur-Teilchen und glaubten, dass dies nun tatsächlich die kleinsten unteilbaren Partikel seien.

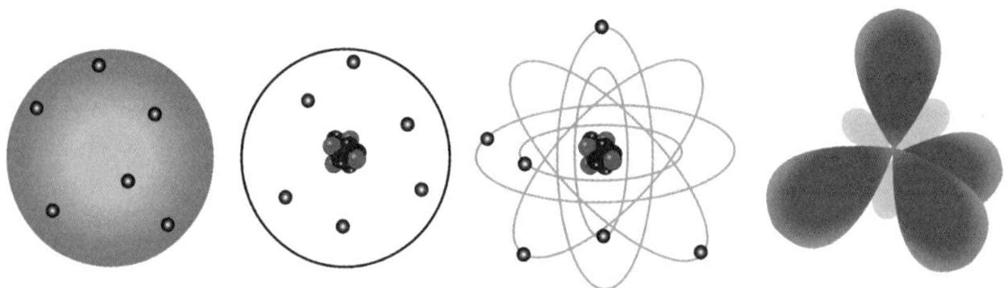

Abb. 3: Die Entwicklung der Atommodelle

6) Es gibt überhaupt kein unteilbares Ur-Teilchen Nichts ist wirklich, außer das Vakuum

Leider zeigt die weitere Entwicklung der Physik, dass die Spekulation von Demokrit und Leukipp vollkommen falsch war, und zwar von Anfang an. Allerdings war die Suche nach dem Ur-Teilchen eine starke Motivation für die Entwicklung der Wissenschaften und hat viele Früchte getragen.

Nach Demokrit und Leukipp besteht die Welt aus unteilbaren Partikeln, und zwischen diesen ist nichts als leerer Raum.

Aber schon im Anfangsstadium der Quantenphysik gab es erste Unsicherheiten über die Teilchenstruktur. Als erster rebellierte der berühmte Physiker Albert Einstein (1879-1955) gegen die beherrschende These des Demokrit. Er sagte voraus, dass feste Materie sich in Energie umwandeln lasse. Seine berühmte Formel $E = mc^2$ bedeutet: Materie = Energie. Das Wirkprinzip der Atombombe beruht genau auf dieser Umwandlung von Materie in Energie.

Der zweite Rebell gegen die vorherrschende Teilchenhypothese des Demokrit war der britische Physiker Paul Adrien Dirac (1902-1984), der die Existenz von Anti-Elektronen vorhersagte. Wenn ein Elektron auf ein Anti-Elektron träfe, würden beide ins Nichts verschwinden. Seine Vorhersage wurde bald experimentell bestätigt, und der junge Dirac erhielt 1933 den Nobelpreis.

Bald danach fanden viele andere Physiker heraus, dass jedem Teilchen ein Anti-Teilchen entspricht. Anders gesagt, es kann sein, dass alle Stoffe unserer Welt entsprechende Anti-Stoffe haben. Wenn sie aufeinanderträfen, würde die ganze Welt durch die annihilierende – das heißt die in Nichts auflösende – Wirkung zwischen Teilchen und Anti-Teilchen im Nichts verschwinden, denn »Teilchen + Anti-Teilchen = Vakuum«.

Natürlich gilt auch das Gegenteil: Durch Strahlung stimuliert, könnte aus dem Vakuum ein Paar aus Teilchen und Anti-Teilchen entstehen. Anders gesagt, das Vakuum ist ein Meer von Teilchen und Anti-Teilchen. Deshalb bezeichnen manche Physiker das Vakuum als »Dirac'schen Ozean«.

Heute nehmen immer mehr Physiker den Standpunkt ein, dass die materielle Welt nichts als ein fluktuierendes Vakuum ist. Die Teilchen, die wir als winzige feste Kugeln ansehen, sind nur harte Energiekerne oder dichte Wellenpakete. Den harten Energiekern kann man sich am Beispiel eines elektrischen Ventilators vorstellen. Wenn er sich mit hoher Geschwindigkeit dreht, kann man keinen Ball durch den Rotor werfen. Dieser wird zu einer harten Platte, und man fühlt ihn als feste Fläche, nicht als flächenförmige Energie.

Ehrlich gesagt ist es schrecklich, den Reduktionismus bis zu Ende zu denken, etwa am Beispiel eines normalen Schreibtisches. Wir wissen, dass Holz aus Molekülen besteht, in der Hauptsache aus Zellulose, und zwar Polyglukose, die sich wiederum im Wesentlichen aus Atomen von Kohlenstoff, Sauerstoff und Wasserstoff zusammensetzt. Diese Atome nehmen nur einen geringen Teil des Raumes im Holz des Schreibtisches ein, der Rest ist leer. Könnten wir ein Atom auf die Größe eines Fußballfeldes vergrößern, so wäre der Kern nur so groß wie der Fußball, und die Elektronen wären sogar noch kleiner. Ein Atom ist also fast leer, nur die Teilchen – Elektronen, Protonen und Neutronen – sind da. Wenn wir diese Teilchen weiter analysieren, stellen wir fest, dass sie nur harte Energiekerne sind.

Am Ende der Zerlegung steht also die geisterhafte Energie oder das Vakuum, sonst nichts. Es ist wirklich ein großer Schock, dass wir mit der fortschreitenden Entwicklung der modernen Physik der alten, fundamentalsten Aussage des Buddhismus immer näher kommen: »Materie ist Leere, und Leere ist Materie.« Ähnliche Vorstellungen findet man auch in der Bibel: »... sodass alles, was man sieht, aus nichts geworden ist« (Hebräer 11,3) und: »... denn was sichtbar ist, das ist zeitlich; was aber unsichtbar ist, das ist ewig« (2. Korinther 4,18).

Daher zeigt die Hypothese des Demokrit nicht das richtige Bild unserer realen Welt. Das Teilchen ist nicht das Wesen der Welt. Die moderne Physik hat diese Hypothese verworfen, und zwar etwas mehr als hundert Jahre, nachdem die Wissenschaft sie bestätigt hatte.

Die Widerlegung von Demokrits Traum ist aber außerordentlich schmerzhaft, nicht nur für gewöhnliche Menschen, sondern auch für die meisten Wissenschaftler, insbesondere für die, die den Weg der Zerlegung beschreiten.

Die Entdeckung der Äquivalenz von Materie und Energie hat die Basis des Materialismus weitgehend unterminiert. Der loyale Marxist und Materialist Lenin (Wladimir Iljitsch Uljanow, 1870-1924) war der Erste, der die Gefährlichkeit des Äquivalenzprinzips von Materie und Energie erkannte. Um die Basis des Materialismus zu retten, schrieb er ein Buch mit dem Titel »Materialismus und Empiriokritizismus«.

Darin definierte er Materie neu und zwar wie folgt: »Die Materie existiert objektiv und unabhängig vom Bewusstsein.« Durch diese umfassende Definition schloss er die Energie in den Bereich der Materie ein. Es entging ihm jedoch, dass er mit seiner Definition das Bewusstsein außerhalb der Materie oder sogar über sie stellte, und so hat er den Materialismus nicht gerettet.

Es ist interessant, dass die meisten Physiker weniger sensibel für die große Veränderung in den Vorstellungen der Physik und für das Versagen von Demokrits Weltbild waren als der Politiker Lenin, bis 1977 Fritjof Capras populäres Buch »Der kosmische Reigen« (später unter dem Titel: »Das Tao der Physik: Die Konvergenz von westlicher Wissenschaft und östlicher Philosophie«) erschien.

Natürlich nehmen Biologen und Psychologen die Veränderung der Begriffe der Physik noch weniger wahr als die Physiker. Deshalb arbeiten die meisten Biologen und Psychologen, insbesondere die Molekularbiologen und »Molekularpsychologen«, noch ganz in den physikalischen Vorstellungen des 19. Jahrhunderts, während die Physik selbst, wie Henry P. Stapp anmerkte, in die entgegengesetzte Richtung gegangen ist.

7) Von harten Energiekernen zur verstreuten Energie

Wie bereits dargelegt, hat die moderne Physik schon in den ersten beiden Jahrzehnten des 20. Jahrhunderts bewiesen, dass das Weltbild von Demokrit und Leukipp, wonach die Welt aus kleinsten unsichtbaren Teilchen besteht und dazwischen Leere herrscht, falsch war. Die Bilder und Begriffe der modernen Physik stellen alles in der Welt als fluktuierendes Vakuum dar. Anders gesagt, Feld und Welle sind das Wesen der Welt; nicht das Teilchen, worüber Demokrit und Leukipp spekulierten, ist das Wesen der Welt, sondern Wellenbündel oder harte Energiekerne, und zwischen diesen verstreute Energie als Medium, das die harten Energiekerne zum riesigen Netzwerk des Universums verbindet.

Obwohl die moderne Physik das Weltbild von Demokrit und Leukipp widerlegt hat, haben die meisten Nicht-Physiker noch immer dieses einfache und leicht verständliche, aber falsche Bild von der Welt, insbesondere die Mediziner, Biologen und Psychologen.

Die großen Veränderungen und Herausforderungen des heutigen medizinischen Marktes enthüllen jedoch die Schwächen des Teilchen-Verständnisses in Biologie und Psychologie und zwingen die Biologen und Psychologen, über die Existenz und Bedeutung von Energie, Feldern, Schwingungen und Wellen in Lebensprozessen nachzudenken. Mittlerweile zeigt das weltweit wieder auflebende Interesse an spirituellen Erfahrungen die Unzufriedenheit der Menschen mit der Weltsicht des Materialismus, die auf den physikalischen Vorstellungen des 19. Jahrhunderts und der falschen Hypothese von Demokrit und Leukipp beruht. Angesichts einer so großen Bewegung beginnen viele hervorragende Psychologen, die ganz in der materialistischen

Sicht des Sigmund Freud ausgebildet wurden, die Existenz einer anderen Welt und die Kommunikation mit ihr in Betracht zu ziehen.

Wir müssen jedoch gestehen, dass das Teilchen-Modell die erste Stufe der Welterkenntnis und noch dazu sehr erfolgreich war, denn wir müssen mit unserer Erkenntnis vom Sichtbaren zum Unsichtbaren, vom Greifbaren zum Nicht-Greifbaren, vom harten Energiekern, dem Teilchen, zur verteilten Energie, dem Feld, vorwärts schreiten. Mit anderen Worten, Demokrit steht auf der ersten Stufe der Wissenschaft, denn es war einfacher, den harten Energiekern zu untersuchen als die verteilte Energie zwischen den harten Kernen.

Nun ist es an der Zeit, dass wir das falsche Weltbild Demokrits verlassen und zu den fundamentaleren Aspekten der Welt, zu den fundamentaleren Aspekten von Biologie, Psychologie und Medizin kommen.

3) Umgeben von der unhörbaren Musik und dem unsichtbaren Regenbogen

Wir setzen automatisch voraus, dass unsere Sinnesorgane uns ein vollständiges Bild unserer Umwelt vermitteln, und so erscheint es uns auf den ersten Blick ungewohnt, die Ursachen der Einflüsse und Phänomene zu deuten, die wir nicht auf diese Weise wahrnehmen können.

Herbert L. King 1989
«Bioinformation - Electrophysical Aspect«

Wie Herbert King verdeutlichte, setzen wir voraus, dass unsere Sinnesorgane uns ein vollständiges Bild unserer Umwelt geben können. Diese Annahme, dieser Glaube stimmt offensichtlich nicht. Leider vergessen nicht nur wir, sondern auch viele gebildete Wissenschaftler, dass diese Vermutung nicht stimmt. Zum Beispiel glauben viele Biologen und sogar Psychologen fest daran, dass unsere Sinne mit Hilfe von Elektronenmikroskopie und Chromatographie uns schon ein Gesamtbild lebender Systeme, z. B. unseres Körpers und seiner Zellen, geben können.

Der gegenwärtige Stand der Biologie stellt sich so dar, dass nach der raschen Entwicklung der Molekularbiologie im letzten halben Jahrhundert die Biologen der festen Meinung sind, jede kleinste Ecke der Zelle zu kennen. Die heutigen Biologen kennen die Zelle gewissermaßen so genau wie wir unsere Wohnzimmer, und sogar noch besser. Wir kennen die Form unseres Wohnzimmers und aller Möbel, die sich darin befinden. Nun stelle man sich vor, man kenne es noch genauer, so wie der heutige Biologe die Zelle – das würde heißen, jedes Molekül des Wohnzimmers zu kennen, einschließlich der Moleküle in den Möbeln, den Wänden des Raumes und der Luft, die den Raum füllt. Da scheint es, als hätten wir ein komplettes Bild von unserem Wohnzimmer, nichts fehlt.

Sobald man jedoch das Radio einschaltet, ertönt Musik. Offenbar war die Musik schon irgendwo im Raum, so wie ein Geist, der in unserem Zimmer singt. Und dieser Geist war schon im Raum, bevor das Radio eingeschaltet wurde.

Schaltet man den Fernseher ein, spielt sich eine lebhafte Geschichte ab. Offenbar passiert diese Geschichte irgendwo in unserem Zimmer, als ob eine Gruppe von Geistern spiele und tanze. Und natürlich existierten diese Geister schon in unserem Zimmer, bevor der Fernseher angeschaltet wurde.

Heute glauben die Menschen nicht mehr an Geister. Sie halten die Existenz von Geistern für Aberglauben, der nur früher von den unwissenden Menschen ernst genommen wurde. Moderne Menschen sind stolz darauf, ausschließlich an die Wissenschaft zu glauben. Die schöne Musik, glauben sie, kommt vom Radiosender und die lebhafte Geschichte vom Fernsehsender.

Nun ja, als Wissenschaftler sollte ich froh darüber sein, dass die Menschen heute an die Wissenschaft glauben. Dieser Glaube macht kleine Leute wie mich, die man Wissenschaftler nennt, zu einer Art Göttern. Wenn Sie jedoch an die Wissenschaft glauben, müssen Sie auch an die Existenz elektromagnetischer Wellen glauben, die ständig in Ihrem Zimmer herumspuken, auch wenn Sie die geisterhaften Wellen nie sehen. Diese geisterhaften Wellen senden Signale aus, um Ihr Radio Musik spielen zu lassen. Und diese geisterhaften Wellen lassen auch die kleinen Geister auf dem Bildschirm Ihres Fernsehers singen und tanzen.

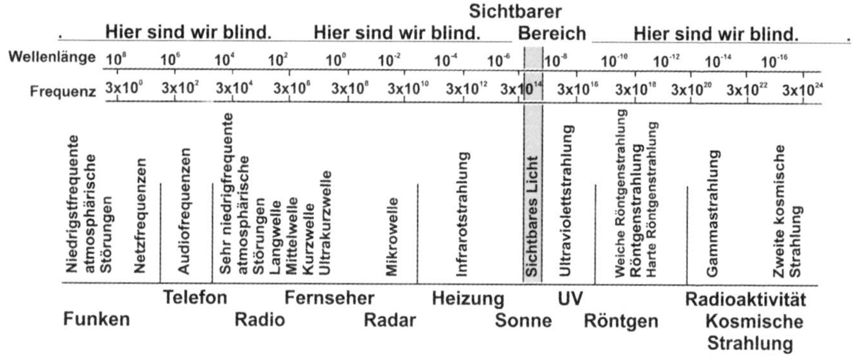

Abb. 1.3.1. Das Spektrum der elektromagnetischen Wellen

Einige Leute werden sicher die Meinung vertreten, die Signale aus dem Radio oder dem Fernseher kämen von weit entfernten Radio-Stationen und TV-Sendern. Und doch sind diese Signale zum Singen und Tanzen schon vorher in Ihrem Zimmer, sodass Sie diese einfach durch eine Zimmerantenne empfangen können.

Folglich haben Sie also kein vollständiges Bild von ihrem Wohnzimmer, selbst wenn sie alle Moleküle dieses Raumes kennen würden. Mit anderen Worten, Sie kennen gerade einmal die Hälfte ihres eigenen Zimmers, wenn Sie nur den molekularen Teil darin kennen. Der andere Teil ist unsichtbar, geisterhaft und übersteigt die begrenzten Möglichkeiten unserer Sinnesorgane.

Nach dem Kenntnisstand der heutigen Wissenschaft besteht das Licht der Sonne und der Lampen aus elektromagnetischen Wellen. Wenn Sie sich jedoch aufmerksam das Spektrum der elektromagnetischen Wellen in Abb. 1.3.1 ansehen, werden Sie feststellen, wie armselig unsere Sinneswahrnehmung ist. Das sichtbare Licht, das wir mit bloßem Auge sehen können, ist tatsächlich nur ein winziger Teil dieses ganzen Spektrums.

Der ganze Bereich der elektromagnetischen Wellen in diesem Spektrum reicht von 0,5 Hz bis 3x1024 Hz, also von einem halben Hz bis 3.000.000.000.000.000.000.000.000 Hz. Anders gesagt, reicht die Wellenlänge im Spektrum von 1.500 m bis 10-16 m, also bis 0,000.000.000.000.000.1 m. Das sichtbare Licht der elektromagnetischen Wellen nimmt jedoch nur den Bereich von 380 nm bis 780 nm ein (der graue Bereich in Abb. 1.3.1, und 1 nm = 1 Nanometer = $1x10^{-9}$ Meter). Das ist sehr schmal.

Demnach ist der unsichtbare Teil unseres Wohnzimmers tatsächlich viel größer und inhaltsreicher als der sichtbare molekulare Teil des Raumes, der Informationsgehalt des unsichtbaren Teiles viel reicher als der des sichtbaren Teils.

Leider sind wir alle arme Blinde, was den größeren Teil der Welt betrifft, fast genau wie jene Blinden, die wir in Kapitel 1 von Teil 1 dieses Buches vorgestellt haben und für die es so schwer war, sich darüber bewusst zu werden und zu glauben, dass unsere Lebenswelt so farbenfroh ist.

Vielleicht wäre der unsichtbare Teil, den unsere modernen, wissenschaftsgläubigen Menschen als elektromagnetische Wellen bezeichnen, von den Menschen vor der Entwicklung der modernen Wissenschaft als Geisterwelt bezeichnet worden.

Natürlich ist der unsichtbare Bereich der elektromagnetischen Wellen nicht identisch mit einer Geisterwelt, aber es gibt zumindest einige Überschneidungen zwischen diesen beiden Konzepten. Nun stellen wir uns gemeinsam einmal vor, was wir sehen würden, wenn wir die übernatürliche Fähigkeit hätten, die Geisterwelt zu sehen, nämlich den unsichtbaren Bereich der elektromagnetischen Wellen.

1.1 Der unsichtbare Regenbogen oder die »Geisterwelt«

Es wäre eine schreckliche Erfahrung, wenn wir die übernatürliche Fähigkeit besäßen, den unsichtbaren Bereich der elektromagnetischen Wellen zu sehen, denn alles um uns herum hätte ein anderes Gesicht. Die uns vertraute Welt würde plötzlich zu einer schrecklichen Geisterwelt.

Zunächst einmal hätten sich die Farben von fast allem verändert. Aus Abb. 1.3.1 wissen wir, dass die elektromagnetischen Wellen, die von der Sonne ausgestrahlt werden, nicht auf den sichtbaren Bereich begrenzt sind, daher hätte die Sonne eine ungewohnte Farbe, die wir so nie sehen. Andererseits könnten wir jedoch die Sonne durch eine dicke Wolke sehen, so wie es eine Biene kann.

Ebenso würde sich die Farbe einer Maus ändern, da die Maus ständig infrarote Strahlung abgibt, wodurch die Schlange die Maus in dunkler Nacht wahrnehmen kann.

Die schlimmste Erfahrung wäre vielleicht, dass die Gesichter all Ihrer Freunde, Ihrer Kinder, Ihrer Frau oder Ihres Mannes sich stark verändert hätten, da sie nicht mehr nur das sichtbare Licht reflektieren, sondern auch ultraviolette Strahlen, infrarote Strahlen, Mikrowellen usw. abgeben würden.

Und Sie würden denken, dass Ihre Frau oder Ihr Mann, Ihre Kinder und Ihre Freunde alle Heilige geworden seien, denn Sie würden bemerken, dass jeder von ihnen von einer Aura umgeben ist, die – wie die Menschen früher glaubten – nur ein Heiliger hat.

Tatsächlich sind wir ganz und gar nicht heilig, denn jede lebende Kreatur ist von einer Aura umgeben; selbst die »dümmsten«, wie zum Beispiel Insekten, haben eine Aura um sich herum.

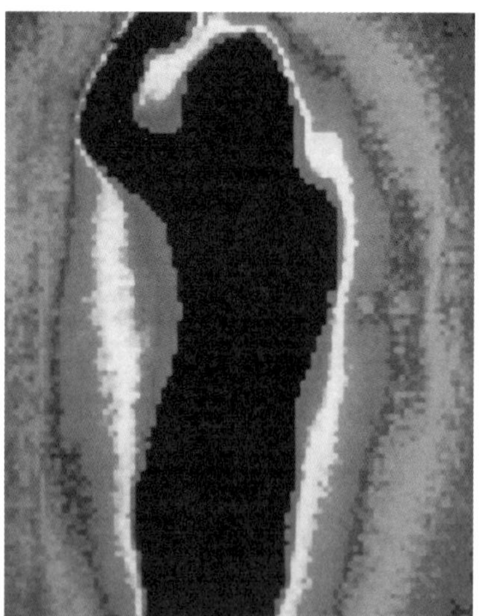

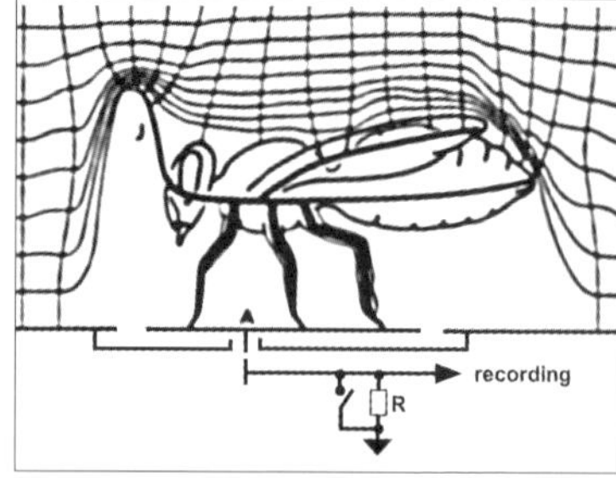

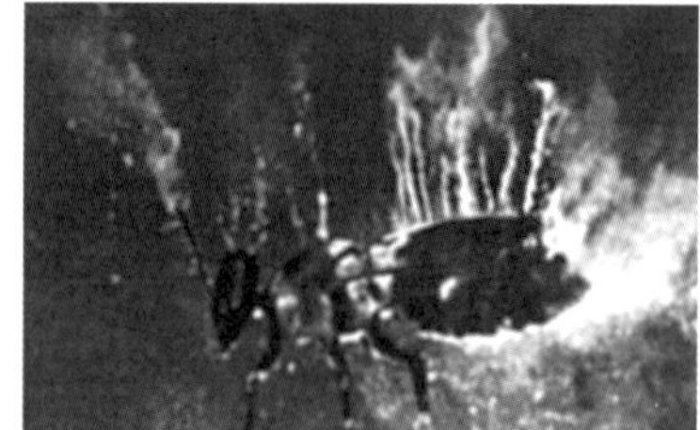

Abb. 1.3.2. Das Wärmebild um einen menschlichen Körper (links) und die Verteilung der Stärke des elektrischen Feldes um ein Insekt (rechts)

Nicht nur Lebewesen, sondern auch viele andere unbelebte Gegenstände, wie zum Beispiel der Heizkörper, sind von einer sehr starken infraroten Aura umgeben, wie auf dem linken Bild in Abb. 1.3.2 dargestellt. Nicht nur der Heizkörper, sondern auch alle Häuser, in denen die Temperatur etwas höher ist als die Außentemperatur, sind von einer infraroten Aura umgeben.

Die Antenne eines Radiosenders ist umgeben von längeren elektromagnetischen Wellen. Hätten wir die übernatürliche Fähigkeit, Radiowellen zu sehen, würden wir die Aura um die Antenne sehen. Und natürlich tanzt die Aura im Rhythmus der Musik. Hätten wir eine andere übernatürliche Fähigkeit und könnten den Rhythmus der elektromagnetischen Wellen hören, so wie den akustischen Rhythmus, dann würden wir die Musik direkt von der Antenne des Radiosenders hören. Ebenso, wenn wir die übernatürliche Fähigkeit besäßen, Radiowellen zu hören, könnten wir auch die Aura um jedes Mobiltelefon sehen und jedes Wort auch ohne die Hilfe des Mobiltelefons hören.

Ein gewöhnliches Auto hat nicht mehr die gewohnte Form und Farbe, die wir kennen, sondern ist von einer sehr komplizierten Aura umgeben, von der Infrarotstrahlung über Mikrowellen, Kurzwellen, Langwellen, Tonfrequenz, Netzfrequenz bis zur Niedrigstfrequenz.

Der blaue Himmel, der uns so vertraut ist, hat sich auch verändert. Wir würden Energiekaskaden aus dem erdnahen Weltraum herabstürzen sehen, in denen die Teilchen in pulsierendem Rhythmus gebildet und zerstört werden. Wir würden sehen, dass der Großteil dieser Energie durch den Erdmagnetismus abgefangen wird, mit Ausnahme der zwei Polarzonen, in denen die Bildung und Zerstörung der Partikel so stark ist, dass einige elektromagnetische Begleitwellen im sichtbaren Bereich nun mit dem bloßen Auge und ohne übernatürliche Fähigkeiten betrachtet werden könnten – die Polarlichter.

Wenn wir jedoch die übernatürliche Fähigkeit hätten, den unsichtbaren Bereich der elektromagnetischen Wellen wahrzunehmen, nämlich die »Geisterwelt« der Menschen von damals, würden wir sofort auf das große Problem der Sprache treffen, die es in der Geisterwelt nicht gibt.

Abb. 1.3.1 zeigt uns, dass wir nur einen kleinen Bereich der elektromagnetischen Wellen mit bloßem Auge erkennen können, und zwar von 380 bis 780 nm. Mit anderen Worten ist das der einzige Punkt, an dem wir den blinden Menschen und den blinden Wissenschaftlern am Beginn dieses Buches überlegen sind.

Für diesen schmalen Bereich der elektromagnetischen Wellen haben unsere Vorfahren einige Fachwörter erfunden, die »Farben«, mit denen spezielle Abschnitte des sichtbaren Bereiches benannt werden:

Neben diesen sieben Wörtern für die sieben Grundfarben in einem sichtbaren Regenbogen erfanden unsere Vorfahren aber auch viele andere Wörter für die vielen aus verschiedenen Anteilen der Grundfarben gemischten Farben, um die farbenfrohe Welt in Berichten, Romanen, Geschichten, in der Prosa und in Gedichten wiedergeben zu können.

Leider haben unsere Vorfahren nicht genug Wörter erfunden, um die unsichtbare Geisterwelt beschreiben zu können. Deshalb mussten neuzeitliche Wissenschaftler, insbesondere Physiker, neue Wörter erfinden wie zum Beispiel »ultraviolette Strahlung«, »Infrarotstrahlung«, »Mikrowelle«, »Kurzwelle«, »Langwelle«, »Tonfrequenz«, »Netzfrequenz«, »Niedrigstfrequenz« und so weiter, um die Farben im unsichtbaren Bereich der elektromagnetischen Wellen benennen zu können.

WELLENLÄNGEN	
Violett	*360-430 nm*
Indigo	*430-455 nm*
Blau	*455-492 nm*
Grün	*492-550 nm*
Gelb	*550-588 nm*
Orange	*588-647 nm*
Rot	*647-760 nm*

Diese Fachwörter vermitteln uns jedoch niemals den Eindruck von etwas Schönem, sondern bereiten uns eher Kopfschmerzen. Wir stehen jetzt vor dem gleichen Problem wie die Wissenschaftler in der Welt der Blinden, die versuchten, den anderen den wunderschönen Regenbogen ohne die Wörter »rot«, »orange«, »gelb«, »grün«, »blau«, »indigo«, »violett« und »Farbe« zu beschreiben.

Tatsächlich wird jeder Wissenschaftler, der im Grenzbereich der Wissenschaft tätig ist, vor einem Sprachproblem stehen. Zum Beispiel machte der deutsche Physiker und Wegbereiter der Quantenphysik, Werner Heisenberg (1901-1976), darauf mit folgenden Worten aufmerksam: »Das Problem der Sprache ist hierbei sehr ernst. Wir möchten auf irgendeine Weise über die Struktur des Atoms sprechen. [...] Aber wir können nicht mit der üblichen Sprache über Atome sprechen.«

Ich hoffe jedoch, Sie, meine lieben Leser, können Ihre Gefühle ein wenig lenken. Anstatt solche Terminologien wie »ultraviolette Strahlung«, »Infrarotstrahlung«, »Mikrowelle«, »Kurzwelle«, »Langwelle«, »Tonfrequenz«, »Netzfrequenz« und »Niedrigstfrequenz« zu hassen, denken Sie bitte daran, dass es Kunstwörter für einige wunderschöne Farben der Geisterwelt sind. Wenn es Ihnen gelingt, Ihre Gefühle so zu steuern, können Sie beginnen, sich die Schönheit der Geisterwelt vorzustellen und sie zu genießen.

1.2 Interferenz von Wellen

In der Welt der Wellen gibt es noch weitere seltsame Phänomene, die in der Welt der Moleküle nicht existieren. Es ist bekannt, dass zwei Kugeln oder zwei Moleküle unmöglich zur selben Zeit ein und denselben Platz einnehmen können; wohingegen es völlig normal ist, wenn zwei oder sogar viele Wellen zur selben Zeit am selben Platz sind. Ebenso ist es für zwei normale Menschen unmöglich, mit ihren physischen Körpern den selben Platz zur selben Zeit zu besetzen; wohingegen in der Geisterwelt, an welche die Menschen früher ja glaubten, zwei Geister sehr wohl zur selben Zeit am selben Platz sein konnten.

Der Unterschied zwischen den Menschen früher und den Wissenschaftlern heute besteht darin, dass die Menschen früher den Geist durch ihre Intuition fühlten und ihn mit kunstvoller Sprache beschrieben, so wie man einen Traum beschreibt; wohingegen die modernen Wissenschaftler die geisterähnlichen unsichtbaren Wellen mit Hilfe von Geräten und mathematischen Folgerungen und Berechnungen entdeckten und schließlich mit rationaler, exakter und quantitativer Sprache beschrieben, so wie man ein festes Gebäude beschreibt: Maß für Maß, Wert für Wert und mit jeder Menge Berechnungen.

Zum Beispiel hätten die Menschen früher nicht sagen können, was passieren würde, wenn zwei Geister zur selben Zeit auf dem selben Stuhl säßen, wohingegen heutige Wissenschaftler deutlich sagen, was passiert, wenn zwei Wellen zur selben Zeit am selben Platz sind und sogar das Ergebnis der Mehrfachbesetzung durch zwei oder mehrere Wellen berechnen. Aus Abbildung 1.3.3 erkennen wir, dass zwei zusammentreffende Wellenberge sich zu einer noch höheren Welle addieren, während Wellenberg und Wellental, wo sie zusammentreffen, einander auslöschen. Es ist also ganz klar, was passiert, wenn zwei Wellen zusammenkommen, und es lässt sich genau berechnen.

Natürlich würden die Wissenschaftler niemals sagen, dass es zwei Geister seien, die zusammensitzen. Physiker sprechen stattdessen von der »Überlagerung zweier Wellen« oder »Interferenz zweier Wellen«. Die wissenschaftliche Terminologie ist nicht nur viel präziser, sondern auch viel besser geeignet, Laien Ehrfurcht einzuflößen.

Die Interferenz ist ein enorm wichtiges Phänomen in der Physik. Sie kann konstruktiv oder destruktiv sein. Zum Beispiel zeigt Abb. 1.3.4, dass ein Lichtstrahl durch zwei schmale Schlitze (S_1 und S_2) in einem Schirm in zwei Strahlen geteilt wird, die dann aufeinandertreffen. Im Bereich der destruktiven Interferenz löschen die beiden Lichtstrahlen einander aus, und der Be-

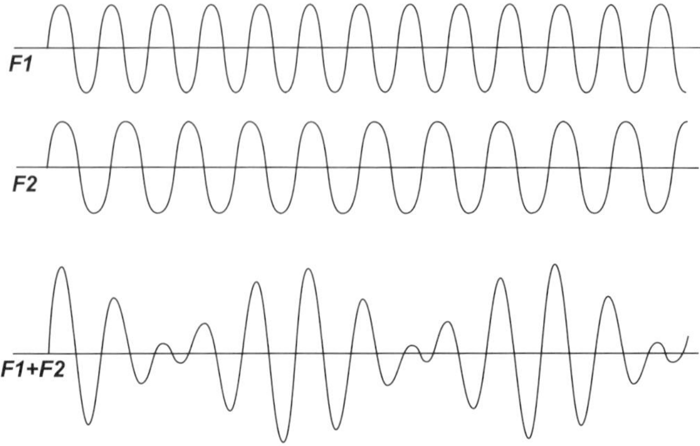

Abb. 1.3.3. Interferenz zweier Wellen

reich wird dunkel, während die beiden Lichtstrahlen in der Region der konstruktiven Interferenz einander stärken und den Bereich heller machen.

Das Experiment in Abb. 1.3.4 kann man in unserer gewöhnlichen, sichtbaren Welt durchführen. Aber Interferenzen gibt es auch im geisterhaften, unsichtbaren Spektrum der elektromagnetischen Wellen. Sie machen die unsichtbare Welt noch reicher und »bunter«.

Außer dem typischen Interferenz-Experiment für Physikstudenten in Abb. 1.3.4 hat bestimmt jeder schon solche schönen Interferenzmuster gesehen. Manchmal kommt die Sonne nach starkem Regen sofort wieder hervor,

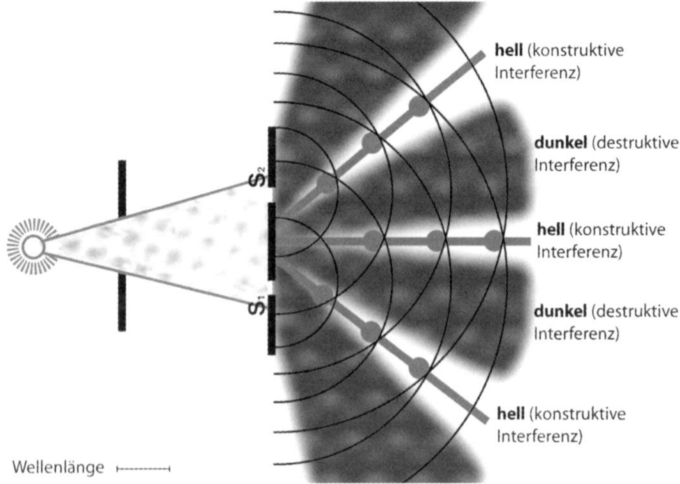

Abb. 1.3.4. Interferenz zweier Lichtstrahlen

wenn noch Wasser auf den Straßen steht. Wenn auf einer Pfütze etwas Öl ist, sehen wir mit bloßem Auge ein farbenfrohes Muster auf der Oberfläche des Wassers. Das ist eine Interferenzerscheinung im Bereich der sichtbaren elektromagnetischen Wellen, also des sichtbaren Lichts. Auch der breite unsichtbare Bereich der elektromagnetischen Wellen wird durch Interferenz »farbiger«.

1.3 Unsichtbare Struktur von Interferenzmustern

Interferenzen machen die Welt der Wellen nicht nur bunter, sondern schaffen auch neue Strukturen.

Es scheint zunächst schlecht möglich zu sein, dass diese sich schnell bewegenden Wellen so etwas wie eine feste Struktur bilden können, aber jede sich schnell bewegende Welle kann eine stabile »stehende Welle« bilden, wenn sie viele Male zwischen zwei Grenzpunkten hin und her geht. Abb. 1.3.5 zeigt eine mechanische Welle an einem Faden.

Wäre dieser nicht an beiden Enden begrenzt, würde die Welle sich in beiden Richtungen unendlich ausbreiten. Sie wird jedoch durch die beiden Enden begrenzt und zurückgeworfen, und die zurücklaufende Welle addiert sich zur vorwärts laufenden Welle. Sie verhalten sich konstruktiv zueinander. In einem solchen Fall sehen wir ein sehr stabiles Muster wie in Abb. 1.3.5, obwohl die Welle sich ständig und schnell bewegt.

Mathematisch ausgedrückt ist die stehende Welle an einem Faden in Abb. 1.3.5 nur eindimensional. Nach dem gleichen Prinzip können auch zweidimensionale Wellen entstehen, die in Abb. 1.3.6 in der Fläche dargestellt sind. Die Formen zweidimensionaler stehender Wellen sind gewöhnlich viel komplizierter als die von eindimensionalen. Sie sind nicht nur Muster, sondern Strukturen, die relativ stabil sind, obgleich die Wellen, die sie bilden, sich ständig bewegen.

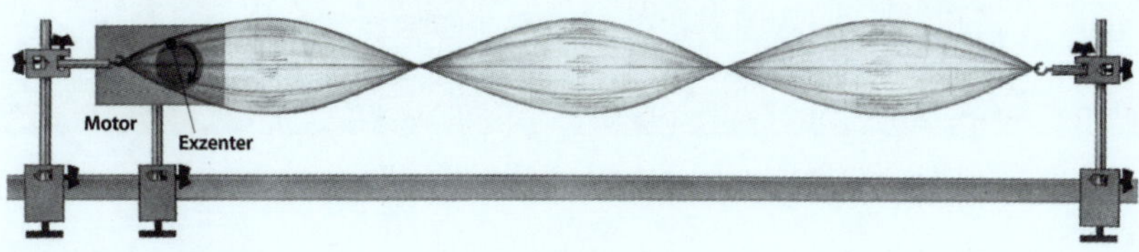

Abb. 1.3.5. Eindimensionale stehende Wellen an einem Faden

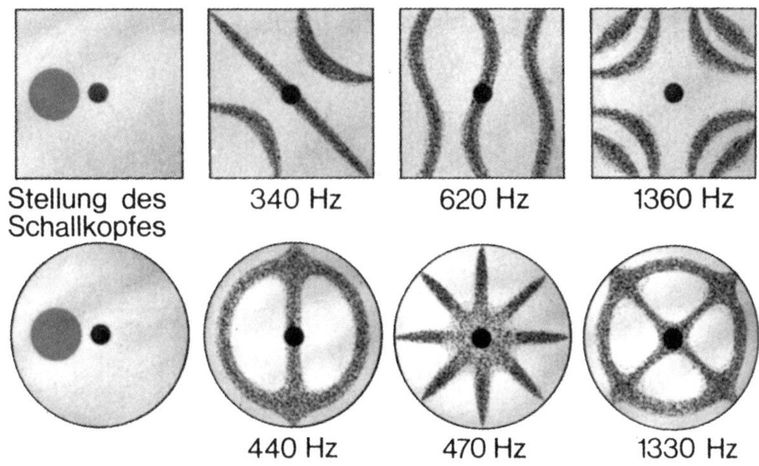

Abb. 1.3.6. Zweidimensionale stehende Interferenzmuster

Die beiden stabilen Interferenzmuster in Abb. 1.3.5 und 1.3.6 sind sichtbar. Es gibt aber in der Welt der unsichtbaren Wellen viele unsichtbare stabile Interferenzmuster. Die schöne Form einer Violine etwa dient nicht nur dem Aussehen, sondern auch der besseren Akustik.

Die »Klangfarbe« ist tatsächlich die Kombination von Zwischentönen vieler Frequenzen. Diese speziellen Frequenzen werden durch die Form des Resonanzraumes ausgewählt. Wenn eine Welle mit einer bestimmten Frequenz im Resonanzraum so reflektiert werden kann, dass sie ein stabiles Interferenzmuster bildet, absorbiert sie Energie von anderen Frequenzen und hält viel länger an als andere. In Abb. 1.3.7 ist zu sehen, welche Frequenzen stabile Frequenzmuster aus stehenden Wellen in einer Violine bilden würden.

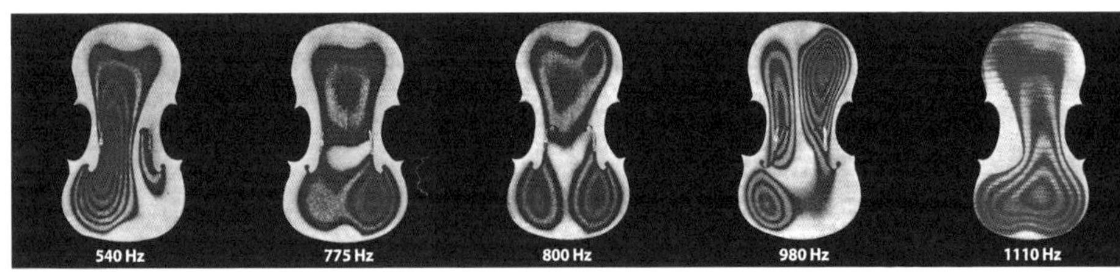

Abb. 1.3.7. Zweidimensionale stehende Wellen und stabile Interferenzmuster in Violinen

1.4 Unhörbare Musik - Geistermusik

Wenn die Interferenzmuster der stehenden Wellen in Violinen auch unsichtbar sind, so sind sie doch zum Glück hörbar. Deshalb können wir die Musik der Violine genießen und uns an der schönen »Klangfarbe« erfreuen, die durch die Form des Resonanzraumes, den Körper der Violine, bestimmt wird.

Allerdings ist unsere Hörfähigkeit sehr begrenzt, von 20 Hz bis 20.000 Hz, und so sind die meisten mechanischen Wellen, die als Ultraschallwellen bezeichnet werden, nicht nur unsichtbar, sondern auch unhörbar für uns. Deshalb können wir die schöne Musik der mechanischen Wellen außerhalb des Bereiches von 20 bis 20.000 Hz nicht hören. Wir sind völlig taub für Musik in Form elektromagnetischer Wellen. Wenn wir auch rational wissen, dass die elektromagnetischen Wellen von einer Radiostation voller schöner Musik sind, können wir sie nicht direkt genießen, sondern nur mit Hilfe eines Radioapparates. Ein Radiogerät kann jedoch immer nur auf dem einen jeweils eingestellten Kanal Musik empfangen, und das ist nur ein sehr kleiner Teil der Musik in der geisterhaften Welt der elektromagnetischen Wellen.

Es ist eine schmerzliche Wahrheit, aber wir müssen uns eingestehen, dass wir für den Großteil der Welt sowohl blind als auch taub sind.

Zum Glück ist es nicht gänzlich unmöglich für uns, die Musik in der geisterhaften Welt der elektromagnetischen Wellen zu kennen, ja sogar zu schätzen. Heute werden in manchen Konzerten die bunten Scheinwerfer durch Rhythmus und Melodie der Musik moduliert. Das ist ein Weg, um einen Aspekt der unsichtbaren Musik sichtbar zu machen.

Gewöhnliche Telefonhörer und Mikrofone machen unhörbare Stimmen und Musik hörbar. In Abb. 1.3.7 haben Wissenschaftler die unsichtbare Struktur der stehenden akustischen Wellen mit dem Interferenzmessgerät sichtbar gemacht.

Ich hoffe, dass Sie, meine sehr verehrten Leser, auch einen Weg finden, um sich die Schönheit der unsichtbaren Welt vorstellen und die Musik in der Welt der unsichtbaren Wellen genießen zu können.

Tatsächlich benutzen Ärzte heute schon Instrumente, mit denen sie die unsichtbaren und unhörbaren elektromagnetischen Wellen aus menschlichen Körpern sichtbar machen können, um Informationen über das Herz und das Gehirn zu erhalten. Alle heutigen Ärzte haben gelernt, die Informationen in Form elektromagnetischer Wellen zu lesen, die als EKG, EEG usw. bezeichnet werden. Obgleich die EKG-Technik bereits über einhundert Jahre alt ist und heute in jeder Klinik zur diagnostischen Routine gehört, sind sich wohl die wenigsten Ärzte bewusst, dass sie die unhörbare Musik mit den Augen lesen, statt sie mit den Ohren zu hören und zu genießen.

1.5 Geisterhafte Struktur und Medizin

Neue Wörter tauchen auf und werden modern, wie »Energiemedizin«, »Schwingungsmedizin«, »Informationsmedizin«, ja es gibt sogar neue Bücher darüber.

Energie, Schwingungen und Information sind auf manche Art ebenfalls geisterhaft. Sie sind nicht so leicht zu verstehen und zu behandeln wie der molekulare Aspekt des menschlichen Körpers, mit dem es die heutigen Biologen zu tun haben. Deshalb sind viele Wissenschaftler, insbesondere Molekularbiologen und Neurophysiologen, gegen die komplementären Methoden der »Energie-« oder »Schwingungsmedizin«, weil sie diese nicht mit dem Molekülmodell erklären können.

Tatsächlich existiert die unsichtbare Struktur der elektromagnetischen Wellen nicht nur in der unbelebten Welt, sondern auch in lebenden Systemen, auch in menschlichen Körpern. Die unsichtbare Struktur der elektromagnetischen Wellen rührt von den Schwingungen der Organe, Gewebe, Zellen und Moleküle her, bestimmt die Verteilung der Energie im Körper und um ihn herum, ist Trägerin von Informationen und befördert diese mit hoher Geschwindigkeit durch den ganzen Körper.

Daher steht die geisterhafte Welt im menschlichen Körper mit vielen geheimnisvollen Erscheinungen in der ergänzenden, alternativen Medizin im Zusammenhang, die heute so modern ist, obwohl es schwierig ist, ihre wissenschaftliche Basis in den gegenwärtigen Lehrbüchern der Biologie und der Schulmedizin zu finden.

Im nächsten Teil dieses Buches wollen wir uns auf die Beziehung zwischen der geisterhaften Struktur und der ergänzenden, alternativen Medizin konzentrieren.

●

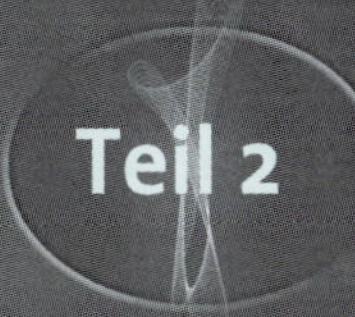

Teil 2

Zwei große Umwälzungen: *Eine in der Medizin, die andere in der Naturwissenschaft*

1) Große Veränderungen auf dem Medizinmarkt

In China erzählt man sich eine Geschichte von einem Bauern, der als Wartungsmonteur in einem neu gegründeten westlichen Missionskrankenhaus gearbeitet hatte. Als er in sein abgelegenes Heimatdorf zurückkehrte, brachte er einige Subkutannadeln und viele Antibiotika mit. Er stellte ein Schild auf, und sooft jemand mit Fieber zu ihm kam, injizierte er dem Patienten die Wunderdrogen. Ein bemerkenswerter Teil dieser Leute wurde gesund, obwohl dieser Mann, der westliche Medizin praktizierte, kaum wusste, was er tat.

Ted J. Kaptchuk
»The Web That Has No Weaver – Understanding Chinese Medicine«, 1983

Die meisten Menschen, insbesondere die Mediziner, sehen mit Erstaunen das Wiederaufleben vieler alter Heilkünste. Das ist inzwischen eine große Herausforderung, ja eine Rebellion gegen die Hauptströmung der wohletablierten, konventionellen westlichen Schulmedizin geworden. Gleichzeitig bemerken einige hoch gebildete Wissenschaftler eine andere große Rebellion gegen die Hauptströmung der etablierten Biologie und Physik.

Diese beiden Rebellionen verlaufen in der Tat parallel, sie beeinflussen und unterstützen einander. Die eine findet an der Oberfläche statt, die andere tief auf der inneren, grundlegenden Ebene.

Was ist alternativ?

Die erste, die äußere Rebellion ist als »alternative Medizin« oder »Komplementärmedizin« bezeichnet worden, z. B. Homöopathie, Akupunktur, Ayurveda usw. Der Ausdruck »alternativ« hat etwas mit »Opposition« zu tun, alternativ ist außerhalb der Regierung, außerhalb der Macht, außerhalb der Hauptströmung, der Orthodoxie.

Dabei waren diese Medizinströmungen in alter Zeit überhaupt nicht »alternativ«. Sie waren in Europa, Amerika, China und Indien über Hunderte, ja Tausende von Jahren ebenfalls orthodoxe, traditionelle Medizinrichtungen. Sie wurden jedoch im 20. Jahrhundert von der Biomedizin verdrängt, sie verschwanden weitgehend aus Regierungen, Schulen, Institutionen und Märkten. Sie wurden bekämpft, besiegt und in institutionelle oder kulturelle Randbereiche außerhalb der Hauptströmung der medizinischen Praxis entlassen.

Für die tödliche Niederlage dieser alten Heilkünste, die doch einmal erfolgreich und vorherrschend gewesen waren und Jahrhunderte lang Leben gerettet hatten, gibt es mehrere Gründe.

Der erste Grund war, dass sie bakteriellen Krankheiten nicht Einhalt gebieten konnten, insbesondere der Pest, die jahrhundertelang umging und viele Dörfer und Städte wüst werden ließ, bis der modernen westlichen Medizin der entscheidende Erfolg gelang. Die Erfindung von Impfstoffen schaltete die Mehrzahl der Infektionskrankheiten aus. Dann rettete die Erfindung der Sulfonamide zahllosen Menschen das Leben. Schließlich wurden durch die Entdeckung der Antibiotika fast alle bakteriell bedingten Krankheiten besiegt. Heute findet man selbst die Wörter Pestilenz, Beulenpest, Cholera und Pocken, die in früheren Zeiten die Menschen erschaudern ließen, nur noch in Geschichtsbüchern, nicht mehr in der Alltagssprache der Ärzte. Mit so großen Leistungen schuf die moderne westliche Medizin sich eine feste Position und hohes Ansehen.

Der zweite Grund war, dass keine dieser alten Medizinrichtungen es in der Chirurgie mit der modernen westlichen Medizin aufnehmen konnte. Die Geschichte der Menschheit war leider immer von Kriegen begleitet, deshalb war die Chirurgie immer wichtig, besonders in der ersten Hälfte des 20. Jahrhunderts, als die Menschen zwei große Kriege durchmachen mussten und die Chirurgie ungezählten Soldaten und unschuldigen Zivilisten das Leben rettete. Auch in Friedenszeiten rettete die Chirurgie Leben nach Unfällen in Industrie, Verkehr und Sport. Damit hat die westliche Medizin ihre Position sehr gestärkt.

Der dritte Grund war der große Erfolg der modernen Naturwissenschaft. Auf der Grundlage ihrer Erkenntnisse wurden verfeinerte Techniken entwickelt, welche die Welt vollkommen verändert und den Lebensstandard erhöht haben. Abgesehen von den praktischen Anwendungen hat die Wissenschaft auch ein in sich geschlossenes theoretisches System entwickelt, das als das schönste Wissensgebäude der Menschheit das standardisierte Bildungsgut der Gegenwart darstellt.

Wegen dieses großen Erfolges hat die moderne Naturwissenschaft ein so hohes Ansehen, dass sie zum alleinigen Maßstab für alles geworden ist, auch für die Medizin.

Wenn eine Medizinströmung in den Rahmen der modernen Naturwissenschaften passt, gilt sie als »wissenschaftlich«, verlässlich, orthodox, wie eben die konventionelle westliche Schulmedizin; wogegen andere, wie die Homöopathie, die Akupunktur, Ayurveda usw., die nicht in den Rahmen der modernen Naturwissenschaften passen, als »unwissenschaftlich« gelten und höchstens den Rang von alternativen Heilkünsten haben können. Der Titel »alternativ« scheint schon ein besonders tolerantes und großzügiges Geschenk der wissenschaftlichen Gemeinschaft an die anderen zu sein, die Zweifler und Unzuverlässigen.

Verblasster Ruhm

In der zweiten Hälfte des 20. Jahrhunderts gab es jedoch auch Tendenzen, die für die konventionelle westliche Schulmedizin nicht günstig waren.

Erstens hat es nach dem Zweiten Weltkrieg keinen großen Krieg mehr gegeben, damit hat die Chirurgie, die auf dem Schlachtfeld so wichtig war, viel von ihrer Bedeutung verloren. Mit der technologischen Entwicklung verringerte sich die Zahl der Arbeitsunfälle deutlich, und sogar die Verkehrsunfälle gingen zurück. So hat die Chirurgie weiter an Bedeutung, an Markt eingebüßt. In Friedenszeiten leben die Menschen immer länger, und was sie heute am dringendsten wünschen, ist die Verbesserung ihrer Lebensqualität. Die Chirurgie kann da nur wenig leisten und hat nicht mehr den einstigen Glanz.

Zweitens sind durch die Verbesserung der hygienischen Bedingungen nach dem Zweiten Weltkrieg die Epidemien fast ganz verschwunden, und Infektionskrankheiten sind nicht mehr der Feind Nummer Eins. Auch das hat die konventionelle westliche Schulmedizin einiges an Bedeutung einbüßen lassen.

Heute sind akute bakterielle Krankheiten recht selten. Aber die Menschen, besonders in den Industrieländern mit gutem Gesundheitswesen, leiden an vielen chronischen Krankheiten und funktionalen Störungen. Der Sieg über die bakteriellen Krankheiten ist die Stärke der konventionellen westlichen Schulmedizin, schwach ist sie gegen chronische Krankheiten und funktionale Störungen. Viele Menschen in den Industrieländern mit ihrem guten Gesundheitswesen haben es sicher schon erlebt: Man geht mit Kopfschmerzen oder irgendeiner Unpässlichkeit zum Arzt, wird sorgfältig untersucht, der Arzt nimmt viele medizinische Tests mit den modernsten Geräten vor. Es zeigt sich, dass alle Werte in Ordnung sind. Man ist also gesund und wird nach Hause geschickt. Es sieht so aus, als hätte man gelogen, aber das hat man nicht. Wie fühlt man sich als Patient in solch einer Situation?

Es ist nur allzu verständlich, wenn jene Patienten, die von der konventionellen westlichen Schulmedizin höflich hinauskomplimentiert wurden, sich nach einer »Alternative« umsehen, wie Homöopathie, Akupunktur, Ayurveda usw. Deshalb werden diese alten Heilweisen wieder praktiziert und kommen zurück auf den Medizinmarkt. Nach einem Bericht von David Eisenberg und fünf seiner Kollegen in Harvard im New England Journal of Medicine 1993 hatten über ein Drittel der 1.539 von ihnen befragten Erwachsenen in den zurückliegenden fünf Jahren alternative Therapien in Anspruch genommen, und zwar durchschnittlich 19 Mal. In diesem Artikel wurde vorgerechnet, dass die Nation pro Jahr ca. zehn Milliarden Dollar privat für alternative medizinische Leistungen bezahlt, nur drei Milliarden weniger als die Barausgaben für alle Krankenhausaufenthalte in den Vereinigten Staaten.

Zehn Milliarden Dollar – das war ein Argument, das die Gesundheitszentren verstanden. Es ist wirklich eine Ironie, dass dieselben Gesundheitszentren und Krankenhäuser, die alternative, traditionelle und spirituell orientierte Therapien den Großteil des Jahrhunderts als Quacksalberei verteufelt haben, plötzlich Kliniken für solche Therapien eröffnen, Ärzte einstellen und bei ihren Patienten werben.

Die neuesten Daten aus den USA zeigen, dass 75 medizinische Fakultäten ergänzende und alternative Heilverfahren in ihrem Kursprogramm haben. Das Nationale Gesundheitsinstitut hat ein Nationales Zentrum für Ergänzende und Alternative Medizin eingerichtet. Kommunale Krankenhäuser und akademische Gesundheitszentren richten neue Dienste ein, wie z. B. die »Abteilung für Komplementärmedizin« (University of Maryland), »Das Zentrum für Integrative Medizin« (Thomas Jefferson University) und »Das Zentrum für Alternative Medizin und Langlebigkeit« (Herzinstitut Miami). Der Prospekt des Zentrums in Miami enthält 26 Angebote, von angewandter Kinesiologie über bio-oxidative Therapien und Qigong bis zur Iridologie.

Ostwärts aus Neugier

Nun passiert etwas Seltsames, genau das Gegenteil von der Geschichte über den chinesischen Bauern zu Beginn des Kapitels: Tausende gut ausgebildeter Mediziner aus dem Westen gehen nach Osten, nach China, Indien, Tibet und Japan, um östliche Heilkünste kennenzulernen.

Zwei Gründe gibt es für diese Bewegung nach Osten, um die geheimnisvollen Heilkünste zu studieren. Der erste Grund ist Neugier, besonders am Anfang der Bewegung. Der zweite ist geschäftlicher Natur – man will Kunden gewinnen.

Die Ausbreitung und Stellung der Akupunktur in den Ländern des Westens ist wohl ein typisches Beispiel für die Entwicklung dieser Bewegung nach Osten.

Obgleich die Akupunktur in China nachweislich schon vor fünftausend Jahren praktiziert wurde, tauchte die traditionelle Akupunktur in der Medizin des Westens erst im frühen 19. Jahrhundert auf. Zuerst wurde sie jedoch von den westlichen Forschern als exotische, fremdartige und primitive Behandlungsweise beschrieben, und niemand nahm sie Ernst.

In den 1920er-Jahren besuchte eine Gruppe von 40 deutschen Ärzten China, um sich ernsthaft mit traditioneller chinesischer Medizin zu befassen, einschließlich Kräutermedizin und Akupunktur. Aber zu dieser Zeit waren noch Krieg, Hunger und Epidemien die größten Herausforderungen für die Medizin. Unter diesen Umständen war die westliche Schulmedizin mit ihren Sulfonamiden, Impfstoffen, Antibiotika und guten chirurgischen Techniken viel stärker und wichtiger als die traditionelle Kräutermedizin und die Akupunktur.

Kräutermedizin und Akupunktur waren aber nicht nur im Kampf gegen Epidemien, Hunger, Mangelernährung und Kriegsverletzungen schwächer als die westliche Medizin; sie waren auch mit der modernen Wissenschaft und Technologie nicht kompatibel, die sich in der industriellen Revolution und den Kolonialkriegen als so erfolgreich erwiesen hatten.

Unter diesen Umständen wurde die exotische, alte chinesische Heilkunst nicht nur von den Medizinern des Westens nicht beachtet, sondern auch die chinesische Regierung erwog, die für »unwissenschaftlich« gehaltene traditionelle chinesische Medizin zu verbieten.

Bald nach dem 2. Weltkrieg begannen die ersten Ärzte außerhalb Chinas, sich wieder für die Akupunktur zu interessieren und sie mit modernen Technologien zu studieren, besonders mit elektronischen Messungen. Der deutsche Arzt R. Croon zum Beispiel fand 1947 heraus, dass Hautbereiche mit vermindertem Widerstand und Akupunkturpunkte zusammenfallen;

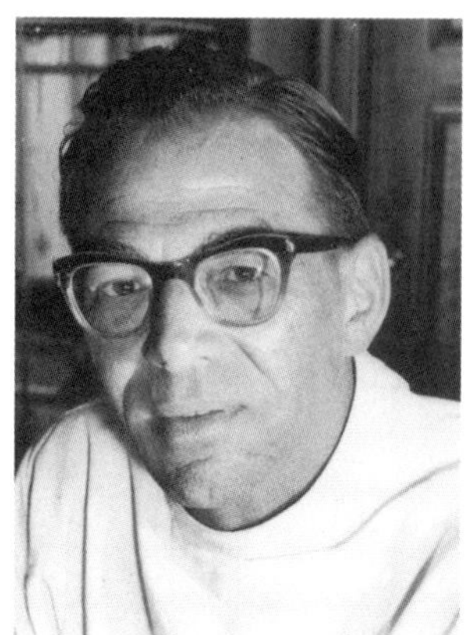

Abb. 2.1.1. Dr. Richard Croon (1910-1961); der deutsche Arzt, der als erster den Zusammenhang zwischen Akupunkturpunkten und Stellen geringen Widerstandes auf der Haut entdeckte

der japanische Arzt Yoshio Nakatani fand unabhängig davon 1950 den geringeren Widerstand entlang des Nierenmeridians. Ab 1953 beschäftigte sich der deutsche Arzt R. Voll ausschließlich mit der Beziehung zwischen dem Akupunktursystem und den Punkten mit vermindertem Widerstand auf der Haut. Auf der Grundlage seiner Untersuchungen machte er aus der reinen Therapietechnik »Akupunktur« ein System für Therapie und Diagnose.

Dass die modernen Ärzte Croon, Nakatami, Voll und viele andere moderne Techniken in die Akupunktur einführten und sie damit verbesserten und stärkten, heißt nicht, dass die Akupunktur damit schon wissenschaftlich anerkannt worden wäre. Sie wurde von den Wissenschaftlern, den Krankenversicherungen und den medizinischen Universitäten ausgeschlossen, sogar in Deutschland, wo Dr. Croon und Dr. Voll arbeiteten.

Ostwärts in Geschäften

Der zweite Grund jedoch, das geschäftliche Motiv, war, wie so oft, viel stärker als das Motiv der Neugier. Die Veränderung des Medizinmarktes hat nicht nur viele Mediziner des Westens dazu gebracht, in den Osten zu gehen und die mysteriösen Behandlungsmethoden der Akupunktur zu studieren, sie hat auch die westlichen Krankenversicherungen und Regierungen gezwungen, ihre Politik gegenüber diesen geheimnisvollen und »unwissenschaftlichen« Medizinströmungen zu überprüfen.

Die geringschätzige Einstellung gegenüber den alten Heilmethoden änderte sich in den 1970er-Jahren stark. In mehr als zwanzig Friedensjahren waren die Menschen wohlhabender geworden. Das Gesundheitswesen war in den Industrieländern gefestigt, und akute Epidemien waren nicht mehr der größte Feind, daher verloren die Sulfonamide, Impfstoffe und Antibiotika etwas von ihrem Glanz. Außerdem ging nach dem zweiten Weltkrieg die Zahl der Verletzungen auf Schlachtfeldern stark zurück, sodass auch die Chirurgie nicht mehr einen so hohen Stellenwert hatte. Es liegt in der Natur der Menschen, stets gierig, unzufrieden und undankbar zu sein. Und nun vergaßen diese undankbaren Menschen bald den großen Beitrag der allopathischen Medizin zur Rettung von Millionen Menschen von Krankheiten und Kriegsverletzungen; sie begannen, über die Unwirksamkeit der allopathischen Medizin zu klagen und suchten nach etwas anderem, um von ihren chronischen Schmerzen und Leiden erlöst zu werden, wenn die meisten der alternativen Therapien auch als »unwissenschaftlich« galten.

Den Begriff »Akupunktur« kannte jedoch außerhalb Chinas außer einigen Ärzten und Wissenschaftlern kaum jemand, bis 1976 der letzte chinesische »Kaiser« Mao starb, und China nach 27 Jahren der Isolation seine Tür einen Spaltbreit nach Westen hin öffnete. Weit genug, um Berichte über die Wirksamkeit der Akupunktur bei Schmerzlinderung und Anästhesie auf die Titelseite der *New York Times* gelangen zu lassen.

Die Ärzte in den Vereinigten Staaten glaubten das entweder gar nicht oder hielten die Wirkung der Akupunktur für einen Placebo-Effekt. Das Wort »Akupunktur« wurde jedoch der Öffentlichkeit in den USA und vielen anderen westlichen Ländern bekannt, in denen Ursprung und Fundament der konventionellen Schulmedizin lagen.

In den 1980er-Jahren öffnete sich Chinas Tür dem Westen etwas weiter, und Tausende westlicher Ärzte kamen, um selbst die Akupunktur zu erlernen. Dann war es fast so wie in unserer Geschichte von dem chinesischen Bauern, der in einem Missionskrankenhaus gearbeitet und gelernt hatte, wie man Antibiotika spritzt, und nun die Menschen in seinem Dorf behandelte, wenn sie Fieber hatten, ohne die Wirkungsweise der Antibiotika zu kennen. Die Ärzte aus dem Westen kamen nach China, um zu lernen, wie man Nadeln in Akupunkturpunkte sticht, um den Patienten zu helfen, ihre Schmerzen und Leiden zu lindern, ohne aber das Wirkprinzip zu verstehen.

Dennoch ist die Akupunktur in den westlichen Ländern immer populärer geworden. Anfang 1999 hatte zum Beispiel die Deutsche Gesellschaft für Akupunktur bereits über 4000 Mitglieder. Viele von ihnen haben nicht nur direkt in China die Akupunktur erlernt, sondern auch Kurse und Schulen eingerichtet, um die Akupunktur in Deutschland zu lehren. In anderen westlichen Ländern ist die Situation ganz ähnlich.

Der Zusammenbruch der Sowjetunion 1991 bedeutete das Ende des Kalten Krieges, der die Kanäle zwischen Ost und West nach dem Ende des 2. Weltkrieges für lange Zeit unterbrochen hatte. Und wieder öffnete China seine Tür nach Westen ein Stück weiter. Nun durften auch chinesische Ärzte China verlassen und in westlichen Ländern arbeiten. Deshalb sind viele von ihnen in die USA, nach Großbritannien und Australien gegangen, um dort direkt Akupunktur, Kräutermedizin, Qigong usw. zu praktizieren und zu verkaufen.

Zu Beginn des 21. Jahrhunderts sind die Kliniken chinesischer Ärzte in den USA und Großbritannien so populär geworden, dass sie bereits starke geschäftliche Rivalen für die konventionellen westlichen Schulmediziner sind.

Unter diesen Umständen müssen die Regierungen der Vereinigten Staaten, des Vereinigten Königreichs und Australiens diesbezüglich über neue Gesetze nachdenken, um den Medizinmarkt, die Qualifikation der alternativen Mediziner, die sichere Anwendung von Kräutern usw. zu regulieren.

Währenddessen müssen die Krankenversicherungen sich Gedanken machen, wie sie den Bedürfnissen der Patienten entsprechen, wie sie Ärzte mit komplementären Therapien angemessen bezahlen, um im harten Konkurrenzkampf der Krankenversicherungen Kunden anzulocken und ihren Anteil am Medizinmarkt zu sichern.

Wissenschaftlich oder unwissenschaftlich

Zweifellos werden sich diese exotischen Heilverfahren auf dem Medizinmarkt in naher Zukunft überall in der Welt schneller weiterentwickeln.

Der Erfolg in der Praxis, auf dem Markt, bedeutet aber nicht, dass die »alternativen« oder »komplementären« Medizinströmungen nun als wissenschaftlich fundiert gelten dürfen. Auch wenn ihr Erfolg empirisch erwiesen zu sein scheint, sind sie bar jeder verlässlichen wissenschaftlichen Grundlage. Lesen wir nun die Geschichte von dem chinesischen Bauern in Prof. Ted J. Kaptchuks Buch »The Web That Has No Weaver« noch einmal.

»Der chinesische Bauer kehrte aus dem westlichen Missionskrankenhaus in sein abgelegenes Heimatdorf zurück und brachte einige Subkutannadeln und viele Antibiotika mit. Er stellte ein Schild auf, und sooft jemand mit Fieber zu ihm kam, injizierte er dem Patienten die Wunderdrogen. Ein bemerkenswerter Teil dieser Leute wurde gesund, obwohl dieser Mann, der westliche Medizin praktizierte, kaum wusste, was er tat.«

Das Eigenartige ist nun, dass die meisten Ärzte im Westen genau das tun, was der chinesische Bauer tat. Sie haben gelernt, die Nadeln in bestimmte Körperstellen der Patienten zu stechen, um ihre Schmerzen oder chronischen Erkrankungen zu lindern. Einer bemerkenswerten Anzahl von Patienten hat das schon geholfen, obwohl die Ärzte, die mit Akupunktur arbeiten, kaum etwas darüber wissen, wie dieser Effekt zustande kommt.

Natürlich ist die wissenschaftliche Gemeinschaft mit dieser seltsamen Situation nicht glücklich und steht den alten Therapien immer noch vorsichtig, ja sogar argwöhnisch gegenüber.

Im letzten halben Jahrhundert z. B. haben viele Anatomen und Histologen vergeblich nach den geheimnisvollen Punkten und Akupunktur-Kanälen gesucht, die in den uralten Akupunkturbüchern klar beschrieben werden. Es liegt daher nahe, anzunehmen, dass die Wirkung der Akupunktur nur ein Placebo-Effekt sei. Anders gesagt, ist die jahrtausendealte Geschichte der Akupunktur vielleicht nur ein Märchen oder gar ein großer Schwindel, mit dem Millionen von Menschen in Ost und West betrogen worden sind?

Die wachsende Popularität der Akupunktur und anderer geheimnisvoller Heilmethoden des Ostens auf dem Medizinmarkt muss also durch wissenschaftliche Forschung untermauert werden. Neue Stiftungen für Komplementärmedizin sind gegründet worden, um ernsthafte wissenschaftliche Forschung auf diesem Gebiet zu fördern, wie z. B. die Stiftung für Integrierte Medizin im Vereinigten Königreich (Foundation for integrated medicine), die sogar von der königlichen Familie unterstützt wird. Auch viele andere private Stiftungen sind für Forschung auf dem Gebiet der Komplementärmedizin offen.

Währenddessen haben auch die staatlichen Institutionen ein Interesse daran, diese seltsame Situation durch wissenschaftliche Forschung zu klären, um den Medizinmarkt durch richtige Verwaltung und entsprechende Gesetze kontrollieren zu können. Das staatliche amerikanische Gesundheitsinstitut NIH z. B. hat eine besondere Abteilung zur Förderung der Forschung auf dem Gebiet der ergänzenden Medizin eingerichtet. Und die staatlichen Institutionen einiger östlicher Länder wie China oder Indien unterstützen solche Forschungen schon lange.

Ebenso haben selbst die konventionellsten Universitäten des Westens, wie Harvard Medical School, California University, Duck University, University of Arizona, Imperial College of Science and Technology, Westminster University, University of Greenwich, Middlesex University, begonnen, der komplementären Medizin ernsthaft Beachtung zu schenken.

Sie veranstalten Konferenzen und gründen Forschungsgruppen, um herauszufinden, ob die verschiedenen Richtungen der Komplementärmedizin zuverlässig und wissenschaftlich fundiert sind oder nicht. Diese Forschungen haben zwei Aspekte. Der erste ist das Studium der Wirksamkeit, Sicherheit und Kosteneinsparung. Diese Forschung ist gewissermaßen für »Ungläubige«, damit sie sehen, ob es da einen Placebo- Effekt gibt oder nicht, ob es wirkliche Therapien sind oder nur Betrug. Diese Untersuchungen sind einfach, aber sehr wichtig und dringend für Patienten und für die öffentlichen Kostenträger.

Der zweite Aspekt betrifft die grundlegende wissenschaftliche Erforschung der Mechanismen, welche die Wirkungen der Ganzheitsmedizin hervorbringen. Diese Art Forschung ist gewissermaßen für »Gläubige«, insbesondere für die, welche das Geheimnis hinter den mysteriösen medizinischen Künsten kennenlernen wollen.

Diese Forschung ist natürlich nicht so dringend wie die erstgenannte. Wenn sie jedoch erfolgreich wäre, würde sie nicht nur die wissenschaftliche Erklärung für die ergänzenden Medizinrichtungen finden und ihre Stellung in der Gesellschaft weiter rechtfertigen, sondern auch ihre Techniken und ihre Wirksamkeit mittels eines rationalen wissenschaftlichen Verständnisses und eines hohen Standards der modernen Technologie stark verbessern.

Das Wichtigste ist, dass die gründliche wissenschaftliche Erforschung der Mechanismen der komplementären Medizin mit ganzheitlichem Denkansatz und ohne die Beschränkungen, die das Teilchenmodell und der Reduktionismus mit sich bringen, einen tief- und weitreichenden Einfluss nicht nur auf die Medizin, sondern auch auf Naturwissenschaften und Technologie, ja sogar auf die Zukunft der Menschen hätte.

In gewisser Weise ist das Wiederaufleben der alten Heilweisen heute mit der Renaissance im 15. Jahrhundert vergleichbar, die eine Bewegung zurück zur Kultur der alten Griechen vor dem Römischen Reich zu sein schien. In Wirklichkeit war sie eine Bewegung nach vorn und der Beginn einer ganz neuen Epoche, die Reformation, industrielle Revolution, Demokratie, moderne Naturwissenschaften und eine neue, vom Denken des Mittelalters grundverschiedene Auffassung von der Welt und dem Menschen hervorbrachte.

Umwälzungen innerhalb der Naturwissenschaft

Ebenso scheint das gegenwärtige Wiederaufleben der uralten Heilverfahren eine Bewegung, ja eine Doktrin des »Zurück zu den Alten« zu sein.

Es ist aber in Wirklichkeit auch eine Bewegung nach vorn und der Anfang einer neuen Epoche. Wir können uns eigentlich glücklich schätzen, in einer so wichtigen Zeit zu leben und Zeugen vieler wichtiger Veränderungen in Medizin, Naturwissenschaft, Technologie, Gesellschaft und auch in unserem Denken zu sein.

Wie bereits am Anfang des Kapitels gesagt, ist das Wiederaufleben der alten Medizin nur die äußere Ebene einer großen Umwälzung, die jeder sehen kann. Die andere Umwälzung findet auf der inneren und grundlegenden Ebene statt, die mit dem Studium der Mechanismen der komplementären Medizin mehr und mehr vom Wesen der neuen Epoche offenbar werden lässt. Die beiden Umwälzungen beeinflussen und begünstigen einander, und die neue Epoche beruht auf der Kombination beider Revolutionen.

Die wissenschaftliche Grundlagenforschung im letzten halben Jahrhundert hat die vielen Schwächen der konventionellen westlichen Schulmedizin, der Biologie, Physiologie und Psychologie, unserer Gesellschaft und unseres Denkens an den Tag gebracht.

Wir wollen diese Schwächen von zwei unverkennbaren Beschränkungen des gegenwärtigen Denkens und der medizinischen Forschung aus betrachten.

1) Die Beschränkung durch rein chemische Modelle in Medizin und Biologie

Wie Henry P. Stapp feststellte, hat sich die Psychologie den Konzepten der Physik des 19. Jahrhunderts angenähert, während die Physik selbst sich genau entgegengesetzt bewegt hat (siehe Teil 1, Kap. 2). Die Physik des 19. Jahrhunderts war vom Materialismus, dem chemischen Denken und dem Teilchenmodell geprägt. Diese falschen Begriffe hatten sich allerdings in der Physik zu Beginn des letzten Jahrhunderts durch eine Gruppe hervorragender Physiker wie Max Planck, Albert Einstein, Niels Bohr, Werner Heisenberg, Erwin Schrödinger, Paul Dirac und andere bereits gewandelt. Im 2. Kapitel des 1. Teils wurden einige brillante und tief gehende Gedanken aus ihren Werken vorgestellt.

Leider beherrschen die falschen Konzepte des Materialismus, des chemischen Denkens und der Teilchenstruktur noch immer die Biologie, Physiologie und sogar Psychologie. Somit beruht die Denkweise dieser Disziplinen heute noch auf den veralteten reduktionistischen Lehrsätzen.

Es ist klar, dass ohne eine Veränderung dieses Denkens die Ergründung der Geheimnisse der alten Heilverfahren, die mit feinen Energien, Schwingungen, Informationen, Wellenmustern und Harmonie zu tun haben, unmöglich ist.

2) Die Beschränkung durch den Reduktionismus

Die grundlegenden Konzepte und Methoden der heutigen Schulmedizin, Biologie, Physiologie und Psychologie beruhen auf reduktionistischem und allopathischem Denken, auf einem Sieg-Denken.

»Reduktionismus« bedeutet die Zerlegung eines Systems in immer kleinere voneinander getrennte Teile, um die Einzelheiten des Systems untersuchen und herausfinden zu können, welches konkrete Teil nicht in Ordnung ist, wenn im System ein Problem auftritt.

Wir müssen zugeben, dass der Reduktionismus und das Sieg-Denken in der frühen medizinischen Forschung, Biologie und Psychologie sehr erfolgreich waren. Bei der Untersuchung infektiöser Krankheiten in alten Zeiten gewannen die Wissenschaftler z. B. Bakterien aus den Ausscheidungen der Patienten – aus dem Stuhl, Urin und anderen Körpersekreten – und teilten diese immer weiter, bis eine einzige Bakterienart als Ursache einer bestimmten Krankheit festgestellt wurde, und die anderen Bakterien hatten nichts damit zu tun. Nach Bestimmung des pathogenen Bakteriums entwickelten die Wissenschaftler dann Waffen, die Antibiotika, um das Bakterium zu besiegen und auszurotten.

Das reduktionistische Denken, das Sieg-Denken funktioniert noch immer recht gut bei der Erforschung der Gene und genetisch bedingter Krankheiten. In diesen Denkmodellen findet sich jedoch keine Spur von Ausgleich, Kooperation, Koordination und Harmonie – Konzepte, die den Kern der ganzheitlichen Medizin bilden. Es ist daher ganz unmöglich, sich mit ganzheitlicher Medizin zu befassen, ohne das reduktionistische Denken vorher zu ändern.

Glücklicherweise ist in der Physik in den 1970er-Jahren durch einige moderne Physiker eine Umwälzung vom reduktionistischen zum holistischen (ganzheitlichen) Denken eingeleitet worden, darunter H. Haken, Fritjof Capra, Ilya Prigogine, Ke-hsueh Li u.a.

Haken entwickelte den Begriff der »Synergie«, der besagt, dass die Gesamtheit größer ist als die Summe aller Teile; Capra wies darauf hin, dass alle Dinge im Universum Teil eines großen Netzwerks sind und stark oder schwach miteinander interagieren; Prigogine fand die dynamische dissipative Struktur; Li bewies, dass die Unschärferelation nicht nur im Mikro-, sondern auch im Makrokosmos gilt.

Leider sind diese großen Veränderungen in den Vorstellungen der Physik nur zu wenigen Biologen, Physiologen und Psychologen vorgedrungen. Es ist daher notwendig, ja dringend notwendig, diese Fachleute mit den Umwälzungen im physikalischen Denken bekannt zu machen, um sie zu befähigen, das Wesen des ganzheitlichen Denkens in diesen alten Medizinrichtungen aus der Perspektive der modernen Wissenschaft zu verstehen.

Wir wollen in den folgenden Kapiteln dieses Buches die wichtigen Umwälzungen in den Naturwissenschaften Schritt für Schritt vorstellen, zusammen mit einer Einführung in die Geschichte der Grundlagenforschung über die Wirkweise komplementärer Medizin, insbesondere Akupunktur und verwandter Therapien.

Glücklicherweise hatten Pioniere unter den Wissenschaftlern, wirklich eifrige Forscher, bereits lange vor dem gegenwärtigen Boom für Komplementärmedizin eine Menge getan. Viel Forschungsarbeit wurde im letzten halben Jahrhundert geleistet.

Inzwischen haben die Umwälzungen innerhalb der Naturwissenschaften, insbesondere in den 1970er- und 1980er-Jahren, den Weg zum Verständnis des Wesens von Ausgleich, Kooperation, Koordination und Harmonie, dem Kern der ganzheitlichen Medizin, geebnet.

Es ist anzumerken, dass die Umwälzungen in der Wissenschaft nicht nur zu einem neuen, einheitlichen medizinischen System führen werden, das die konventionelle Schulmedizin und die Komplementärmedizin harmonisch in einem theoretischen Gebäude vereint, sondern auch die gründliche Umwälzung in Physik, Biologie, Physiologie, Psychologie, Ökonomie und schließlich im gesamten Denken der Menschen fördern wird.

2) Queen Victoria und das Fernsehen

Die Akupunktur ist eine lebendige, hartnäckige Herausforderung für das etablierte »wissenschaftliche« Wissen. Ihre Wurzeln reichen mindestens 4000 Jahre zurück, und sie beruht auf einer Körper-Geist-Philosophie, die von modernen Sichtweisen völlig verschieden ist. Sie ist ein totaler Anachronismus, aber sie verschwindet einfach nicht. Wenn das Qi und die Kanäle wirklich existieren, muss die moderne »wissenschaftliche« Sicht auf Körper und Geist revidiert werden.

Giovanni Maciocia - *Vorwort zu »The Vital Meridian« (1991)*

»Funktion« vs. »Struktur«

Heutzutage sind fernöstliche Heilmethoden in westlichen Ländern heiß begehrt. Die logische Folge davon ist, dass die Wirkweise von Behandlungsformen wie Akupunktur usw. wissenschaftlich erforscht werden muss.

Auf den ersten Blick scheint »moderne wissenschaftliche Grundlagenforschung über Akupunktur« zu bedeuten, dass vom Standpunkt der modernen Naturwissenschaften aus nach einer Erklärung für die Wirkweise der alten Medizin gesucht wird.

In Wirklichkeit bedeutet »moderne wissenschaftliche Grundlagenforschung über Akupunktur« eine Art Austausch und Verschmelzung zwischen der östlichen und der westlichen Kultur. Anders gesagt, die Aufgabe der Grundlagenforschung über Akupunktur ist es, das Verständnis der exotischen fernöstlichen Medizin aus der Perspektive der Menschen des Westens und ihrer Kultur zu fördern, da die moderne Naturwissenschaft und die konventionelle westliche Schulmedizin allein auf der Grundlage der westlichen Kultur beruhen und sich in dieser entwickelt haben.

Was sind denn nun aber die Unterschiede zwischen der östlichen und der westlichen Kultur? Es gibt deren sehr viele, allein schon auf dem Gebiet der Medizin. Einer der größten Unterschiede besteht kurz gesagt darin, dass die östliche Medizin, besonders die Theorie und Praxis der Akupunktur, viel mehr Wert auf Funktion als auf Struktur legt, weil sie auf der Überzeugung fußt, dass eine gut wirkende Medizin schon als wirklich gut angesehen werden kann, auch wenn man ihren »Wirk-Mechanismus« gar nicht kennt; wogegen die westliche Medizin die Struktur viel wichtiger nimmt als die Funktion, getreu dem Gedanken des französischen Philosophen René Descartes, dass der Mensch eine Maschine sei. Wenn der menschliche Körper lediglich eine komplizierte Maschine ist, ist der Arzt ein Ingenieur, und je besser der Ingenieur den Aufbau der Maschine kennt, desto besser kann er sie reparieren, wenn sie kaputt ist.

Die Überzeugung, dass der Mensch eine Maschine sei, ist ein starkes Motiv dafür, ihn in verschiedene Organe zu zergliedern, wie es die Anatomie tut, diese Organe dann weiter in verschiedene kleine Zellen und deren Bestandteile zu zergliedern, wie es die Zellbiologie tut, und die Zellen in verschiedene Moleküle, wie es die Molekularbiologie tut – genauso wie man eine Maschine in die kleinsten Teile zerlegt. Anatomie, Zellbiologie und Molekularbiologie bilden heute das feste und verlässliche Fundament der modernen westlichen Schulmedizin.

Wenn es uns also gelänge, die Struktur zu finden, die der Funktion der östlichen Medizin zugrunde liegt, besonders der mysteriösen Akupunktur, hätten östliche und westliche Medizin eine gemeinsame Basis. Aus diesem einfachen Motiv heraus begann die moderne wissenschaftliche Grundlagenforschung über Akupunktur, sobald die Menschen nach dem zweiten Weltkrieg einige Friedensjahre erlebt hatten.

Die Suche nach den Strukturen, die der Funktion der geheimnisvollen Akupunktur zugrunde liegen, vollzog sich in vier großen Schritten:

Sind im Fernsehgerät kleine Puppen?

Moderne wissenschaftliche Grundlagenforschung über Akupunktur ist aber nicht so einfach wie zum Beispiel die Herausgabe eines zweisprachigen Wörterbuches, denn die Wirkungsweise der Akupunktur ist nicht wie die einer rational konstruierten Maschine, sondern wurde allein durch Erfahrung und Intuition gefunden.

Als die Wissenschaftler versuchten, den »Mechanismus der Akupunktur« zu zerlegen, traten einige Probleme auf. Sie hatten fest geglaubt, die Struktur des »Mechanismus der Akupunktur« finden zu können, sobald sie das Wissensgebäude und die wirkungsvollen Methoden von Anatomie, Zellbiologie und Molekularbiologie für das Studium der Akupunktur anwendeten.

Leider aber liegen einige Funktionen der Akupunktur außerhalb des Rahmens des anatomischen, zellbiologischen und molekularbiologischen Wissens. Daher war die Grundlagenforschung über Akupunktur zumindest in ihrer ersten Phase, von den 1950er- bis in die 1980er-Jahre, extrem schwierig. Ungefähr so schwierig wie es für die Wissenschaftler in der Zeit von Queen Victoria gewesen wäre, die Funktionsweise des Fernsehens zu untersuchen.

Stellen wir uns nun gemeinsam vor, was passiert wäre, wenn Ihre Majestät das Glück gehabt hätte, von Besuchern von einem fernen Planeten einen Fernsehapparat geschenkt zu bekommen, genau so einen, wie Sie ihn in Ihrem Wohnzimmer stehen haben. Er hätte funktioniert, aber Queen Victoria und ihre Untertanen hätten das Funktionsprinzip nicht gekannt, weil sie keinen Begriff von elektromagnetischen Feldern und Wellen hatten.

Ihre Majestät war eine aufgeklärte Dame, glaubte an die Wissenschaft und achtete die Wissenschaftler. Sie hätte also eine Gruppe Wissenschaftler eingeladen, natürlich die prominentesten ihrer Zeit, damit sie den geheimnisvollen spielenden Kasten untersuchten.

Die erste, sehr nahe liegende Reaktion der Wissenschaftler wäre gewesen, dass es wohl kleine Puppen seien, die hinter dem Fenster des Kastens sprachen, sangen, tanzten und Oper spielten. Sie hätten geglaubt, dass sie den Kasten nur zu öffnen brauchten, um diese kleinen Geister zu fangen und ihrer geliebten Königin zu präsentieren.

Die erste und naheliegendste Erwägung für die modernen Wissenschaftler, die begannen, das Geheimnis der Akupunktur zu ergründen, war fast genauso. Zuerst stellten sich viele Wissenschaftler die Akupunkturmeridiane als eine Art Rohrleitung oder Kabel vor, ähnlich den Blutgefäßen und Nervenbahnen, und die Akupunkturpunkte als eine Art Knoten im Kabel, wie ein Nervenknoten, den man in Spiritus eingelegt im Anatomiekabinett ausstellen konnte.

1963 gab der nordkoreanische Biologe Bonghan Kim bekannt, dass er ein neues System aus »Bonghan-Korpuskeln« gefunden habe, die den Akupunkturpunkten entsprächen und durch »Bonghan-Kanäle«, die Akupunkturmeridiane, miteinander verbunden seien. Sein Werk wurde von Zeitungen und Zeitschriften in Korea und vielen Ländern des sozialistischen Lagers übertrieben propagiert, und er wurde ein nationaler Held Koreas. Natürlich war das auch eine großartige Nachricht für die wissenschaftliche Gemeinschaft der ganzen Welt, denn wenn seine Erkenntnisse richtig waren, würden sie ein großer Beitrag zur Entwicklung der Medizin sein.

Es gehört zu den Kriterien der modernen Naturwissenschaften, dass jedes Experiment in anderen Labors unter gleichen Bedingungen reproduzierbar sein muss. Wenn ein Experiment von anderen reproduziert werden kann, gilt das Ergebnis als wahr und zuverlässig. Wenn nicht, ist es als unbewusster Irrtum oder gar als bewusster Betrug anzusehen.

Weil Kims Entdeckung so bedeutsam war, haben viele Wissenschaftler in China, Deutschland, Frankreich, Österreich, den Vereinigten Staaten und anderswo sein Experiment wiederholt. Leider konnte niemand Kims Entdeckung bestätigen.

Der bekannte österreichische Histologe G. Kellner schrieb eine lange Abhandlung mit dem Titel »Struktur und Funktion der Haut«, nachdem er Kims Experiment sorgfältig wiederholt hatte. Seiner Meinung nach ist die sogenannte »Bonghan-Korpuskel« in Wirklichkeit ein »Endstück«, ein nach der Embryonalentwicklung verbliebener Stumpf einer Kapillare, und der »Bonghan-Kanal« der Rest der dazugehörigen Kapillare. Sie sind in der Haut und anderen Körperteilen wirklich vorhanden und reagieren auf die Reize der Akupunkturbehandlung, aber sie tragen nicht die Funktion der Akupunktur. Und so erwies sich die große und aufregende Neuigkeit als großer wissenschaftlicher Skandal. Es hieß, Kim habe nach der Entdeckung des Skandals Selbstmord begangen.

Bei fairer Betrachtung müssen wir jedoch zugeben, dass Kim ein wichtiger Bahnbrecher und zugleich ein Opfer der schweren Aufgabe war, das Geheimnis der Akupunktur vom Standpunkt der modernen Naturwissenschaft aus zu erforschen. Es war natürlich eine traurige Geschichte, aber sein Fehler war eine wichtige Lektion für die Grundlagenforscher. Wenn Kim den Fehler nicht gemacht hätte, hätte ihn ein anderer gemacht, denn es war natürlich und logisch, eine sichtbare anatomische Gegebenheit finden zu wollen, die dem Akupunktursystem zugrunde liegt.

Außerdem haben die Ereignisse um Kim eine gewisse Begeisterung für die Grundlagenforschung zur Akupunktur in vielen Ländern, einschließlich China, dem Mutterland der Akupunktur, hervorgebracht.

Irrtümer sind in den Naturwissenschaften nicht selten, besonders bei der Erforschung völlig neuer Bereiche. Das Problem war, dass Kims Arbeit in der Zeit des Kalten Krieges aus politischen Gründen von der Presse übertrieben herausgestellt und überbewertet wurde. So wurde aus dem Irrtum ein Skandal, und es ist nicht schwer, sich vorzustellen, welchem Druck er danach ausgesetzt war. Er war daher nicht nur ein Pionier, sondern auch ein Märtyrer der frühen Phase der Akupunkturforschung.

Sind alle Akupunkturärzte und ihre Patienten Schwindler und Verrückte?

Die Tragödie des Bonghan Kim war natürlich ein schwerer Schlag für die Akupunkturforschung. Durch diesen Fehlschlag geriet die Grundlagenforschung zur Akupunktur in das dunkelste Kapitel ihrer Geschichte. Aus der Frage nach der Funktion der Akupunktur wurde die Frage »Existiert das Akupunktursystem objektiv?«. Die verbreitete Meinung in der wissenschaftlichen Gemeinschaft war in jener Zeit, Akupunktur sei unwissenschaftlich, lächerlich, geheimnisvoll, unglaubhaft, unmöglich, reine Einbildung usw.

Daraus folgte, dass auch die gesamte Theorie der Akupunktur reine Einbildung sei, die Nadelstichtherapien auf irgendeiner Illusion beruhten und die Wirkung auf die Patienten ein Placebo-Effekt sei. Mehr noch, alle Akupunkturärzte und all ihre Patienten in der langen Geschichte der Akupunktur wären demnach Schwindler und Verrückte gewesen.

Ein Beispiel soll zeigen, was für eine schreckliche Einstellung einige Wissenschaftler damals selbst im Mutterland der Akupunktur hatten. Bei der Ersten Nationalen Konferenz über Akupunktur 1977 in China mussten die Patienten, bei denen die Ärzte die Bewegung der Reizempfindung entlang der Meridiane anregten, sich psychologischen Tests unterziehen, mit denen festgestellt werden sollte, ob sie geistesgestört waren oder nicht.

Weder die lange Geschichte der Akupunktur noch die Schönheit ihrer Theorie konnten ihre Realität beweisen. Es konnte ja sein, dass eine Einbildung in der Gesellschaft dauerhaft existiert, wie ein Märchen, etwa das Märchen von Schneewittchen, das so schön ist, dass die Kinder es seit Hunderten von Jahren lieben. Kein Kind würde seine Realität bezweifeln, wohl nicht einmal die Eltern, nur einige bornierte Historiker und Wissenschaftler.

Dieser Argwohn verletzte natürlich die Gefühle der Akupunkturärzte und derer, die andere traditionelle chinesische Heilweisen praktizierten. Außerdem ist die Bewegung der Reizempfindung entlang von Meridianen eines Patienten der wichtigste Hinweis für einen Akupunkturarzt, um die Effektivität einer Nadelung einzuschätzen.

Deshalb wurde in den 1970er-Jahren in China eine groß angelegte Untersuchung des Phänomens der Bewegung der Reizempfindung entlang von Meridianen organisiert, um zu beweisen, dass das Akupunktursystem weder Einbildung noch Märchen ist, sondern wirklich existiert. Die Idee, die Bewegung der Reizempfindung entlang von Meridianen zu beobachten, war nicht neu, denn Akupunkturärzte und traditionelle chinesische Mediziner kennen und beobachten sie seit Tausenden von Jahren.

Neu an dem Projekt in den 1970er-Jahren war, dass die Zuverlässigkeit der chinesischen Akupunkturtheorie zum ersten Mal vom Standpunkt der modernen Naturwissenschaft aus geprüft wurde, die ja, wie wir uns erinnern, in der westlichen Kultur, im westlichen Denken wurzelt.

Das Forschungsprojekt war das bisher größte in China. 28 Einrichtungen und Tausende Mediziner waren an dem Projekt beteiligt, in Nord und Süd, in ganz China, sogar die chinesischen Mediziner in Afrika. Das Projekt erstreckte sich über sechs Jahre, und 63.228 Personen unterschiedlichen Geschlechts und Alters sowie verschiedener Volksgruppen wurden untersucht.

Die »Reizempfindung« bei der Akupunktur ist die Empfindung der Patienten bei der Nadelung. Wenn diese an der richtigen Stelle und erfolgreich durchgeführt wird, verspürt der Patient eine spezielle Empfindung, die langsam am entsprechenden Meridian entlang wandert. Es ist für gewöhnlich eine Empfindung von etwas Saurem, Schwellendem, von Taubheit, Schmerz, Wärme, Kälte oder elektrischem Schock. Manchmal tritt eine dieser Empfindungen allein auf, aber meist ist es ein Gemisch von sauer, schwellend und taub.

Nach der alten Theorie der Akupunktur nennt man diese Empfindungen »Qi«.

Diese Untersuchung der Bewegung der Reizempfindung entlang von Meridianen ähnelt in gewisser Weise einer Meinungsumfrage. Obgleich sie auf subjektivem Empfinden beruht und nicht auf objektiver Messung, ist sie in der modernen Wissenschaft zulässig.

Auch die Gradeinteilung der Empfindungen und das Berichtsformular waren standardisiert, damit man sie statistisch auswerten konnte. Das Ergebnis der Untersuchung war, dass 78 % der 63.228 Testpersonen das Wandern der Reizempfindung entlang eines Meridians fühlten. Man kann wohl nicht gut sagen, dass über 40.000 Personen Lügner oder Verrückte sind und die gleiche Lüge erzählt haben.

Außerdem ist bekannt, dass reine Placebo-Effekte in höchstens 25-30 % aller Fälle eine Rolle spielen. Wenn also 78 % der Personen die Bewegung der Reizempfindung an einem Meridian bestätigt haben, ist das viel mehr, als man durch den Placebo-Effekt erklären könnte.

Die Fragen stellen, die früher nicht gestellt wurden

Tatsächlich gingen Bedeutung und Ergebnisse dieses Projekts weit über den ursprünglichen Zweck hinaus. Viele der Untersuchenden nutzten die

Gelegenheit, um viele Fragen zu stellen, welche die Menschen früher nicht stellten.

Zweitausend Jahre lang herrschte in China der Konfuzianismus als Staats- und Volksreligion und bestimmte auch die Normen für das menschliche Verhalten in der Gesellschaft. Die Frage nach Recht oder Unrecht in den Worten von Autoritätspersonen verbot der Konfuzianismus prinzipiell, nicht zu reden von Kritik oder Infragestellung.

Dieses Prinzip war sehr geeignet, die Autorität einer Zentralregierung oder eines Diktators, wie z. B. des Kaisers zu erhalten, aber der Entwicklung der Wissenschaft war es natürlich nicht förderlich.

Deshalb wurden die ersten Fragen nach der Wahrhaftigkeit der Akupunktur von solchen chinesischen Wissenschaftlern gestellt, die nicht so sehr den Konfuzianismus studiert hatten als vielmehr die Naturwissenschaften des Westens, die in der Kultur des Westens wurzeln.

Auch von diesen chinesischen Wissenschaftlern nahmen einige an dem Projekt teil, und sie nutzten die Gelegenheit, viele verbotene Fragen zur Akupunkturtheorie zu stellen und die Antworten in ihren eigenen Beobachtungen zu suchen.

Die Ergebnisse dieser Beobachtungen klärten viele vage Begriffe der Akupunktur und brachten wichtige Erfahrungen, die den Wissenschaftlern helfen können, das Geheimnis des Akupunktursystems zu ergründen, nämlich den unsichtbaren Regenbogen und die unhörbare Musik in unseren Körpern.

a) Die Berichte in den alten Büchern sind richtig

Verboten war den Studenten der traditionellen chinesischen Medizin z. B. die wichtige Frage, ob es in den Beschreibungen und Lehrmeinungen zur Akupunktur in den klassischen Büchern Irrtümer und Fehler gebe. Wer danach gefragt hätte, der hätte als böse und kriminell gegolten, als ein rebellischer Geist, eine Gefahr für Autorität und Gesellschaft.

Das Meridiansystem wurde in den alten Büchern klar beschrieben. Deshalb nutzten viele Projektteilnehmer die Gelegenheit, die Richtigkeit der Berichte zu überprüfen, indem sie die Wege der »Bewegung der Sinneswahrnehmung« mit den Akupunkturmeridianen in den alten Büchern verglichen.

Die Fortpflanzungswege der Reizempfindung und die entsprechenden Meridiane sind an den Gliedmaßen fast deckungsgleich, am Rumpf gibt es jedoch einige Verschiebungen. Am Kopf sind die Unterschiede recht groß (siehe Abb. 2.2.1).

Auch sind die Wanderwege der Reizempfindung an verschiedenen Personen nicht ganz gleich, wenngleich die Unterschiede meist nicht groß sind.

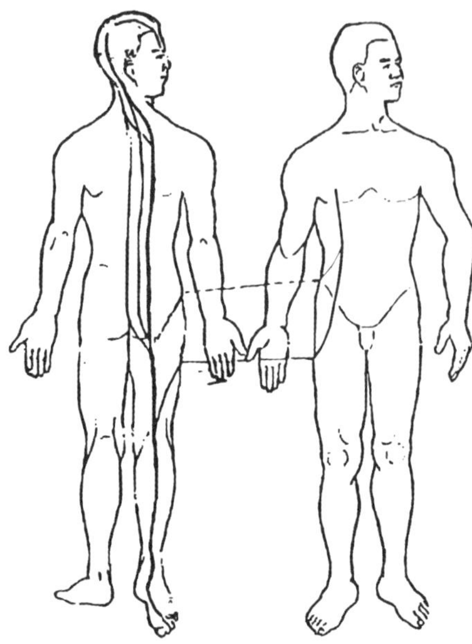

Abb. 2.2.1. Die Überlagerung der Wege der Reizempfindung am Blasenmeridian von 100 Testpersonen

b) Stabilität und Flexibilität des Weges der Reizempfindung

Wenn jemand schwer krank ist, können die Wege der Reizempfindung jedoch vollkommen verändert sein (siehe Abb. 2.2.2).

Die Reizempfindung wandert nicht auf dem normalen Weg, sondern geht meist direkt zum Brennpunkt der Krankheit.

Über diese Erscheinung wurde schon in den alten Büchern berichtet. Sie ist nicht neu, und sie ist in Kliniken leicht zu beobachten. Sie zeigt, dass der Akupunkturmeridian kein fester Kanal ist wie ein Blutgefäß oder eine Nervenbahn, sondern etwas Flexibles und Veränderliches.

Dieses interessante Phänomen haben die meisten Wissenschaftler, die nach der Struktur des Akupunktursystems suchten, leider ignoriert.

Abb. 2.2.2. Die Reizempfindung wandert zum Brennpunkt der Krankheit. (a) Patientin mit Milzerkrankung (b) Patientin mit Lebererkrankung

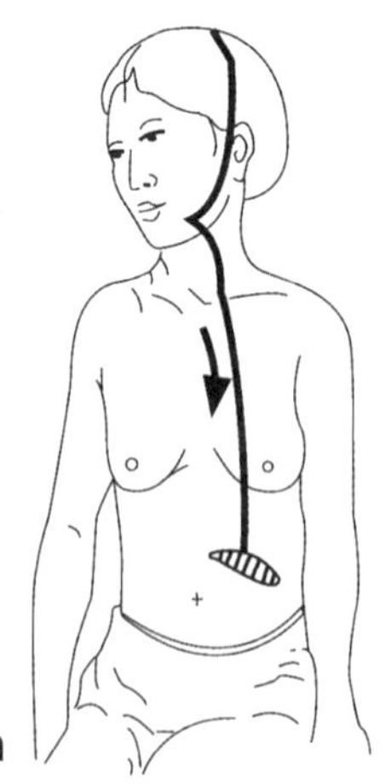

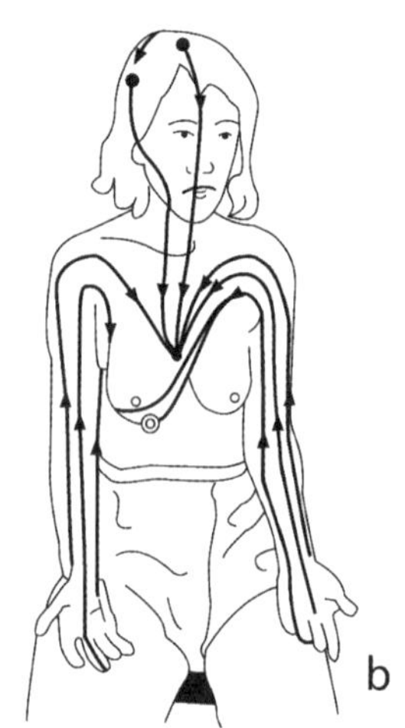

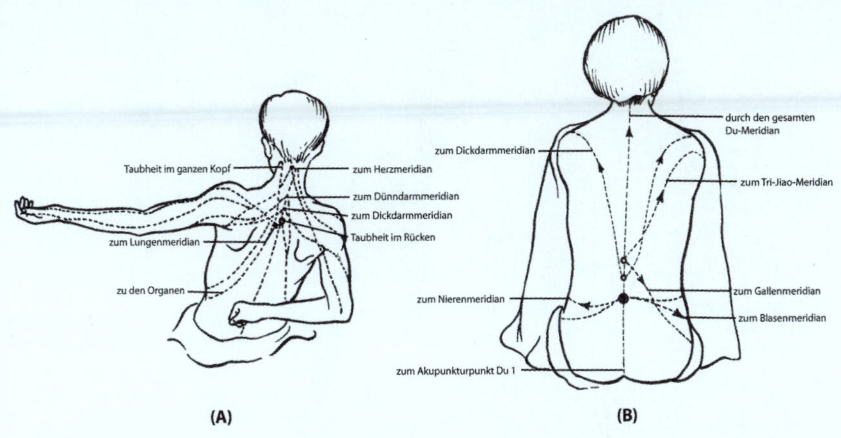

Abb. 2.2.3. Große Veränderungen der Wege der Reizempfindung

In seltenen Fällen können sogar noch größere Abweichungen im Weg der Reizempfindung festgestellt werden (siehe Abb. 2.2.3).

Es ist also wirklich nicht sinnvoll, in der Anatomie nach einer festen »Struktur« zu suchen, die dem geheimnisvollen Netz der Akupunkturmeridiane zugrunde liegt.

Viele Beobachtungen während des Projektes zeigten, dass die Ausbreitungswege der Reizempfindung im Prinzip stabil sind, solange die Versuchsbedingungen stabil sind, wenn die gleichen Nadelungen jeden Tag an derselben Testperson wiederholt werden.

Diese Stabilität trifft aber nur auf 86,7 % zu, bei den anderen gab es Abweichungen um 1 bis 2 cm. Das bedeutet, dass die Wege der Reizempfindung sich verändern können, selbst wenn derselbe Punkt an derselben Person zu unterschiedlichen Zeiten stimuliert wird.

Aus diesen Beobachtungen können wir schließen, dass die Berichte in den alten Büchern im Prinzip richtig sind, aber nicht restlos richtig, und dass Akupunkturmeridiane keine festen Routen wie Blutgefäße oder Nervenbahnen sind, wie oft angenommen wurde. Diese beiden Schlussfolgerungen sind sehr wichtig für die weitere Erforschung des Wirkprinzips der Akupunktur.

c) Breite und Tiefe der Wege der Reizempfindung

In den alten Akupunkturbüchern wird nichts über die Breite und Tiefe der Meridiane gesagt. In diesem Projekt jedoch wurden Breite und Tiefe der Wege der Reizempfindung beobachtet und aufgezeichnet.

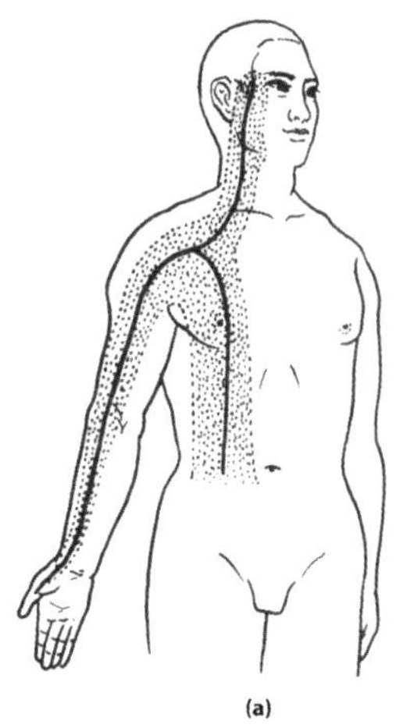

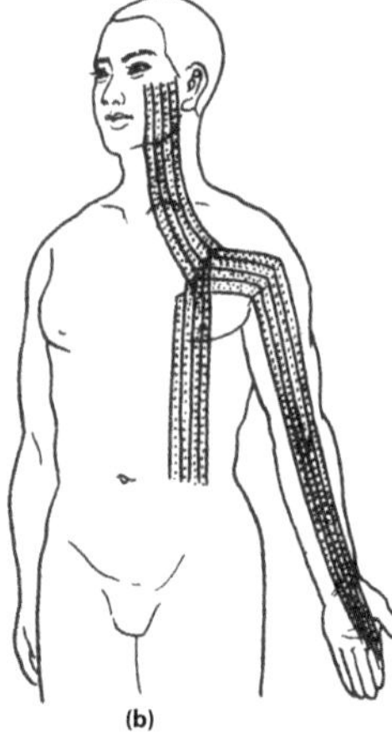

Abb. 2.2.4. Der tatsächliche Ausbreitungsweg der Reizempfindung entlang des Lungenmeridians

Bei den meisten Personen ist die Bahn, an der sich das Reizempfinden fortbewegt, nicht dünn wie ein Draht, wie in den Lehrbüchern für Akupunktur dargestellt, sondern wie ein Band mit Mittelbereich und Randbereich (siehe Abb. 2.2.4 a).

Der Mittelbereich ist ziemlich schmal, ca. 2 bis 5 mm, dort ist die Fortbewegung des Reizempfindens sehr deutlich, der Randbereich dagegen recht breit, ca. 2 bis 5 cm, gleichzeitig die Reizempfindung schwächer und verschwommen.

Eine andere interessante Erscheinung ist zu beobachten, wenn die Nadel ein wenig aus der Mitte des Akupunkturpunktes verschoben wird. Denn dann verschiebt sich auch der Weg der Reizempfindung parallel dazu ein wenig (siehe Abb. 2.2.4 b).

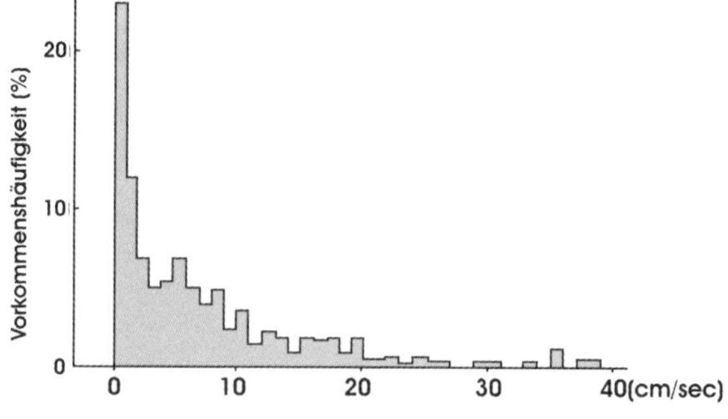

Abb. 2.2.5 Geschwindigkeitsverteilung der Fortbewegung der Reizempfindung

d) Richtung und Geschwindigkeit der Fortbewegung der Reizempfindung

In Unterschied zum Blutkreislauf bewegt sich die Reizempfindung meist in beide Richtungen, nach außen und nach innen, zur gleichen Zeit.

Die Bewegungsgeschwindigkeit der Reizempfindung ist meist recht niedrig, ca. 1 bis 20 cm/s (siehe Abb. 2.2.5), viel langsamer als die Geschwindigkeit der Signalweiterleitung in Nervenfasern (2 bis 120 m/s).

Es ist bemerkenswert, dass die geringe Geschwindigkeit der Signalausbreitung am Meridian sich später als Schlüssel zum Geheimnis des Akupunktursystems erwies.

e) Ohrnadelung und Fortbewegung der Reizempfindung

Viele der Untersuchenden fanden heraus, dass selbst bei der Nadelung am Ohr unterschiedliche Bahnen für die Fortbewegung der Reizempfindung induziert werden können, je nach Auswahl der entsprechenden stimulierten Akupunkturpunkte am Ohr. Wenn der Bereich des Ohres stimuliert wird, läuft die Reizempfindung zuerst in das Ohr hinein und dann über die Aurikula in den entsprechenden Meridian.

f) Verstärkung der Fortbewegung der Reizempfindung

In dem Projekt wurde beobachtet, dass die Fortbewegung der Reizempfindung durch viele Faktoren verstärkt werden konnte, z. B. durch Erhöhen der Körpertemperatur im Bad, durch Injektion von Mitteln wie Adenosintriphosphat (ATP), Coenzym A (CoA), Cytochrom C und chinesische Kräutermittel, ja sogar durch Meditation.

Ereignis im Körper oder Illusion im Gehirn?

Dass es zu den Funktionen der Akupunktur keine entsprechende Struktur gibt, ist natürlich eine große Herausforderung für die Wissenschaftler, die nach dem Mechanismus der Akupunktur suchen.

Es stellte sich die Frage, ob das Phänomen der Fortbewegung der Reizempfindung am Meridian ein reales Ereignis im Körper oder nur eine Vorstellung oder Illusion im Gehirn ist. Für die Erklärung der Fortbewegung der Reizempfindung entlang des Meridians gibt es mindestens zwei große Schulen (siehe Abb. 2.2.6).

Die erste ist die »zentrale Hypothese« (Abb. 2.2.6), die erklärt, die Fortbewegung der Reizempfindung existiere nur im Gehirn, nicht im Körper. Die zentrale Hypothese ist wohl eine neue Form der Meinung, die Akupunktur sei ein Märchen.

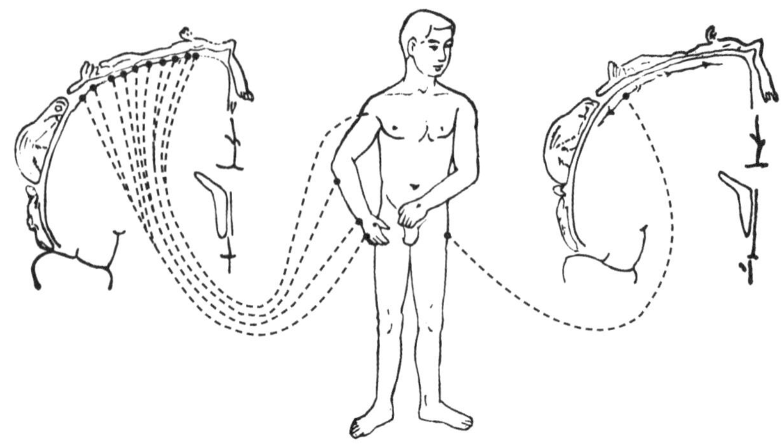

Abb. 2.2.6. »Zentrale Hypothese« vs. »periphere Hypothese« zur Erklärung der Fortbewegung der Reizempfindung entlang des Meridians

Zwar glauben die Anhänger der zentralen Hypothese an das objektive Vorhandensein des Akupunktursystems, aber sie halten es für eine Aktivität der Großhirnrinde. Danach wird der Reiz der Nadelung oder des elektrischen Impulses vom Akupunkturpunkt durch Nervenfasern an eine entsprechende Stelle in der Großhirnrinde transportiert. Die durch den Akupunkturvorgang stimulierte Stelle würde chemische Verbindungen absondern, die an die Stellen in der Umgebung diffundieren, die dem Weg der Reizempfindung entsprechen.

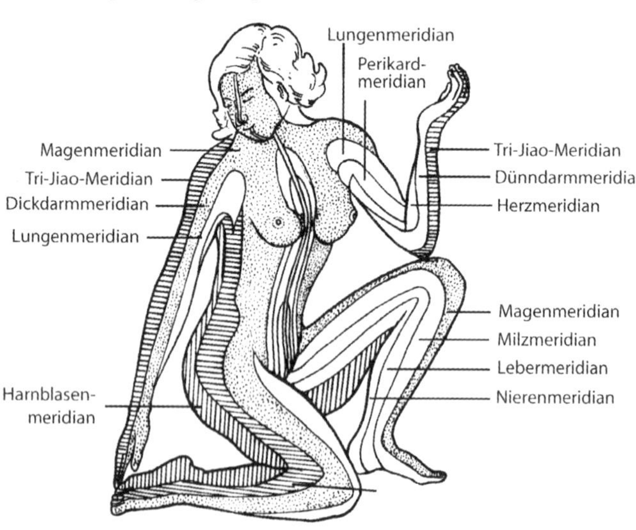

Abb. 2.2.7. Die angenommene Verteilung der somato-sensorischen Bereiche entsprechend dem somatischen Kortex nach Krieg

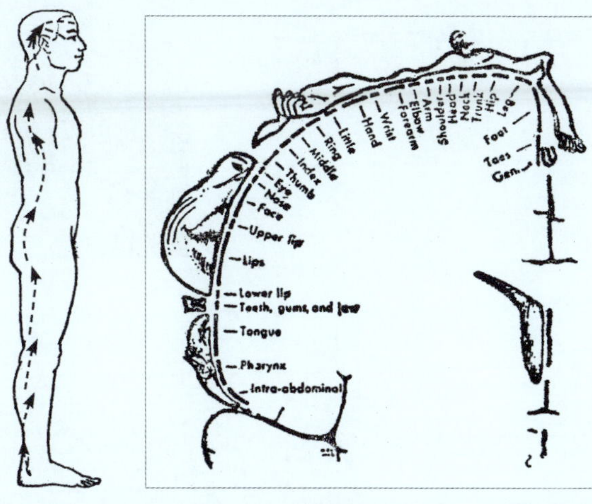

Abb. 2.2.8. Der Vergleich zwischen den drei Yang-Meridianen des Fußes und dem somatoaesthetisch rezeptiven Feld der Großhirnrinde

Das ist natürlich eine sehr schöne Hypothese. Der Physiologe W. J. S. Krieg hat ein schönes Bild gezeichnet, das die Hypothese durch Unterteilung der Haut in zwölf Regionen veranschaulicht, welche die Großhirnrinde widerspiegeln und den zwölf Meridianen des Körpers entsprechen (siehe Abb. 2.2.7).

Die zentrale Hypothese muss sich jedoch einige Fragen gefallen lassen. Zum Beispiel muss die Beziehung zwischen dem Verlauf der Meridiane und ihrer Projektion auf das rezeptive somato-aesthetische Feld der Großhirnrinde im Einzelnen geklärt werden (Abb. 2.2.8).

Aus Abb. 2.2.8 ist leicht ersichtlich, dass die Projektion der Reizempfindung auf das rezeptive somato-aesthetische Feld der Großhirnrinde beim Wandern vom Fuß zum Kopf entlang der drei Yang-Meridiane den breiten Bereich von Arm und Hand überspringen muss. Viele andere Phänomene der Fortbewegung der Reizempfindung entlang des Meridians können aber damit erklärt werden, dass der importierte Impuls sich innerhalb des Gehirns nach einer Art benachbarter Ordnung im somato-aesthetischen Feld der Großhirnrinde ausbreitet.

Viele experimentelle Ergebnisse sind mit der zentralen Hypothese schwer zu erklären, wie elektronische Messungen, akustische und optische Messungen, Isotopenspurbild, sichtbare physiologische und pathologische Veränderungen entlang von Meridianen usw.

Andererseits gibt es viele experimentelle Beweise für die »periphere Hypothese« (siehe Abb. 2.2.6).

Dass z. B. Bereiche und Linien mit geringerem Widerstand auf der Haut mit Akupunkturpunkten und Meridianen zusammenfallen, ist heute wohlbekannt.

Abb. 2.2.9. Der Meridian im Hochspannungs- und Hochfrequenzfoto

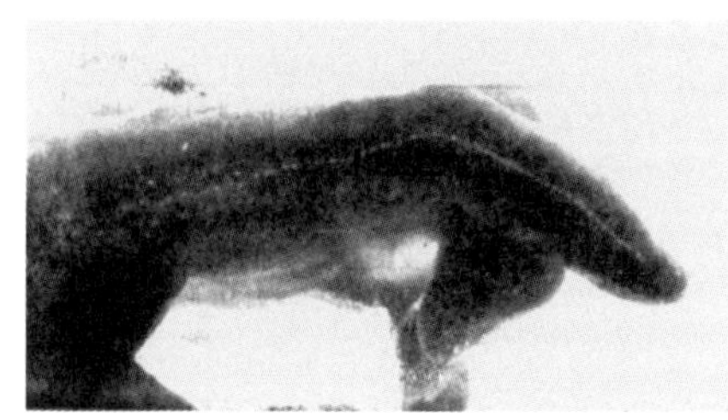

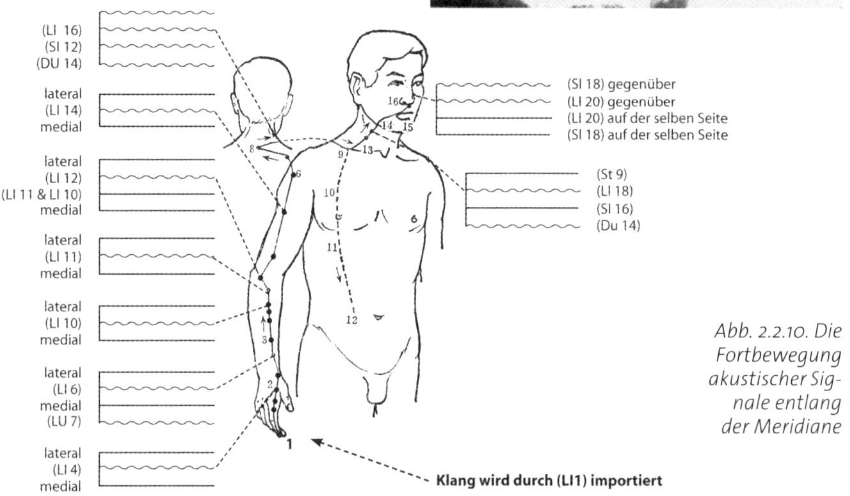

Abb. 2.2.10. Die Fortbewegung akustischer Signale entlang der Meridiane

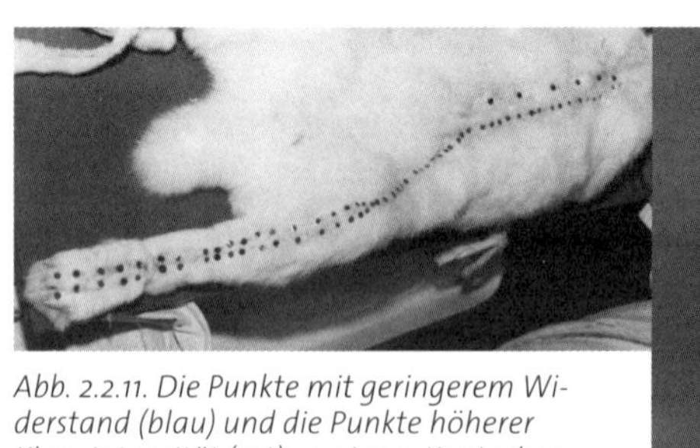

Abb. 2.2.11. Die Punkte mit geringerem Widerstand (blau) und die Punkte höherer Klangintensität (rot) an einem Kaninchen

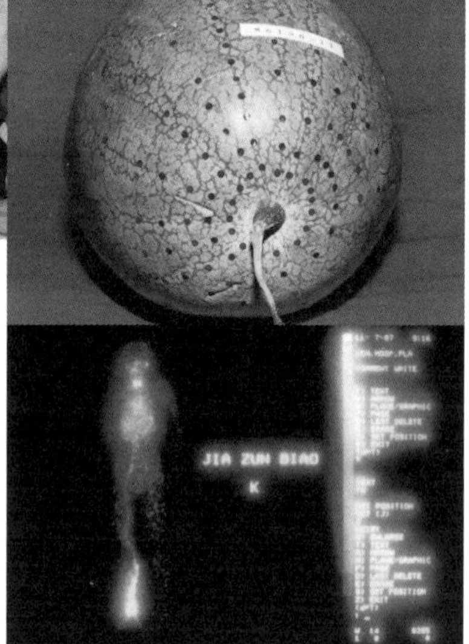

Abb. 2.2.12. Die Punkte mit geringerem Widerstand (blau) und die Punkte höherer Klangintensität (rot) an einer Wassermelone

Abb. 2.2.13. Isotopenspurbild am Nierenmeridian

Das Phänomen wurde 1947 von dem deutschen Arzt Dr. Croon und 1950 unabhängig von dem japanischen Arzt Y. Nakatani entdeckt, der deutsche Arzt Dr. Voll hat viel und systematisch daran gearbeitet, und Tausende seiner Anhänger in Deutschland und anderen Ländern nutzen es seit 1953 als standardisierte Diagnosemethode.

Seit der Erfindung der Kirlian-Fotografie, also der Hochspannungs- und Hochfrequenzfotografie im Jahre 1926, versuchen viele Wissenschaftler, damit die Akupunkturpunkte und Meridiane zu entdecken. Mit der Verbesserung dieser fotografischen Technik ist es möglich geworden, den Akupunkturmeridian im dunklen Raum deutlich zu zeigen (Abb. 2.2.9).

Viele Ärzte in westlichen Ländern, die mit weichen Laserstrahlen therapierten, stellten fest, dass die Akupunkturmeridiane Lichtkanäle sind. Der chinesische Physiker Bi-Wu Zhang stellte fest, dass die Akupunkturmeridiane Kanäle für Mikrowellen sind. Viele andere Beobachtungen zeigen, dass sie nicht nur die Kanäle für elektromagnetische Wellen wie Licht und Mikrowellen sind, sondern auch für akustische Wellen (Abb. 2.2.10).

Das Phänomen des geringeren Widerstandes entlang der Akupunkturmeridiane und an den Akupunkturpunkten sowie die akustischen Kanäle sind nicht nur auf der menschlichen Haut zu beobachten, sondern auch an der Haut von Tieren und an der Oberfläche von Pflanzen (siehe Abb. 2.2.11 und 2.2.12). Mehr noch, die Isotopenspurtechnik zeigt, dass Akupunkturmeridiane nicht nur Kanäle für Wellen, sondern auch für chemische Substanzen sind, auch wenn wir diese Kanäle in der Anatomie nicht sehen können.

Gibt es etwas, was wir noch nicht wissen?

Dass es zu den Funktionen der Akupunktur, die nicht nur durch klinische Erfolge, sondern auch durch rigorose wissenschaftliche Untersuchungen belegt werden, keine entsprechende Struktur gibt, ist natürlich eine große Herausforderung für die Wissenschaftler, die nach dem Mechanismus der Akupunktur suchen.

Die Situation ist in gewisser Weise noch schwieriger als die der Wissenschaftler in der Welt der Blinden, die den Elefanten erforschten. Tatsächlich stehen die Wissenschaftler, die nach dem Mechanismus und der Struktur der Akupunktur suchen, etwa vor den gleichen Problemen wie die Wissenschaftler in der Welt der Blinden bei der Erforschung des Regenbogens.

In dieser Situation betreiben viele Ärzte und Wissenschaftler, besonders die Physiologen, eine Vogel-Strauß-Politik, d. h. sie nehmen nur die Erschei-

BALANCESYSTEM	GRÖSSENANORDNUNG DER GESCHWINDIGKEIT	FUNKTION
erstes Balancesystem – motorisches Nervensystem	100 m/s (Übertragung)	Balance der schnellen Bewegungen
zweites Balancesystem – autonomes Nervensystem	1 m/s (Übertragung)	Balance der Organtätigkeit im Körper
drittes Balancesystem – Meridiane	0,1 m/s (Bewegung der Reizempfindung)	Balance zwischen den Organen und der Köperoberfläche
viertes Balancesystem – endokrin	0,001 m/s (Diffusion)	langsame Balance des gesamten Körpers

Abb. 2.2.14 Die vier Balancesysteme im menschlichen Körper und die Schnelligkeit ihrer Signale

nungen der Akupunktur zur Kenntnis, die sich im Rahmen der gegenwärtigen Physiologie erklären lassen und schließen ihre Augen vor den anderen Erscheinungen, die wir in diesem Rahmen noch nicht erklären können.

Dennoch gibt es auch einige Wissenschaftler, die sich besonders mit den Erscheinungen befassen, die über das gegenwärtige physiologische Wissen hinausgehen, und versuchen, dieses Wissen durch das Studium dieser Erscheinungen zu erweitern, denn sie wissen, dass, wie G. Maciocia sagte, » ... die Akupunktur [...] eine lebendige, hartnäckige Herausforderung für das etablierte »wissenschaftliche« Wissen [ist]. Wenn das Qi und die Kanäle wirklich existieren, muss die moderne wissenschaftliche Sicht auf Körper und Geist revidiert werden.«

a) Die Hypothese vom »dritten Balancesystem«

Der chinesische Physiologe Mon-Zhao Wei wies 1983 darauf hin, dass der springende Punkt bei der Fortbewegung der Reizempfindung deren Geschwindigkeit im Bereich von 2,7 cm/s ist. Das ist weder die Geschwindigkeit der Reizempfindung entlang der Nerven noch die der Köperflüssigkeit. Er nahm an, das Akupunktursystem sei ein weiteres Balancesystem und bezeichnete es als »Drittes Balancesystem«.

In seinem Katalog (siehe Abb. 2.2.14) ist das erste Balancesystem das motorische Nervensystem, das die willkürliche Muskelbewegung kontrolliert und die dynamische Balance bei schnellen Bewegungen wie im Sport und bei der täglichen Arbeit wahrt. Die Übertragungsgeschwindigkeit ist dabei ca. 70 bis 120 m/s. Das zweite Balancesystem ist das autonome oder vegetative Nervensystem, das die Tätigkeit der inneren Organe, also Atmung, Verdauung, Herzschlag kontrolliert und die langsamere Bewegung der inneren Organe aufrechterhält. Das dritte Balancesystem ist das Meridiansystem, das die Reize an der Körperoberfläche zu den inneren Organen überträgt, um die Körperoberfläche und die inneren Organe ausgewogen zu halten und den noch langsameren dynamischen Ausgleich zu wahren. Das vierte Balancesystem ist das endokrine System, das den langsamsten Ausgleich im Körper aufrechterhält.

Obgleich er nichts Genaues über das neue Balancesystem sagte, war er der erste Physiologe, der deutlich aussprach, dass der Hintergrund des Akupunktursystems eine unbekannte Struktur und ein ganz neues Kapitel der Physiologie sein könnte.

Tatsächlich ist das *dritte Balancesystem,* das M.-Z. Wei vorhersagte, eben die *dissipative Struktur des elektromagnetischen Feldes,* die zehn Jahre nach seiner Vorhersage entdeckt wurde. Und die dissipative Struktur des elektromagnetischen Feldes ist die spezielle Struktur, die ungefähr der Funktion des geheimnisvollen Akupunktursystems entspricht.

Die *dissipative Struktur des elektromagnetischen Feldes in Lebewesen,* nämlich der unsichtbare Regenbogen und die unhörbare Musik, ist nicht nur ein neues Kapitel in der Physiologie, sondern wird die Sicht der modernen Biologie, Psychologie und Medizin verändern. Daher waren M.-Z. Wei und G. Maciocia wahre Propheten.

b) Die Hypothese vom »Wellenleiterkanal«

Ich stellte jedoch überrascht fest, dass bereits lange vor M.-Z. Wei und G. Maciocia ein anderer Prophet die gleiche Vorhersage gemacht hatte.

1959 hatte der chinesische Physiker Bi-Wu Zhang am Qingdao Medical College darauf hingewiesen, dass die moderne medizinische Forschung zu viel Wert auf den materiellen Stoffwechsel und zu wenig auf die Energieumwandlung lege, dass sie der Teilchennatur der Körperorgane zu viel und der Wellennatur zu wenig Aufmerksamkeit widme.

Er wies darauf hin, dass die moderne westliche Schulmedizin die Bedeutung der festen Teilchen überbetont und die Wellen im menschlichen Körper sowie den Einfluss der periodisch schwankenden Faktoren wie Licht, elektromagnetische Felder, kosmische Strahlung usw. fast völlig ignoriert. Er sagte auch vorher, dass laser-chemische Effekte eine wichtige Rolle im menschlichen Stoffwechsel spielen könnten. Auch das war eine prophetische Vorhersage, auf die ich in Teil 3 dieses Buches ausführlich eingehen möchte.

Kernpunkt seiner Hypothese vom Wellenleiterkanal ist das Vorhandensein vieler röhren- und plattenförmiger Strukturen im menschlichen Körper, die heterogene Medien mit unterschiedlichen Reflexionskoeffizienten, Brechungskoeffizienten und Polarisationsspektren für das sichtbare Licht sind. Das ist unsere physikalische Basis für die Untersuchung dieser Strukturen mit dem bloßen Auge und dem Mikroskop. Ebenso können wir annehmen, dass diese Strukturen für die infrarote Strahlung und die Mikrowellen im Körper ein heterogenes Medium sind. Deshalb bilden diese Medien ein Leitersystem für die Übertragung elektromagnetischer Wellen im Körper.

Dementsprechend sah er im »internen Qi« der traditionellen chinesischen Medizin die elektromagnetischen Wellen im menschlichen Körper und nannte diese Wellen »Qi-Photonen«. Er nahm an, dass diese Qi-Photonen im »kleinen Kosmos«, welcher der menschliche Körper für die traditionelle chinesische Medizin ist, ebenso viel Bedeutung haben wie die Materie, wie Moleküle und Atome. Er schlug vor, dass die Beziehungen zwischen den Meridianen, zwischen den Meridianen und den Akupunkturpunkten und zwischen den Meridianen und den entsprechenden Organen als Wellenleitersystem gesehen werden sollten. Er nahm auch an, dass die Linie, an der die Wahrscheinlichkeit, Qi-Photonen zu finden, am höchsten ist, die Achse eines Meridians sei, der von röhrenförmig verteilten Qi-Photonen begrenzt würde. Seiner Meinung nach hängt die geringe Geschwindigkeit des Qi oder der Fortbewegung der Reizempfindung entlang des Meridians mit der »Gruppengeschwindigkeit« der wandernden Wellen im Wellenleiter zusammen.

Offen gesagt war ich schockiert von dieser glänzenden Idee, als ich seine Arbeit 1994 in China zum ersten Mal las, nachdem ich 1992 in Deutschland die Idee von der elektromagnetischen Struktur im menschlichen Körper kennengelernt hatte. Ich glaube, dass Bi-Wu Zhang fast alles über Feld und Welle im menschlichen Körper wusste, mit Ausnahme eines kleinen Details: der dissipativen Struktur des elektromagnetischen Feldes.

Abgesehen von diesem kleinen Schritt hatte er bereits in den 1950er-Jahren viele brillante Ideen, lange vor der Entdeckung der dissipativen Struktur durch Prigogine in den 1970er-Jahren sowie den Ideen von »Chaos« und »fraktal« und vieler anderer nicht-linearer Phänomene.

Ich bedaure sehr, dass ich ihn nicht persönlich kennengelernt habe.

Auf der Grundlage der vielen Forschungen und Beobachtungen im letzten halben Jahrhundert und der neuen Entwicklungen in der Physik in den letzten drei Jahrzehnten hat sich der Schleier vom Geheimnis der Akupunktur und der verwandten ganzheitlichen Heilmethoden endlich Stück für Stück gehoben.

3) Die blinden Wissenschaftler haben den Regenbogen erkannt

Ein Fisch sprach zu einem anderen Fisch: »Über unserem Meer ist noch ein Meer, in dem Geschöpfe schwimmen – und sie leben dort, wie wir hier.« Der andere Fisch antwortete: »Reine Fantasie! Reine Fantasie! Du weißt doch, dass alles, was unser Meer auch nur ein kleines Stück weit verlässt und draußen bleibt, sterben muss. Was für Beweise hast du für das andere Leben in anderen Meeren?«

Khalil Gibran (1883-1931) »The Forerunner«

Das Vordringen der wissenschaftlichen Grundlagenforschung in den Mechanismus der Akupunktur und anderer ganzheitlicher Heilverfahren ist dem Vorgehen der Blinden bei der Erforschung des Regenbogens sehr ähnlich. Die Situation ist nicht neu, insbesondere auf dem Gebiet der Grenzforschung. Das Vorgehen der Wissenschaftler unserer Welt vor hundert Jahren beim Studium der unhörbaren elektromagnetischen Wellen und der unsichtbaren Atome war fast das gleiche wie das der Wissenschaftler in der Welt der Blinden bei der Erforschung des Regenbogens.

Heute steht die Grundlagenforschung zur Akupunktur eigentlich vor dem gleichen Problem. Wir können diese Forschung grob in vier Schritte gliedern und daran unsere Position bestimmen:

1) **Anatomische Forschung** sollte die anatomische Struktur finden, welche die Funktion der Akupunktur gewährleistet. Das Ergebnis war negativ.

2) **Phänomenologische Forschung** sollte zeigen, ob die Phänomene der Akupunktur, wie die Fortbewegung des Reizempfindens, der verringerte Widerstand auf der Haut und andere physiologische Reaktionen real sind oder nicht. Das Ergebnis war positiv.

3) **Physiologische Forschung** sollte versuchen, diese Phänomene der Akupunktur mit dem vorhandenen Wissen der Physiologie zu erklären. Dabei müssen freilich Erscheinungen, die außerhalb des gegenwärtigen Wissens liegen, ausgeklammert und geleugnet werden.

4) **Grenzforschung** soll besonderes Augenmerk auf die Phänomene legen, die nicht in den Rahmen des gegenwärtigen Wissens passen, um unser Wissen zu erweitern. Sollte das Ergebnis der Forschung an den Grenzen heutigen Wissens positiv sein, wäre das ein wichtiger Beitrag nicht nur zur Medizin, sondern auch zur Physiologie, Biologie und Psychologie, und sogar zur Physik.

»Dumme« Fragen stellen

Nach dem Prinzip des Konfuzianismus stellt ein anständiger, vornehmer Mensch keine Fragen, die einer Autoritätsperson peinlich sein oder sie bekümmern könnten. Aber auch im Westen wird erwartet, dass Erwachsene keine dummen oder kindischen Fragen stellen. Die Grenzforschung jedoch stellt laufend Fragen, darunter die »kindischsten« und »dümmsten«, und sucht unermüdlich nach der Wahrheit hinter den Erscheinungen. Natürlich gibt es zu der geheimnisvollen Akupunktur einen langen Katalog solcher Fragen, so zum Beispiel

Wie groß ist ein Akupunkturpunkt?

Das Seltsame ist, dass verschiedene Akupunkturärzte mir auf die gleiche Frage völlig verschiedene Antworten gegeben haben. Wie ein Sesamkorn, sagten einige, wie eine Sojabohne, sagten andere, und wieder andere halten ihn für noch größer. Weil die Antworten so verschieden sind, ist es mir zum Hobby geworden, diese kindische Frage jedem Akupunkturarzt zu stellen, mit dem ich ins Gespräch komme.

Die amüsanteste Antwort erhielt ich von einem erfahrenen, etwa 50-jährigen chinesischen Akupunkturarzt. Er sagte mir mit freundlichem Lächeln: »Als Student habe ich die gleiche Frage gestellt wie Sie. Aber mein Lehrer war plötzlich so verärgert und beschimpfte mich so sehr, dass ich nie wieder gewagt habe, solch eine dumme Frage zu stellen.« Das ist natürlich eine typisch chinesische Antwort, denn der Konfuzianismus verbietet dem Studenten, Fragen zu stellen, die seine Lehrer in Verlegenheit bringen könnten.

Von einem deutschen Arzt erhielt ich dagegen eine ganz andere Antwort. Sie lernen dort normalerweise nichts über den Konfuzianismus, aber sie erhalten eine gute Ausbildung in westlicher Schulmedizin und sehen den Menschen als Maschine an. Der deutsche Arzt gab mir ohne die Spur eines Zögerns die klare Antwort: »Ein Akupunkturpunkt ist rund und hat 2,5 mm Durchmesser.«

Später stellte sich heraus, dass der Kopf der Elektroden in seinem Elektro-Akupunkturgerät flach und rund war und 2,5 mm im Durchmesser maß.

Lange Zeit glaubte man, Akupunkturmeridiane seien eine Art Pipelines wie Blutgefäße oder Nervenfasern, und Akupunkturpunkte so etwas wie Neuroganglien oder Löcher, die wir eines Tages durch Zerlegung finden würden. Leider ist diese Annahme auch nach einem halben Jahrhundert

Forschung nicht bestätigt worden, weder durch die Anatomie, noch durch die Histologie.

Andererseits ist aber die Existenz von Akupunkturpunkten und -meridianen durch ausgezeichnet reproduzierbare elektronische Messungen objektiv bewiesen worden. Daher können wir der Frage, wie denn nun Akupunkturmeridiane und Akupunkturpunkte aussehen, mit Hilfe leicht durchführbarer elektronischer Messungen nachgehen.

Die Bilder in Abb. 2.3.1 entstanden durch Messungen, die der amerikanische Wissenschaftler R. O. Becker von der Universität New York 1960 vornahm. Was aussieht wie geografische Höhenlinienkarten, sind elektronische Isogramme.

Diese Bilder zeigen, warum es den Akupunkturärzten so schwer fällt, die Frage nach der Größe des Akupunkturpunktes zu beantworten. Die Frage ist falsch. Die Frage nach der Größe eines Akupunkturpunktes ist wie die Frage nach der Größe einer Bergspitze – die Antwort hängt davon ab, welche Höhenlinie Sie wählen.

Die Antwort auf die erste Frage lautet also: *Akupunkturpunkte sind nicht wie fest umgrenzte Nervenknoten oder Löcher, sondern eine Art kleine unsichtbare Hügel ohne klare Begrenzung.*

Abb. 2.3.1. Die Form von Akupunkturpunkten des Dickdarmmeridian (links) und des Dreifacherwärmermeridians (rechts)

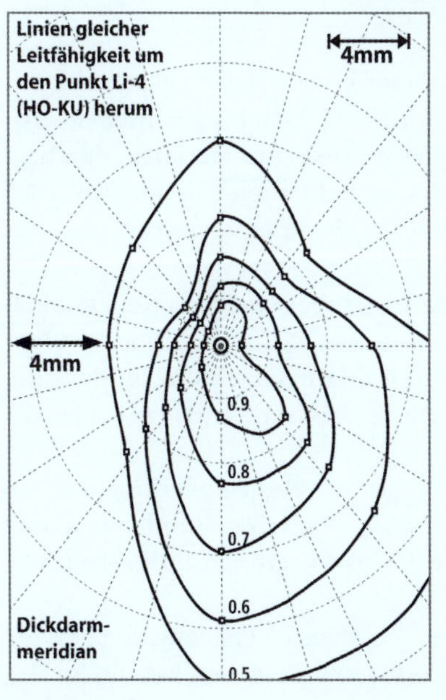

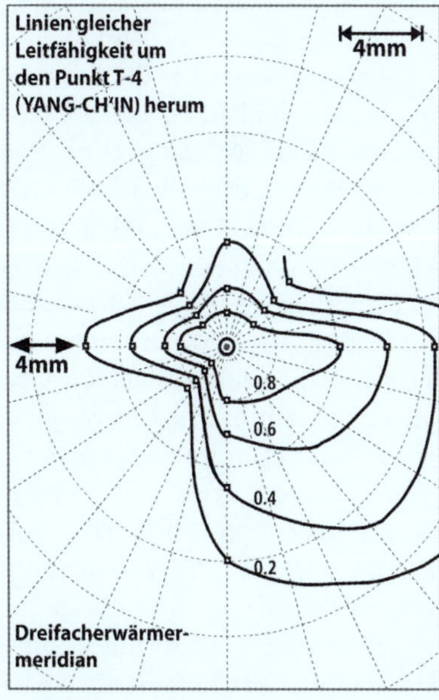

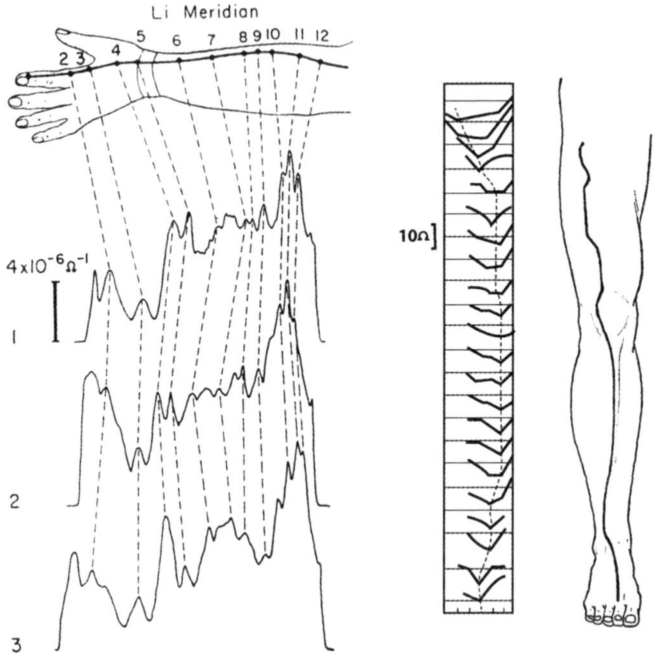

Abb. 2.3.2. Die Form von Akupunkturmeridianen

Ebenso können wir die Form des Akupunkturmeridians durch elektronische Messung erkennen. Die Bilder in Abb. 2.3.2 sind Ergebnisse elektronischer Messungen längs (links) und quer (rechts) zum Meridian, durchgeführt 1960 von dem amerikanischen Wissenschaftler R. O. Becker bzw. 1980 von dem chinesischen Wissenschaftler R. J. Zhang an der Universität Peking.

Die Ergebnisse zeigen, dass Akupunkturmeridiane keine Röhren mit klarer Begrenzung und mit Knoten und Stationen an der Strecke sind, sondern so etwas wie kleine unsichtbare Gebirge ohne klare Begrenzung. Entlang des kleinen unsichtbaren Gebirges gibt es mehrere kleine unsichtbare Gipfel, die wir Akupunkturpunkte nennen.

Breite und Tiefe des Fortpflanzungsweges der Reizempfindung wurden bereits in dem großen Projekt »Fortbewegung der Reizempfindung« in den 1970er-Jahren in China beobachtet. Die Schlussfolgerung ist dieselbe (siehe voriges Kapitel).

1986 untersuchte der junge chinesische Physiker W. P. Zhang, Experte für Hydraulik an der Chinesischen Akademie für Traditionelle Chinesische Medizin, die widerstandsarmen Flüssigkeitskanäle unter der Haut mit einem hydraulischen Instrument. Er stellte fest, dass ein solcher Kanal bis zu einem bestimmten Grad einem Akupunkturkanal entspricht und dass seine Form mit der Beschreibung der Fortbewegung des Reizempfindens entlang des Meridians übereinstimmt (siehe voriges Kapitel), der Kanal ist nämlich wie ein Band mit einem Mittelstreifen und zwei Seitenstreifen, der Mittelstreifen ist recht schmal, und die Seitenstreifen sind breiter und nicht klar begrenzt. Die Anwendung von Test-Isotopen führt zu der gleichen Schlussfolgerung (siehe voriges Kapitel).

Wenn wir alle Erkenntnisse zu den Formen von Akupunkturpunkten und Meridianen zusammenfassen, kommen wir zu der einheitlichen Schlussfolgerung, dass *ein Akupunkturmeridian wie ein Gebirge mit vielen kleinen Gipfeln, den Akupunkturpunkten, aussieht.* Diese Schlussfolgerung ist ein wichtiger Schritt zur Enthüllung der Wahrheit, nämlich des unsichtbaren Regenbogens in unserem Körper.

Bewegen sich Akupunkturpunkte und Akupunkturmeridiane?

Zuerst sollte ich Ihnen, liebe Leser, wohl raten, mit dieser Frage vorsichtig zu sein, denn die meisten Akupunkturärzte würden Sie ob Ihrer Albernheit und Unkenntnis auslachen, wenn Sie so etwas zu fragen wagten. Sie würden Sie mitleidig auf das Lehrbuch verweisen, in dem der Verlauf der Meridiane und die Lage der Akupunkturpunkte eindeutig beschrieben sind.

Glücklicherweise bin ich auch mit anderen erfahrenen Akupunkturärzten bekannt geworden, z. B. mit dem chinesischen Doktor Ding- Zhong Li im Sechsten Krankenhaus von Peking, und mit dem deutschen Arzt Klaus-Peter Schlebusch in Essen, die mich nicht auslachten, sondern sich über meine Frage freuten. Sie antworteten, dass die Akupunkturpunkte keine festen Punkte seien. Obgleich sie sich meist an einer bestimmten Stelle befinden, mit leichten Schwankungen, können sie auch weit wandern, besonders die Akupunkturpunkte an den Gliedmaßen, die in besonderen Fällen ihre Lage um mehrere Dezimeter verändern können. Ihrer Meinung nach ist das feste Netz des Akupunktursystems in den Lehrbüchern ein vereinfachtes Bild für die Ausbildung von Anfängern. In der Wirklichkeit sind die Akupunkturpunkte und Meridiane, nach ihren Worten, »vital«. Ich fragte sie dann, wie sie die Akupunkturpunkte finden können, wenn diese ihre ursprünglichen Stellen verlassen haben. »Mit Gefühl und Intuition«, sagten beide. Leider haben Personen wie ich weder ein feines Gefühl noch genügend Intuition, und so muss ich mich auf Instrumente verlassen.

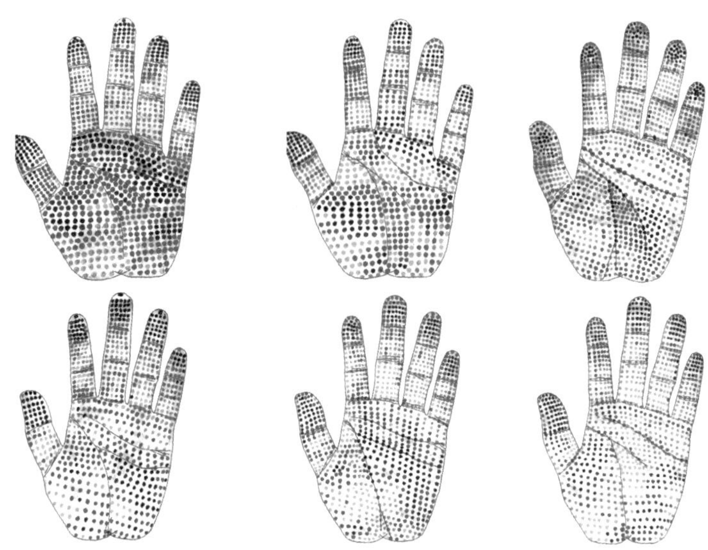

Abb. 2.3.3. Die großen Veränderungen des Widerstandes auf der Haut im Handteller bei verschiedenen physiologischen Zuständen

Zum Glück ist diese Art instrumenteller Messung nicht nur einfach, man kann die Messdaten auch in pseudo-farbige Bilder übertragen, damit intuitionsschwache Personen wie ich das Ergebnis sehen können. Abb. 2.3.3 zeigt, dass die Akupunkturpunkte an den Fingerspitzen relativ stabil sind, mit nur leichten Schwankungen; die Akupunkturpunkte im Handteller dagegen können ihre Lage erheblich verändern. Einige chinesische Ärzte, wie z. B. Ding-Zong Li und seine Kollegen, hatten ja schon während des großen Forschungsprojekts zur Fortbewegung der Reizempfindung am Meridian in China in den 1970er-Jahren beobachtet, dass die Wege der Reizempfindung erheblich vom Verlauf der Akupunkturmeridiane in den Lehrbüchern abweichen können (siehe Abb. 2.2.2 und 2.2.3 im vorigen Kapitel). Nun sehen wir, dass die Frage, ob Akupunkturpunkte und Meridiane sich bewegen, zu bejahen ist. Und damit ist klar, dass unmöglich feste Röhren und Knoten gefunden werden können, die dem geheimnisvollen Akupunktursystem entsprechen. Aus diesem Grund konnte die anatomische Erforschung des Akupunktursystems nicht gelingen.

Sind elektronische Messungen auf der Haut zuverlässig?

Wissenschaftler trauen Messinstrumenten normalerweise viel mehr als Menschen, denn sie denken, Menschen lügen manchmal, Instrumente lügen nie. Aber die Instrumente werden von Menschen bedient, die Fehler machen können. Daher müssen auch die Ergebnisse instrumenteller Messungen von anderen kontrolliert werden.

Die Elektro-Akupunktur z. B., die der deutsche Arzt R. Voll 1953 als elektronisches Diagnosesystem entwickelte und die seither von Tausenden seiner Anhänger oft angewandt worden ist, wurde 1990 von einem deutschen Physiker an der Universität Kaiserslautern kritisch geprüft.

Der deutsche Physiker war sehr nett, ein älterer Professor, Fachmann für Elektronik und ganz offen für alternative Heilmethoden und Akupunktur.

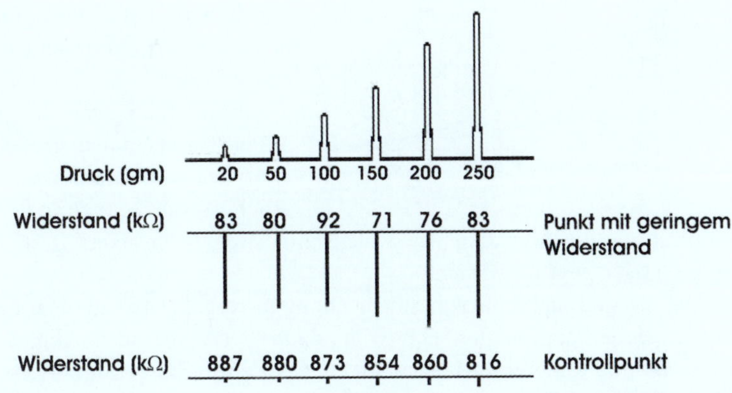

Abb. 2.3.4.
Die Beziehung zwischen „Hautwiderstand» und dem auf die Elektrode wirkenden Druck

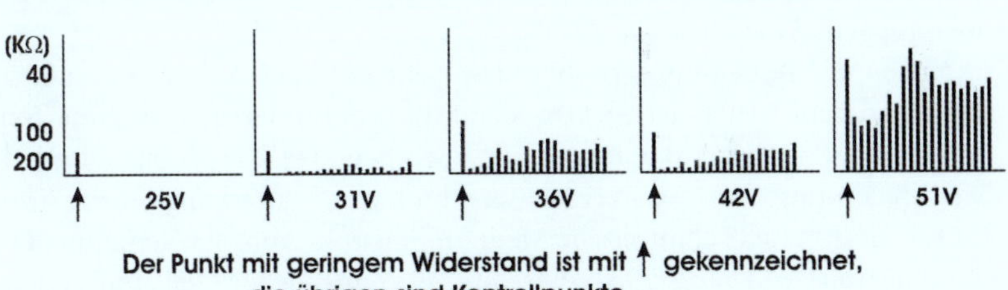

Abb. 2.3.5.
Die Beziehung zwischen „Hautwiderstand» und Messspannung

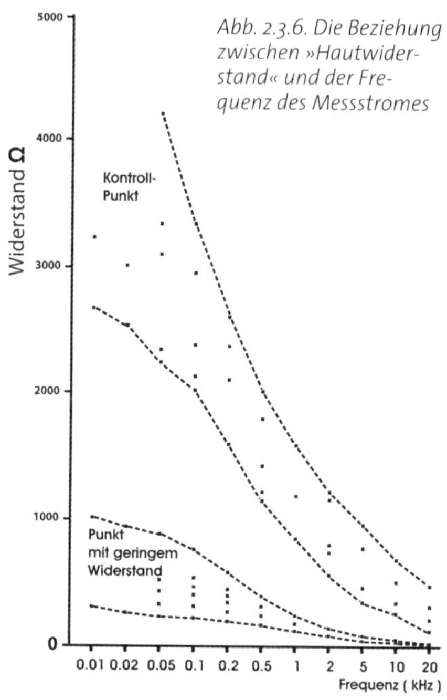

Abb. 2.3.6. Die Beziehung zwischen »Hautwiderstand« und der Frequenz des Messstromes

Zu seiner Enttäuschung fand er in der sogenannten »Hautwiderstandsmessung« zwei große Probleme.

Erstens ist die Anzeige am Widerstandsmesser stark vom Druck der Elektroden auf die Haut abhängig, und zwar wird der Widerstandswert um so geringer, je größer der Druck auf die Haut ist. Zweitens vibriert die Anzeige beständig, und je empfindlicher unser Gerät ist, desto instabiler ist die Anzeige. Er hält deshalb »Volls Elektro-Akupunktur« insgesamt für unzuverlässig.

Zum Glück war die gleiche Frage bereits in dem großen Projekt der 1970er-Jahre zur Untersuchung der Bewegung der Reizempfindung am Meridian von vielen chinesischen Physikern gestellt und systematisch geprüft worden.

Das Versuchsergebnis von Shi-Yi Zhang in Abb. 2.3.4 zeigt, dass der Unterschied der angezeigten Hautwiderstandswerte zwischen Akupunkturpunkten und anderen Stellen mehr als das Zehnfache beträgt. Wenn auch beide absoluten Werte durch den Druck der Elektrode beeinflusst werden, ist doch der grundsätzliche Unterschied vom Druck unabhängig.

Wir müssen also zugeben, dass die Hautwiderstandsmessung, die »Volls Elektro-Akupunktur« zugrunde liegt, zuverlässig ist. Gemessen an dem hohen Stand der Elektronik ist die Messgenauigkeit zwar nicht besonders gut, aber gut genug für klinische Zwecke.

Neben der Beziehung zwischen den elektronischen Messwerten auf der Haut und dem Druck der Elektrode auf die Haut untersuchten chinesische Wissenschaftler auch die Beziehung zwischen den Messwerten und der Mess-Spannung. Aus dem Versuchsergebnis von Xiang-Long Hu am Institut für Traditionelle Chinesische Medizin Fujian in Abb. 2.3.5 erkennen wir, dass der relative Unterschied zwischen Akupunkturpunkten und anderen Punkten bei verschiedenen Mess-Spannungen bestehen bleibt, obwohl die absoluten Werte durch die Spannung stark beeinflusst werden.

Die Beziehung zwischen den Messwerten und der Messfrequenz wurde 1960 von dem jungen deutschen Physiker C. E. Overhof an der Technischen Hochschule Karlsruhe im Rahmen seiner Doktorarbeit systematisch untersucht.

Betreut wurde er von Dr. R. Croon, Prof. W. Ernsthausen und Prof. H. Rothe. Es ist erwähnenswert, dass Dr. R. Croon als Erster die ungewöhnlichen elektrischen Kennwerte der Haut an Akupunkturpunkten erkannte.

Aus Abb. 2.3.6 ist leicht zu erkennen, dass die Messfrequenz die absoluten Werte stark beeinflusst, aber der große Unterschied zwischen dem Punkt mit geringem Widerstand und dem Kontrollpunkt immer bestehen bleibt.

Ist die elektronische Messung auf der Haut stabil?

Das zweite Problem, das der Professor an der Universität Kaiserslautern herausfand, bestand darin, dass der Wert einer elektronischen Messung nicht nur durch den Druck auf die Elektrode beeinflusst wird, sondern auch starken Schwankungen unterliegt.

Das ist wahr, und es ist auch sehr wichtig, darauf zu achten, dass die elektronischen Messwerte auf der Haut sich nicht nur bei krankhaften Zuständen oder bei besonderen physiologischen Zuständen ändern, sondern auch bei Gesunden spontane Schwankungen aufweisen (siehe Abb. 2.3.7), die in Beziehung zum Biorhythmus stehen und in den alten Akupunkturbüchern als »Mitternachts-Mittags-Gezeiten« festgehalten wurden.

Je genauer unser Messgerät wäre, desto größere Schwankungen in den elektronischen Messwerten der Haut würden wir feststellen. Würden wir den »Hautwiderstand« mit einem sehr empfindlichen Gerät messen, so würde die Anzeige heftig und mit sehr hoher Frequenz schwanken (siehe Abb. 2.3.8).

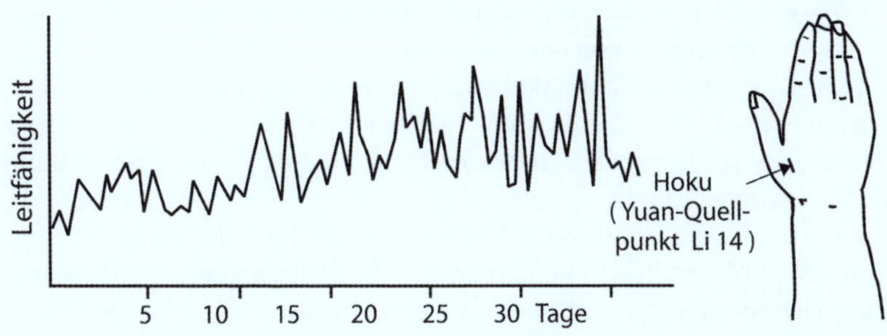

Abb. 2.3.7. Makroskopische periodische Schwankungen der Leitfähigkeit des Körpers

Abb. 2.3.8. Die kleinen periodischen Schwankungen bei Lebewesen (K. Zioutas, griechischer Physiker in CERN/LAA)

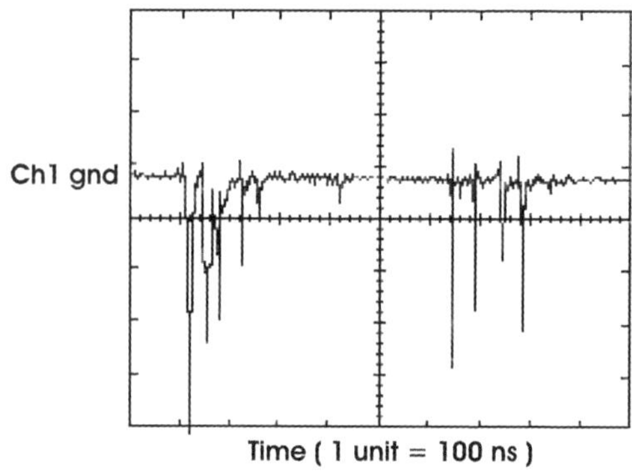

Das bedeutet, dass der »Hautwiderstand« nicht nur die langsame Schwankung der Sonnen- und der Mondperiode zeigt, sondern auch die sehr schnelle Schwankung in Zeitintervallen von Millisekunden und sogar Mikrosekunden. Aus elektronischer Perspektive wäre die Haut also ein sehr schlechter und instabiler »Widerstand«.

Wenn mit genaueren Instrumenten die Schwankung größer wird, gilt zum Glück auch, dass sie mit weniger empfindlichen Instrumenten geringer wird.

Die von den Medizinern in der Praxis verwendeten Geräte sind viel weniger empfindlich als das von dem Physiker an der Universität Kaiserslautern verwendete und sogar weniger empfindlich als das von K. Zioutas im Europäischen Kernforschungszentrum in Genf verwendete Gerät. Daher sind die Messdaten von Klinikgeräten stabil genug für die klinische Praxis.

»Hautwiderstandsmessung« ist eine geeignete Bezeichnung ?

Nun kommen wir zu der entscheidenden Frage, ob der Begriff »Hautwiderstandsmessung« richtig oder falsch ist.

Die elektronische Akupunkturmessung wird im Allgemeinen, auch von den meisten Ärzten und Wissenschaftlern in Praxis und Forschung, als »Hautwiderstandsmessung« bezeichnet, und für eine solche Bezeichnung gibt es mehrere Gründe.

Der erste Grund ist, dass die Messung auf der Haut des Patienten vorgenommen wird, der Begriff beschreibt also die Stelle, an der die Messung erfolgt. Der zweite Grund ist, dass die Akupunkturmessung in der Medizin fast das Gleiche ist wie die Widerstandsmessung in der Elektronik. Deshalb glaubt man, was an den Akupunkturpunkten gemessen wird, sei der Widerstand. Der dritte Grund ist, dass der Widerstand der Körperflüssigkeit so klein ist, dass er bei klinischen Messungen vernachlässigt werden kann. Der Ablesewert am Instrument scheint allein vom Widerstand der Haut zu kommen. Diese falsche Terminologie hat jedoch die Forschung in die falsche Richtung gelenkt und das Verständnis für den wirklichen Mechanismus, der der Messung zugrunde liegt, blockiert. Wenn wir die Terminologie ernsthaft prüfen, stellen wir fest, dass es da viele verwirrende Probleme gibt, die nicht in das vorhandene Wissen der Anatomie, Histologie, Physiologie, Biochemie und Physik passen. Der springende Punkt ist also, die Wahrheit hinter diesen verwirrenden Problemen zu finden, indem wir beginnen, den Terminus »Hautwiderstandsmessung« anzuzweifeln.

1) Die Haut spielt keine Rolle

Zuerst müssen wir uns die schmerzliche Tatsache bewusst machen, dass die Anatomie den Begriff »Hautwiderstandsmessung« nicht stützt. Es ist wohlbekannt, dass die Differenz der Messwerte zwischen Akupunkturpunkten und Kontrollpunkten beträchtlich ist, meist mehr als das Zehnfache.

Wenn ein so großer Unterschied durch die Hautstruktur bedingt wäre, müsste das durch Anatomie oder Histologie leicht zu erkennen sein. Allerdings gibt es dafür keine Beweise.

2) Körperflüssigkeit spielt keine Rolle

Nach dieser ersten Enttäuschung müssen wir für den Begriff »Hautwiderstandsmessung« eine andere Erklärung finden. Eine andere mögliche Erklärung wäre, dass der Widerstand von irgendwoher unter der Haut kommt, z. B. von der Körperflüssigkeit.

Es ist jedoch bekannt, dass die Leitfähigkeit der menschlichen Körperflüssigkeit (Gewebeflüssigkeit, Lymphe und Blut) der Leitfähigkeit von Salzwasser entspricht, die außerhalb des Messbereiches von klinischen Instrumenten liegt. Anders gesagt, der Widerstand der Körperflüssigkeit ist so klein, dass er bei dieser Art Messung ganz und gar vernachlässigt werden kann.

Nun haben wir das Problem, dass weder Haut noch Körperflüssigkeit ihren Beitrag zur sogenannten »Hautwiderstandsmessung« leisten.

3) Weder Nerven noch Blutkapillaren spielen eine Rolle

Nach dieser zweiten Enttäuschung würden viele Physiologen zu der Annahme neigen, dass die Veränderungen im sogenannten Hautwiderstand vielleicht von der Tätigkeit der Nerven oder der Blutkapillaren herrühren.

Dieser Erklärungsversuch hat jedoch den Makel, dass sowohl das Nervensystem als auch der Blutkreislauf vollständig in die Körperflüssigkeit eingebettet sind, deren Widerstand so klein ist, dass die Tätigkeit von Nerven und Blutkapillaren in einer solchen Messung fast keine Rolle spielt.

Es ist fast so, als wolle man den Widerstand außerhalb eines mit Meerwasser gefüllten Aquariums aus Kunststoff messen. In diesem Fall kommt der Widerstand fast ausschließlich von der Wandung des Aquariums, denn der Widerstand des Meerwassers im Inneren ist so gering, dass man ihn vernachlässigen kann. Wir können daher den Widerstand nicht ändern, indem wir den Inhalt des Aquariums ändern.

4) Akupunktur bei Pflanzen, die keine Nerven haben

Das Ganze wird noch schlimmer dadurch, dass man »Punkte mit geringerem Widerstand« nicht nur an der menschlichen oder tierischen Haut findet, sondern auch an Pflanzen (siehe Abb. 2.2.12 im vorigen Kapitel). Wissenschaftler am Forstinstitut Xingjiang in China und am Ungarischen Institut für Biophysik maßen den Widerstand der Oberfläche von Bäumen und definierten die Punkte mit dem geringsten Widerstand als Akupunkturpunkte. Dann stachen sie Nadeln in diese Stellen und beobachteten die Bäume mit Infrarotkameras. Zehn Minuten später war die Temperatur der Bäume um 0,3 bis 0,4° C gestiegen. Nach zwei Wochen wuchs der Neuaustrieb der »mit Akupunktur behandelten« Bäume schneller als bei den Kontrollbäumen.

Es ist bekannt, dass Pflanzen kein Nervensystem haben. Deshalb kann man die Akupunkturphänomene an den Bäumen nicht mit dem Nervensystem erklären.

5) Im Lügendetektor spielt Schweiß keine Rolle

Die Erklärung des Lügendetektors stößt auf das gleiche Problem. Man nimmt gewöhnlich an, dass die Anzeige des Lügendetektors darauf beruht, dass die Haut Schweiß absondert, wenn die getestete Person bei einer entscheidenden Frage lügt.

Wenn diese Erklärung zuträfe, müsste der »Hautwiderstand« gleichförmig sinken, wenn die schuldige Testperson lügt und zu schwitzen beginnt. In Wirklichkeit vibriert in einem solchen Fall die Anzeige des Lügendetektors heftig.

Wenn wir akzeptieren wollten, was allgemein über den Lügendetektor angenommen wird, müssten wir auch annehmen, dass der Körper die Fähigkeit hat, wiederholt und mit sehr hoher Frequenz Schweiß abzusondern und wieder zu absorbieren. Das ist aber eindeutig nicht der Fall.

6) Peeling und holografische Phänomene

Der japanische Physiologe und Psychologe Y. Motoyama schälte in einem Versuch die Hornschicht von der Haut ab und stellte fest, dass die Hornschicht nur 30 % zum Wert der elektronischen Messung beigetragen hatte und 70 % von irgendwoher unter der Hornschicht kamen.

Dieses Ergebnis zeigt, dass der Hautwiderstand nur die Rolle eines Hintergrundgeräusches spielt (30 %), welches das eigentliche Signal aus dem Körperinneren (70 %) stört. Somit müssen wir fragen, woher das eigentliche Signal kommt, wenn nicht von der Haut. Motoyama nahm an, dass die 70 % von der Polarisation des Gewebes unter der Haut und nahe der Messelektrode stammen. Die Erklärung mit der Polarisation ergibt allerdings Sinn. Die Polarisation ist jedoch meist ein lokaler Vorgang, der durch eine Messelektrode ausgelöst wird. In der Realität ändert sich bei einem Kranken der »Hautwiderstand« nicht nur synchron an allen wichtigen entsprechenden Akupunkturpunkten am Meridiansystem, sondern auch an allen Mikro-Akupunkturpunkten an Ohr, Nase, Handteller, Fuß usw. Anders gesagt, die Änderung des sogenannten Hautwiderstandes ist kein lokaler Vorgang, sondern er ist »holografisch«. Mehr noch, die holografische Änderung des »Hautwiderstandes« geschieht nicht nur an den Akupunkturpunkten, sondern auch an jedem anderen Punkt der Haut. Das heißt, bei jeder Veränderung im Körper-Geist-System ändert sich die Wahrscheinlichkeitsverteilung der elektronischen Messdaten synchron, und die Muster bleiben an verschiedenen Stellen und in verschiedenen Maßstäben ähnlich. Dieses Phänomen wird als »statistische Modellunabhängigkeit« bezeichnet. Als ernsthafte Wissenschaftler dürfen wir nicht versuchen, der Herausforderung durch das Phänomen des »holografischen« Akupunktursystems auszuweichen, sondern wir müssen uns der Herausforderung stellen.

7) Der Kanal für Licht, Mikrowellen, Schallwellen und Testisotopen

Neben den bereits erörterten Problemen gibt es in der Akupunktur noch viele andere Erscheinungen, die über das gegenwärtige Wissen der Physiologie hinausgehen. Im vorigen Kapitel wurden z. B. viele Experimente vorgestellt, die zeigten, dass die Akupunkturmeridiane Kanäle für Licht, Mikrowellen, Schallwellen und sogar Testisotopen sind.

Die Wissenschaft darf Erscheinungen, die nicht in den Rahmen unseres gegenwärtigen Wissens passen, nicht ausweichen. Wir müssen schon so couragiert sein, die Herausforderung anzunehmen und zu versuchen, unser Wissen zu erweitern, um die Antwort hinter all diesen verwirrenden Erscheinungen zu finden.

Was ist denn eigentlich »Widerstand«?

Nun wollen wir gemeinsam den entscheidenden Schritt versuchen, um zum Durchbruch zu kommen. Der entscheidende Schritt ist wieder so eine scheinbar kindische Frage: Was misst ein Widerstandsmessgerät?

Die meisten Erwachsenen würden wohl sofort antworten: »Wie dumm! Ein Widerstandsmesser misst natürlich den elektrischen Widerstand, wie kann man da überhaupt fragen?«

Es ist aber so, dass die »kindische« Frage richtig und wichtig ist, die Antwort dagegen falsch und irreführend. In Wirklichkeit misst der Widerstandsmesser nur den Strom, der durch ein Versuchsobjekt fließt, und nicht den Widerstand selbst.

Der Wert für den Widerstand, den wir am Gerät ablesen können, ist das Ergebnis einer rein mathematischen Berechnung nach dem Ohmschen Gesetz (R = U/I) aus den Werten der Messspannung des Widerstandsmessers und des Stromes, der das Magnetfeld um die Spule verändert und so die Nadel des Instruments bewegt.

Die sogenannte Widerstandsmessung ist also eine Strommessung, und der Strom ist proportional der Leitfähigkeit bei einer bestimmten Spannung. Nach den Gesetzen der Elektrodynamik ist der Widerstand (R) einfach der Kehrwert der Leitfähigkeit (I), der Eigenschaft, welche die Elektronen wandern lässt. Und die Leitfähigkeit ist proportional dem elektrischen Feld (E), nämlich

$$\mathbf{R = 1/I}$$
$$\mathbf{I = \sigma E,}$$

wobei σ eine Konstante des spezifischen Materials ist. Was wir an der Haut eines Körpers messen, ist also tatsächlich die Leitfähigkeit für den Messstrom, die sich zum elektrischen Feld im Körperinneren proportional verhält.

Energieverteilung im Körperinneren

Nun kommen wir zur wichtigsten Schlussfolgerung, dass nämlich der sogenannte Hautwiderstand kein Widerstand in der Haut ist, sondern die Leitfähigkeit, die sich zur Stärke des elektrischen Feldes im Körperinneren proportional verhält.

Um diese Schlussfolgerung noch klarer zu machen, wollen wir annehmen, dass wir einen idealen menschlichen Körper messen, wie der in Abb. 2.3.9 dargestellte ideale Quader. In einer solchen Idealsituation können die beiden Mess-Elektroden als zwei große flache Platten betrachtet werden, die

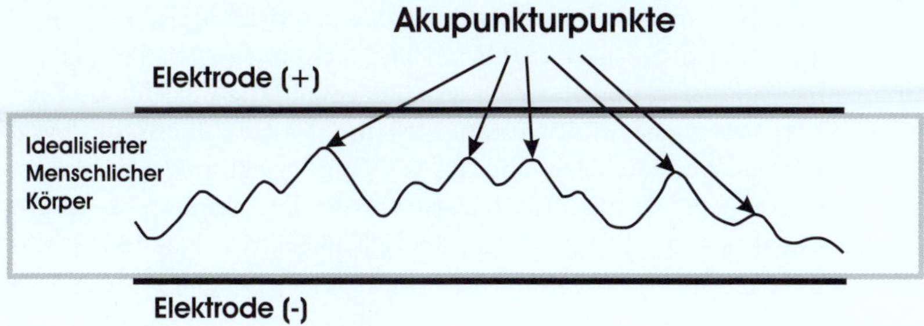

Abb. 2.3.9 .
Der Hintergrund der elektronischen Messung

von beiden Seiten an den idealen quaderförmigen Körper gedrückt werden bei konstanter Mess-Spannung.

Der Vergleich zwischen der bildlichen Darstellung in Abb. 2.3.9 und den Mess-Ergebnissen in Abb. 2.3.1 und Abb. 2.3.2 zeigt, dass die Akupunkturmeridiane Linien mit stärkerem elektrischen Feld und die Akupunkturpunkte tatsächlich die Punkte mit dem stärksten elektrischen Feld sind.

An einem so stark vereinfachten Bild sehen wir sehr deutlich, dass das, was wir auf der Haut messen, tatsächlich eine heterogene Verteilung des elektrischen Feldes im Körperinneren ist. Anders gesagt, *wir messen auf der Haut die Energieverteilung im Körper.*

Ein neues Kapitel in der Physiologie

Diese Schlussfolgerung hat sehr weitreichende Bedeutung. Da es einen Zusammenhang zwischen dem geheimnisvollen Akupunktursystem und den Daten der sogenannten Hautwiderstandsmessung gibt, ist das von den Alten durch Intuition gefundene Akupunktursystem in der Tat eine ungefähre Beschreibung der Energieverteilung oder Energiestruktur im menschlichen Körper.

Mehr noch – wie wir in Teil 1 dieses Buches erörtert haben, ist Energie unsichtbar, nicht greifbar, geisterhaft. Die Energiestruktur ist daher eine unsichtbare Struktur, sie ist der unsichtbare Regenbogen und die unhörbare Musik, die wir im Prolog zu diesem Buch kurz beschrieben haben. Die Entdeckung der Energiestruktur hat endlich das große Problem der vielen verwirrenden Erscheinungen im Akupunktursystem gelöst, wie die höhere Leitfähigkeit an Akupunkturpunkten und Meridianen, die langsame Fortbewegung der Reizempfindung entlang der Meridiane, die heftigen Schwankungen der Leitfähigkeit des Körpers, die holografische Änderung der

Leitfähigkeit des Körpers, den geringeren Widerstand der Meridiane, die Eigenschaft der Meridiane, als Kanal für Licht, Mikrowellen, Schallwellen und Isotopen zu fungieren und so weiter. Anders gesagt, die unsichtbare Energiestruktur ist eben jenes »dritte Balancesystem«, das der chinesische Physiologe Mon-Zhao Wei beschrieb, und das von ihm angekündigte neue Kapitel in der Physiologie. Physikalisch ausgedrückt ist die Energiestruktur »eine dynamische dissipative Struktur aus chaotischen elektromagnetischen Wellen«. Bei einem solchen Verständnis ist es klar, dass es neue Begriffe gibt, die außerhalb des Rahmens der gegenwärtigen Physiologie, Biologie und Medizin liegen.

Diese Begriffe sind den Physiologen und Medizinern nicht vertraut, und sogar in der Physik sind sie neu, denn sie wurden erst ab den 1970er-Jahren entwickelt.

In den kommenden Kapiteln möchten wir deshalb diese neuen Begriffe Schritt für Schritt vorstellen, denn es wäre für die Wissenschaftler unmöglich, den schönen unsichtbaren Regenbogen in unseren Körpern zu erkennen, hätte die Physik nicht in den letzten drei Jahrzehnten diese neuen Begriffe erarbeitet. Tatsächlich ist die Erkenntnis des »unsichtbaren Regenbogens« und der »unhörbaren Musik« das Ergebnis sehr langer und schwerer Mühen mehrerer Generationen von Wissenschaftlern.

Sie ist so schwierig wie die Erkenntnis des Regenbogens für die Wissenschaftler in der Welt der Blinden oder wie die Erkenntnis der Existenz anderer Lebewesen auf dem trockenen Land für die Fische im Meer.

●

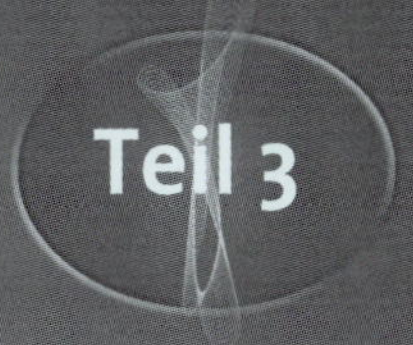

Die Entwicklung des Strukturbegriffs

1) Ein neuer Kontinent in der Wissenschaft - die »dissipative Struktur«

Christoph Kolumbus warf sich auf die Knie und dankte Gott. Dann erhob sich der neue General der spanischen Marine und erklärte, einen neuen Weg nach Indien entdeckt zu haben.

Jeder weiß um die Bedeutung der Entdeckung des neuen Kontinents. Ohne die historische Entdeckung könnten wir die Vereinigten Staaten, Kanada, Mexiko, Brasilien oder Argentinien nicht finden, denn diese Länder liegen nun einmal nicht auf den alten Kontinenten Europa, Asien oder Afrika.

Ebenso ist es unmöglich, die den Funktionen des geheimnisvollen Akupunktursystems entsprechenden Strukturen zu finden, ohne einen weiteren neuen Kontinent zu entdecken, nämlich die »dissipative Struktur« in der Wissenschaft.

»Dissipative Strukturen« gibt es überall

Obgleich die »dissipative Struktur« als Bezeichnung recht akademisch anmutet und wohl kaum jemandem vertraut ist, existiert sie doch überall, und wir kannten sie schon lange, bevor wir ihren Namen kannten und uns ihrer weiten Verbreitung aus wissenschaftlicher Perspektive bewusst wurden.

Ein gewöhnlicher Wasserfall ist zum Beispiel eine typische »dissipative Struktur«, die nur bestehen kann bei anhaltender Wasserzufuhr von oben, also mit höherer potenzieller Energie. Mit anderen Worten, der Wasserfall verströmt – »dissipiert« – ständig Energie, daher die Bezeichnung »dissipative Struktur«.

Auch die schöne Flamme der Weihnachtskerze ist eine typische dissipative Struktur, die nur bei ständiger und andauernder Energiezufuhr besteht oder, anders gesagt, die ständig Energie verströmt.

Um dissipative Strukturen handelt es sich auch bei der natürlichen Quelle, beim künstlichen Springbrunnen, beim Strudel in einem Fluss, dem gefürchteten Hurrikan, den anmutigen Wolken am Himmel usw. Auch der kurzlebige Blitz ist eine Art dissipativer Struktur, doch er verströmt soviel Energie, dass er nur eine ganz kurze Zeit existieren kann, bis die gespeicherte potenzielle Energie aufgebraucht ist.

Alle Strukturen können in zwei Kategorien eingeteilt werden: «dissipative Strukturen« und »statische Strukturen«. Bei letzteren handelt es sich um ganz gewöhnliche Dinge, wie etwa ein Gebäude, ein Berg, auch ein Auto, ein Zug oder eine Rakete in schneller Bewegung. Es ist bemerkenswert, dass manche Strukturen wie das Auto, der Zug oder die Rakete statische Strukturen sind, obwohl sie sich schnell bewegen können und Energie kosten. Entscheidend ist aber, dass man Auto, Zug oder Rakete in eine abgeschlossene Garage stellen kann, während eine solche Isolierung für alle dissipativen Strukturen eine Katastrophe wäre, so etwa für den Wasserfall, der augenblicklich verschwände, wenn er von seinem Fluss getrennt würde.

Dissipative Strukturen sind also »vital«, während die statischen Strukturen »tot« sind. Das klingt wie eine ganz einfache und banale Wahrheit, doch die Wissenschaftler brauchten mehr als hundert Jahre für diese Erkenntnis. Sie ist das Ergebnis einer langen Reihe von ernsthaften Bemühungen vieler Wissenschaftler mehrerer Generationen.

Der schöne Traum vom Perpetuum mobile

Seit dem Beginn der industriellen Revolution ist den Menschen bewusst geworden, wie wichtig Energie ist. Seitdem träumten viele hervorragende Wissenschaftler und Erfinder von einer imaginären Maschine, die allein durch ihre eigene Kraft ohne Energiezufuhr von außen ständig weiterläuft.

Zu jener Zeit war es eine Modeerscheinung, dass sich begabte Menschen mit der Erfindung solcher Maschinen befassten. Selbst heute erhält das amerikanische Patentamt wohl noch einige Patentanmeldungen für ein Perpetuum mobile, wenn auch nicht mehr so viele wie damals. Obwohl die meisten dieser Erfindungen außerordentlich raffiniert konstruiert waren, ist doch bei keiner von ihnen je eine immerwährende oder auch nur lange andauernde Bewegung erreicht worden. Nach vielen fehlgeschlagenen Versuchen, ein Perpetuum mobile zu konstruieren, leiteten die Wissenschaftler schließlich den »Energieerhaltungssatz« ab, gegen den bis zum heutigen Tage niemand verstoßen kann.

Der Kompromiss: Das Perpetuum mobile zweiter Art

Nach der Anerkennung des Energieerhaltungssatzes wurde vielfach versucht, ein »Perpetuum mobile zweiter Art« zu erfinden. Der Gedanke war, dass man den Energieerhaltungssatz nicht verletzen würde, wenn dieses »Perpetuum mobile zweiter Art« auf der Basis großer und billiger Energiequellen bei niedriger Temperatur laufen würde.

Könnten wir zum Beispiel eine Maschine konstruieren, deren Antriebsenergie durch die Absenkung der Temperatur des Ozeans um beispielsweise ein halbes Grad gewonnen wird, so würde diese Energie ausreichen, alle Maschinen der Welt 3.000 Jahre lang anzutreiben. Das wäre praktisch ein Perpetuum mobile.

Leider funktioniert auch das Perpetuum mobile zweiter Art nicht. Wiederum nach vielen Fehlschlägen dieses »Kompromiss-Traumes« leiteten die Wissenschaftler ein weiteres interessantes und wichtiges Gesetz der Physik her, den »Zweiten Hauptsatz der Thermodynamik«. Dieses Gesetz kann sehr unterschiedlich formuliert werden. Die verständlichste Formulierung des Zweiten Hauptsatzes der Thermodynamik lautet: »Wärme kann nicht ohne Energiezufuhr von außen von einer Wärmequelle niedrigerer Temperatur zu einer Wärmequelle höherer Temperatur geleitet werden.« Diese Formulierung drückt aus, dass das Perpetuum mobile zweiter Art nicht funktionieren kann.

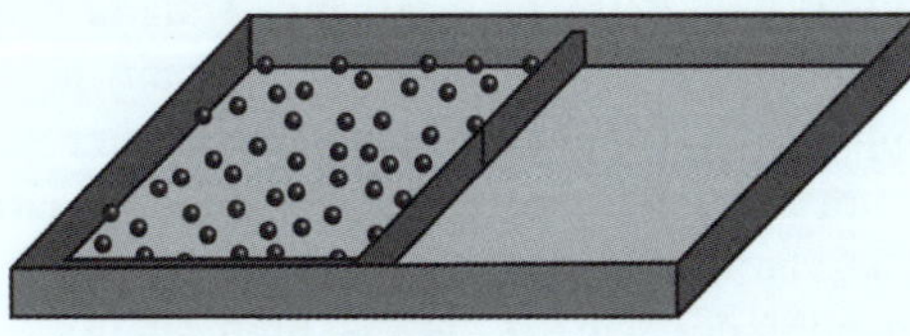

Abb. 3.1.1. Beispiel zur Erklärung der irreversiblen Erhöhung der Entropie

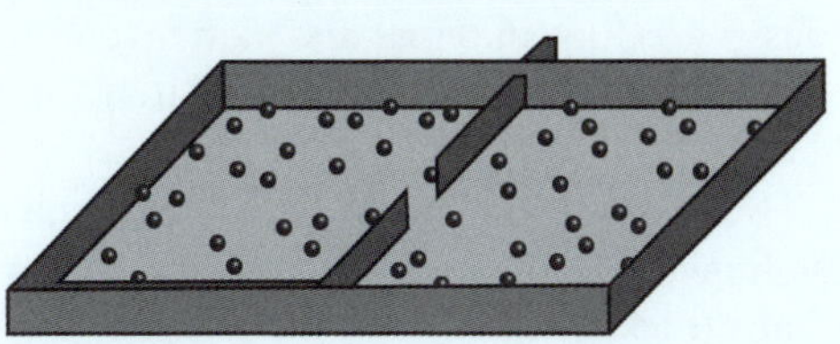

Am akademischsten ausgedrückt lautet das Zweite Gesetz der Thermodynamik: »In einem geschlossenen System wird die Entropie irreversibel erhöht.« Diese Formulierung enthält zwei wichtige Begriffe. Der erste wichtige Begriff ist das »geschlossene System«. Ein geschlossenes System ist ein System, bei dem es weder zu einem Stoff- noch zu einem Energieaustausch mit der Umgebung kommt. Es ist seit langem eine grundlegende, konventionelle und geläufige Methode in der wissenschaftlichen Forschung, ein zu untersuchendes System von seiner Umgebung abzuschließen, um die Situation und die Abweichungen innerhalb des Systems klarzustellen und Störungen von außen zu vermeiden. Diese Methode wird »Isolation« genannt und ist zu einer der effektivsten Methoden in der modernen Wissenschaft geworden. Jeder Student, der ein guter Wissenschaftler werden möchte, muss gründlich lernen, wie ein geschlossenes System herzustellen ist.

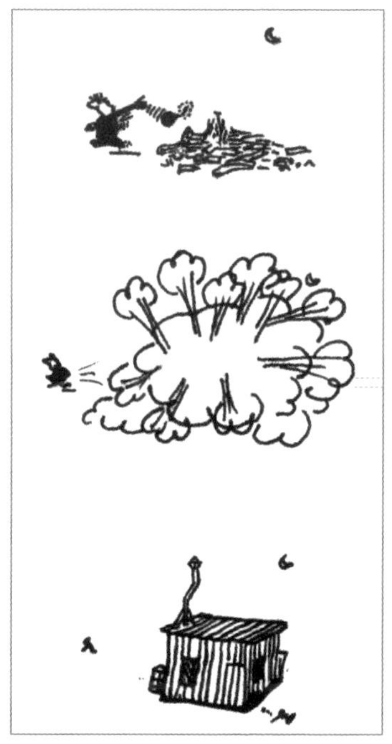

Abb. 3.1.2. Was nach einer Explosion geschehen könnte, wenn es den Zweiten Hauptsatz der Thermodynamik nicht gäbe.

Der andere Begriff im Zweiten Hauptsatz der Thermodynamik ist die »Entropie«, die den »Grad der Unordnung« beschreibt. Es klingt ziemlich komisch, den vagen Begriff der Unordnung quantifizieren zu wollen. Aber die Mathematiker tun es – einfach, klar und mit Erfolg. Betrachten wir nun anhand eines einfachen Beispiels, wie Unordnung mit dem Begriff der Entropie quantifiziert werden kann und warum sich Entropie stets irreversibel erhöht.

In der Abbildung 3.1.1 sehen wir eine Platte mit 50 kleinen Kugeln darauf. Die Platte wird ringsum von einer Leiste begrenzt und durch eine Trennwand in der Mitte in zwei Hälften geteilt.

Dann wird eine Tür in der Trennwand geöffnet. Man kann leicht sehen, dass viele Kugeln, etwa die Hälfte, vom linken in den rechten Teil rollen, wenn die Platte ständig gerüttelt wird (Abb. 3.1.1, unteres Bild).

Nun wollen wir uns die Frage stellen, ob es möglich ist, dass sich alle diese Kugeln allein durch zielloses Rütteln der Platte von selbst in den linken Teil zurückbewegen.

Mathematisch ist es möglich, jedoch mit einer sehr geringen Wahrscheinlichkeit. Die Wahrscheinlichkeit liegt bei 1 : 250, also bei etwa 0,00000000000000089. Das heißt, wenn wir die Platte jede Sekunde, Tag und Nacht ohne Pause rütteln würden, könnten die Kugeln mit etwas Glück in etwa 35.702.052 Jahren von selbst in die linke Hälfte zurückgerollt sein.

Praktisch ist es also offensichtlich unmöglich. Und je mehr Kugeln vorhanden sind, desto geringer wird die Möglichkeit, sie zurückzubewegen.

Das ist die mathematische Grundlage des »irreversiblen Prozesses« oder die »irreversible Erhöhung der Entropie« in einem geschlossenen System.

In dem berühmten Lehrbuch *Berkeley Physics Courses* für das erste und zweite Studienjahr findet sich folgende Karikatur, die den Zweiten Hauptsatz der Thermodynamik sehr drastisch durch ein praktisch unmögliches Ereignis beschreibt. (s. Abb. 3.1.2.).

Die Karikatur zeigt, dass aus einem Schutthaufen nach einer Explosion ein neues Haus entstünde, wenn gegen den Zweiten Hauptsatz der Thermodynamik verstoßen werden könnte. Oder, wie ein anderer Autor es ausdrückte, eine neue Boeing 747 könnte von einem Schrottplatz aufsteigen, nachdem ein Taifun darüber hinweggefegt ist.

»Tod der Wärme« und »Das Ende der Welt«

Allerdings wäre ein linearer Rückschluss aus dem Zweiten Hauptsatz der Thermodynamik furchterregend, wenn wir die irreversible Zunahme der Entropie auf der ganzen Welt betrachteten.

Sie bedeutete, dass die Temperatur auf der Erde irreversibel immer weiter stiege, während die Temperatur der Sonne unumkehrbar immer weiter sänke, so dass schließlich Sonne und Erde die gleiche Temperatur hätten. Obgleich die gesamte Energie auf der Welt noch existierte, wäre sie vollkommen nutzlos, denn die Wärme wäre tot und einige Wissenschaftler bezeichnen das sogar als den »Tod der Wärme«. Dieser »Tod der Wärme« wäre ganz offensichtlich das Ende unserer Welt.

Vielleicht sollten wir uns um die Zukunft der Welt nicht schon jetzt Sorgen machen, jedenfalls nicht für unsere Generation, denn es dauert Milliarden und Abermilliarden von Jahren, bis die Sonne ausgekühlt ist. Aber betrachten wir nur unsere Erde: Mit Schrecken sehen wir Kohle- und Erdölvorkommen zu Ende gehen, Bodenschätze werden zu Metall und das Metall wiederum wird zu Schrott. Schließlich wird alles Land gleichmäßig mit Müll überzogen sein. Wasser und Luft werden zu einer einzigen Schlammmasse verschmutzt. Nach dem Zweiten Hauptsatz der Thermodynamik hat unsere Erde in naher Zukunft die größte Entropie erreicht. Das ist dann zumindest das Ende unserer Erde, und es scheint nicht sehr weit von der Gegenwart entfernt.

Diese Meinung zu unserer Zukunft ist typisch für die Anhänger des berühmten »Club of Rome«. Das sind liebenswerte Leute, zugegeben, doch wohl ein bisschen zu pessimistisch. Ich erinnere mich, wie ich vor etwa zwölf Jahren in einem Zug in Italien eine Studentin kennenlernte und mit ihr ein nettes Gespräch führte. Sie teilte die pessimistische Meinung des »Club of Rome« und war natürlich ausgesprochen besorgt um die Zukunft unseres armen Planeten, dieser einsamen Oase im öden und wüsten Universum. Ich sagte zu ihr: »Was unseren Planeten angeht, bin ich doch recht zuversichtlich, aber mein Optimismus beruht nur auf Ihrem Pessimismus. Weil es so viele gute Menschen wie Sie gibt, die sich um unsere Zukunft sorgen, müssen wir einer guten Zukunft entgegensehen.«

Tatsache ist, dass einhundert Jahre nach der Entdeckung des Zweiten Hauptsatzes der Thermodynamik in der modernen Wissenschaft, ja fast in einem Grenzbereich der Wissenschaft, etwas passierte, was genau in die entgegengesetzte Richtung wies.

Der moderne Kolumbus – Ilya Prigogine

Das war in den 70er-Jahren, als die Quantenphysik und die Molekularbiologie kurz vor ihrer Vollendung standen oder, besser gesagt, kurz vor dem Ende ihrer stürmischen Entwicklung.

Zu dieser Zeit beschäftigten sich die Physiker damit, wie die vier grundlegenden Wechselwirkungen – die Wechselwirkung der Gravitation, die elektromagnetische Wechselwirkung, die starke und die schwache Wechselwirkung – zu einer großen Einheitstheorie zu verknüpfen wären. Alle Dinge und Erscheinungen des Universums könnten nach dieser großen Theorie erklärt und berechnet werden. Nichts wäre den theoretischen Physikern mehr unbekannt. Die Fakultäten für theoretische Physik an den Universitäten könnten geschlossen werden, wenn diese große Theorie abgeschlossen wäre. Die nachfolgende Generation könnte jegliche Forschung in der Physik einstellen, zumindest zur theoretischen Physik, denn diese wäre bald abgeschlossen. Was späteren Generationen zu tun bliebe, wäre das Erlernen der großen Theorie und die Suche nach neuen Anwendungen der Physik, wenn es da noch Lücken gäbe.

Auch die Biologie schien zu jener Zeit ihrer Vollendung entgegenzugehen. Nach den großen Erfolgen – der Entschlüsselung des genetischen Codes der DNA und der Entdeckung der dreidimensionalen Struktur von Proteinen – befassten sich die Biologen damit, wie jedes einzelne Molekül in lebenden

Systemen untersucht werden kann. Das wäre zwar ein großer Aufwand, aber kein grundsätzliches Problem. Wenn diese Arbeit bewältigt wäre, würden auch die Fakultäten für Biologie an den Universitäten geschlossen oder umbenannt in »Fakultät für Gentechnik«, »Fakultät für Biomolekulartechnik« oder ähnliche Namen, wie man sie heutzutage an den Universitäten antrifft. Anders gesagt, in den 1970er-Jahren gab es allmählich keine neuen Ideale in der modernen Wissenschaft mehr.

Doch genau in diesem Moment trat ein moderner Kolumbus auf, der einen neuen Kontinent in der Wissenschaft entdeckte. Dieser moderne Kolumbus hieß Ilya Prigogine. Ihm gelangen mehrere umwälzende Fortschritte in der Wissenschaft.

1) Vom »Geschlossenen System« zum »Offenen System«

Sein erster mutiger Schritt bestand darin, ein offenes anstelle eines geschlossenen Systems zu betrachten. Im Gegensatz zum geschlossenen System herrschen bei einem offenen System sehr enge Beziehungen und ständiger Austausch mit der Umgebung, unter anderem Austausch von Stoffen und Energie, von Information und von Entropie, sowohl im positiven wie im negativen Sinn. Anders ausgedrückt, es ist möglich, einem System »negative Entropie« zuzuführen, um die Entropie innerhalb des Systems zu verringern.

Die Bezeichnung »negative Entropie« ist auch etwas zu akademisch. Im Grunde ist es ganz einfach. So gibt es etwa in dem Beispiel in Abb. 3.1.1 die Einschränkung, dass wir die Kugeln auf der Platte nicht berühren dürfen, weil es ein »geschlossenes System« ist. Unter dieser einschränkenden Bedingung können wir nur die unumkehrbare Erhöhung der Entropie im System sehen, das heißt, wir können nur sehen, wie das System »stirbt« und nichts dagegen tun.

Bei einem offenen System ist diese Beschränkung aufgehoben, sodass wir die Kugeln von der rechten Seite herausnehmen und auf die linke Seite zurückbefördern können. Auf diese einfache Weise verringern wir die Entropie im System. Akademisch ausgedrückt, führen wir dem System »negative Entropie« zu.

Das ist ein sehr einfacher, aber entscheidender Schritt. An dieser Stelle erinnere ich mich an eine Geschichte, vielleicht ist es auch nur ein Gerücht über Kolumbus. Nach seiner Rückkehr von der historischen Reise meinten einige, dass es ja ganz einfach gewesen wäre, den neuen Seeweg zu finden, man fährt einfach west- statt ostwärts, das könne jeder.

Kolumbus ging nicht direkt darauf ein. Stattdessen fragte er, ob denn jemand ein Ei senkrecht auf den Esstisch stellen könne. Das konnte natürlich niemand. Daraufhin nahm Kolumbus das Ei und schlug es leicht auf den

Tisch. Das Ei war nun zwar kaputt, aber es stand senkrecht auf dem Tisch. Es war wirklich sehr einfach und nur ein kleiner Schritt, den neuen Kontinent zu finden, aber nicht jeder war dazu in der Lage.

Aus dieser kurzen Geschichte können meine Leser vielleicht ersehen, wie schwer vielen klugen Wissenschaftlern die Reise vom alten Kontinent, dem »geschlossenen System«, zum neuen Kontinent, dem »offenen System«, fiel.

So wie heute jeder den neuen Erdteil Amerika kennt, so hat auch die Wissenschaft den Begriff des »offenen Systems« inzwischen angenommen, sie sieht es heute sogar als selbstverständlich an. Dennoch gibt es eine ungeheure Menge unbekannter Phänomene auf dem neuen Kontinent, die noch nicht erforscht sind, insbesondere auf dem Gebiet der lebenden Systeme. So würde beispielsweise jeder zustimmen, dass ein lebendes System ein offenes System ist, solange es lebt. Schon 1944 wies Schrödinger darauf hin, dass das, was wir essen und einatmen, eigentlich eine Art »negativer Entropie« ist, die wir unserem Körper zuführen, um ihn in einem hohen Grad der Ordnung zu halten. Leider ist die Forschung bei diesem Aspekt der Biologie sehr dürftig, und die meisten Biologen haben noch nie von »Entropie«, »offenen Systemen« und »dissipativer Struktur« gehört.

2) Vom »Gleichgewichtszustand« zum »Ungleichgewichtszustand«

Der zweite kühne Schritt Prigogines war der vom Gleichgewichtszustand zum Ungleichgewichtszustand. Der Gleichgewichtszustand eines Systems bedeutet, dass es bereits den Zustand der größten Entropie, also einen voll-

Abb. 3.1.4. Vom »Gleichgewichtszustand« zum »Ungleichgewichtszustand«

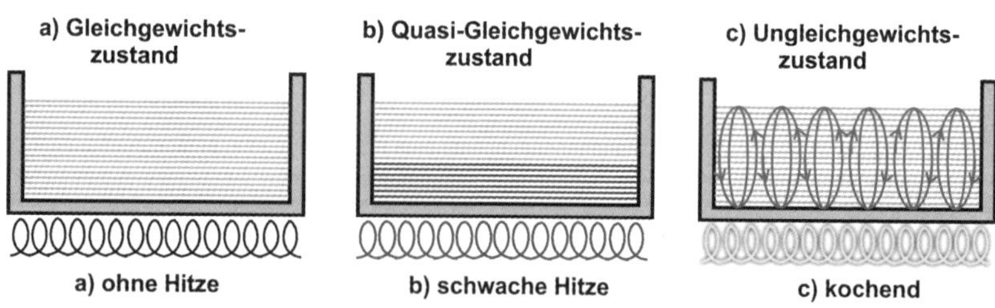

kommen homogenen Zustand erreicht hat. Zum Beispiel ist die Temperatur des Wassers in dem Kochtopf auf dem linken Bild der Abbildung 3.1.4 homogen, also im Gleichgewichtszustand, nachdem er sich eine angemessene Zeit in einem Raum mit konstanter Temperatur befunden hat.

Dann schalten wir die elektrische Heizplatte unter dem Kochtopf an, aber nur auf niedriger Temperaturstufe (Abb. 3.1.4, mittleres Bild). Die höhere

Temperatur breitet sich von der niedrigsten Ebene zu den höheren Ebenen des Wassers ganz allmählich und ruhig aus. In diesem Fall hat die Wärme der Kochplatte das Wasser zwar schon aus dem Gleichgewichtszustand gebracht, aber noch nicht sehr weit. Daher nennen wir dies den »Quasi-Gleichgewichtszustand«.

Im »Quasi-Gleichgewichtszustand« können Entropie, Temperatur und einige andere Parameter noch gemessen werden, und zwar indem das Wasser im Topf in viele dünne Scheiben geschnitten und jede Scheibe für sich als System im Gleichgewichtszustand betrachtet wird. Das war die Methode, welche die Thermodynamiker vor Prigogine anzuwenden wagten.

Wenn wir jedoch die Temperatur der elektrischen Kochplatte stark erhöhen, beginnt das Wasser im Topf zu kochen (Abb. 3.1.4., rechtes Bild).

Das kochende Wasser ist in vollkommen chaotischem, turbulentem Zustand, der keinen Gesetzen mehr gehorcht. Das zumindest glaubten die Wissenschaftler, bevor der kühne Prigogine auf den Plan trat. Dieser fand heraus, dass der turbulente Zustand nicht so chaotisch ist, wie man einst glaubte. Er entdeckte einige dynamische Strukturen in dem Chaos, insbesondere bei stabiler Energiezufuhr.

So entdeckte Prigogine, dass aus der »Unordnung« spontan eine gewisse »neue Ordnung« entsteht. Anders gesagt, im Ungleichgewichtszustand entstehen neue Strukturen.

3) Von der »Statischen Struktur« zur »Dissipativen Struktur«

Die neue Struktur wird von Prigogine »dissipative Struktur« genannt, das Gegenteil der »statischen Struktur«.

Wie wir am Beginn dieses Kapitels festgestellt haben, sind Wasserfall, Flamme, natürliche Quelle, künstlicher Springbrunnen, Strudel im Fluss, gefürchteter Hurrikan, anmutige Wolken und der schreckliche Blitz am Himmel dissipative Strukturen, während Gebäude, Berg sowie Auto, Zug und Rakete in schneller Bewegung zu den statischen Strukturen zählen. Nun wird man vielleicht fragen, weshalb die Entdeckung der dissipativen Struktur so bedeutsam ist, wo sie doch so gewöhnlich und weitverbreitet und nicht neu ist.

Nun, das ist im Grunde genauso wie bei der Entdeckung Amerikas. Der Kontinent Amerika war doch alles andere als neu für seine Ureinwohner, die wir heute Indianer nennen und die seit Jahrtausenden in diesem alten Land lebten.

Die Bedeutsamkeit der Entdeckung des sogenannten »neuen Kontinents« lag darin, dass das geheimnisvolle alte Land zwischen Pazifik und Atlantik von der modernen Zivilisation, von den Europäern, wiederentdeckt worden war.

Aufgrund dieser Wiederentdeckung konnte die moderne Zivilisation ihr Territorium weit ausdehnen, viele neue Länder auf dem alten »neuen Kontinent« gründen. Mehr noch, die europäische Kultur gedieh auf dem alten »neuen Kontinent« so rasch, so gut, so machtvoll, dass sie vollkommen mit der westlichen Kultur verschmolz, die auf den alten »alten Kontinenten« verwurzelt war, nämlich in Europa, Westasien und Nordafrika, und diese nachhaltig bereicherte.

Nun können wir leicht verstehen, warum die Entdeckung der »dissipativen Struktur« so bedeutsam ist für die Wissenschaft, die Medizin und die moderne Zivilisation.

Obwohl die dissipative Struktur schon vor der modernen Zivilisation, vor der Wissenschaft und lange vor der Geburt Ilya Prigogines weithin existierte, führt die Wiederentdeckung der dissipativen Struktur zu einer enormen Erweiterung des Territoriums der modernen Wissenschaft, einschließlich der Physik, Chemie, Biologie und der Medizin.

Durch die Wiederentdeckung der alten »neuen Struktur« aus dem Blickwinkel der modernen Wissenschaft konnte das geheimnisvolle Akupunktursystem sowie viele verwandte alte Heilmethoden, die von den Menschen des Altertums intuitiv entdeckt worden waren, für den Menschen von heute rational erfassbar gemacht werden.

Wegen dieser Wiederentdeckung werden moderne Wissenschaft und Medizin ihr Terrain stark erweitern, vom »alten Kontinent« der konventionellen Schulmedizin mit ihrer Denkweise des Reduktionismus hin zum »neuen Kontinent« der ganzheitlichen Medizin mit einer vollkommen neuen Weltsicht und Denkweise.

Darüber hinaus wird die neue Art zu denken und die neue Weltanschauung nicht nur medizinische Verfahren, sondern auch die Entwicklungsrichtung unserer Zivilisation nachhaltig beeinflussen.

2) Stehende Welle und Wellenüberlagerung

Auf dem Psalter mit zehn Saiten, mit Spielen auf der Harfe. Denn, Herr, du lässest mich fröhlich singen von deinen Werken ...

Psalm 92, 4f

Es ist kurios, dass Christoph Kolumbus (1451-1506) nie erfahren hat, dass das, was er gefunden hatte, ein neuer Erdteil war. Er glaubte fest, einen neuen Weg nach Indien gefunden zu haben. Die Bezeichnung des neuen Kontinents als Amerika und die Erforschung des neuen Erdteils ist dann Schritt für Schritt im Laufe der letzten 500 Jahre durch viele andere Menschen erfolgt.

Vielleicht hat Ilya Prigogine (1917-2003) mehr Glück gehabt und erfahren, dass er einen neuen Kontinent entdeckt hat, und erlebt, wie andere auf diesem neuen Kontinent weiterforschen.

Die stehende Welle ist eine dissipative Struktur

An dieser Stelle wollen wir darauf hinweisen, dass die »stehende Welle«, die schon seit Hunderten von Jahren in der Physik bekannt ist, auch eine Art dissipative Struktur ist. (Bitte betrachten Sie dazu Abb. 3.1.1 und vergleichen Sie mit Abb. 1.3.5, 1.3.6 und 1.3.7 in Teil 1, Kapitel 3 dieses Buches). Die Darstellung (a) in Abb. 3.2.1 zeigt die einfachste stehende Welle an einem Faden. Sie sieht aus wie drei Kopf an Kopf liegende Spindeln. Es sind aber keine festen Strukturen wie bei richtigen Spindeln, sondern es ist eine sehr dynamische Struktur, und je genauer wir die stehende Welle beobachten umso deutlicher sehen wir, wie instabil und störanfällig sie bei ziemlich hoher Frequenz ist. Die dynamische Struktur wird durch eine Energiequelle aufrechterhalten, einen kleinen Motor, der den Faden ständig in Schwingung versetzt (Abb. 3.2.1, Bild (b)).

Dabei wird die Energie der stehenden Wellen an dem Faden ständig und anhaltend verstreut, meist in Form von Schallwellen. Die Frequenz der stehenden Welle an dem Faden wird durch die Länge des Fadens bestimmt (Abb. 3.2.1, oberes Bild), die wiederum die Frequenz der entsprechenden Schallwellen festlegt. Das ist das Prinzip, nach dem alle Saiteninstrumente funktionieren.

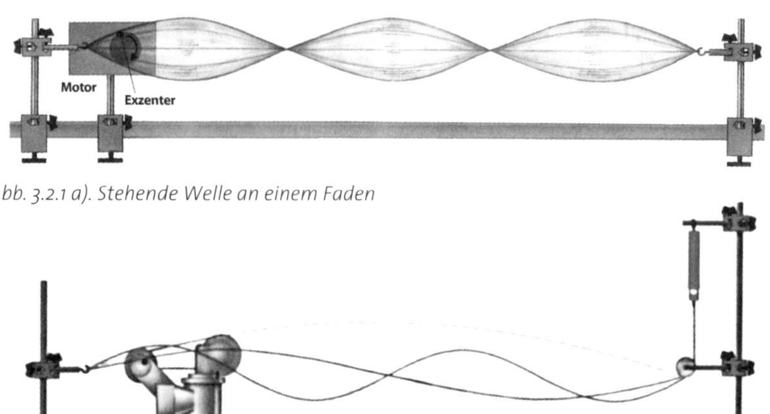

Abb. 3.2.1 a). Stehende Welle an einem Faden

Abb. 3.2.1 b). Energiezufuhr durch einen Motor

Beim Musizieren wird die Länge der Saite durch die Finger des Musikers gesteuert (Abb. 3.2.2). Der Musiker bewegt ständig seine Finger, um besondere stehende Wellen in verschiedenen festgelegten Frequenzen in bestimmter Zeit aufzubauen und so die gewünschte Musik hervorzubringen.

Abb. 3.2.2. Die Grundfrequenz und die Frequenzen des Obertons werden durch die Länge der Saite bestimmt.

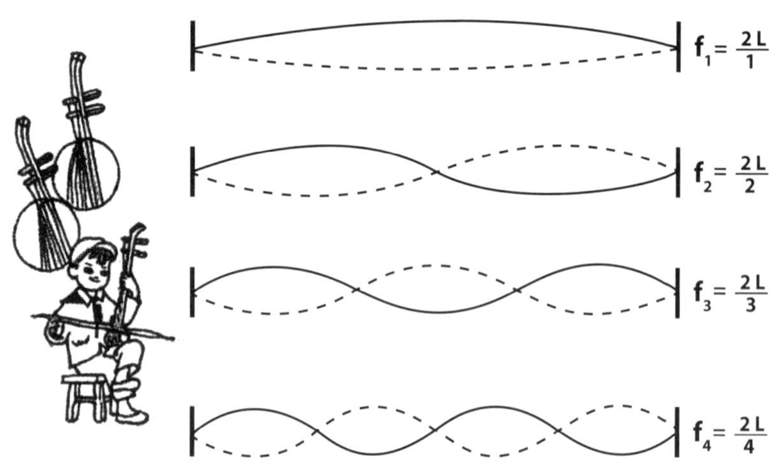

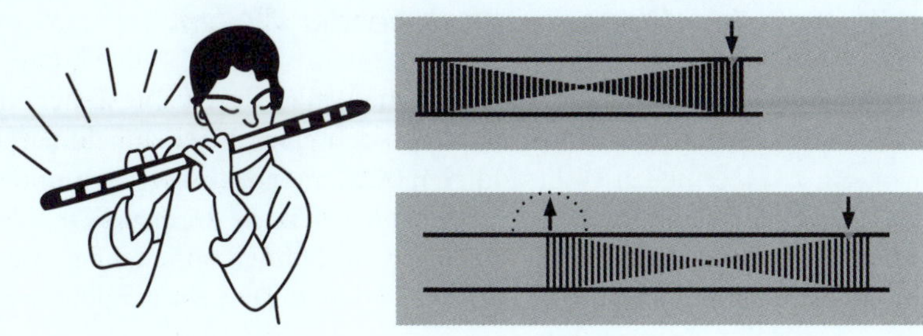

Abb. 3.2.3. Die wirksame Länge des Rohres bestimmt die Grundfrequenz der darin befindlichen stehenden Welle.

Meist bestehen mehrere verschiedene Frequenzen auf derselben Saite (Abb. 3.2.2.), die niedrigste Frequenz f_1 wird »Grundfrequenz« genannt und ist in der Regel in der Partitur wiedergegeben und durch die entsprechende Note gekennzeichnet. Die Frequenzen f_2, f_3 und f_4 werden in der Musikterminologie als Obertöne bezeichnet. Die verschiedenen Instrumente weisen unterschiedliche Kombinationen der Obertonstärken auf, was wir als »Timbre« oder »Klangfarbe« bezeichnen und woran wir den Klang einer Violine von dem einer Gitarre unterscheiden können.

Blasinstrumente funktionieren im Prinzip eigentlich genauso, nämlich durch Regulierung von stehenden Wellen (s. Abb. 3.2.3) Das Rohr eines Blasinstrumentes stellt einen Resonanzhohlraum dar, in dem sich unsichtbare stehende Wellen befinden. Die Frequenzen dieser stehenden Wellen werden durch die Länge des Rohres bestimmt (Abb. 3.2.3)

Nun leuchtet ein, warum ein Musiker beim Spielen ständig seine Finger bewegt und dabei abwechselnd bestimmte Löcher im Rohr seines Blasinstrumentes öffnet und schließt (Abb. 3.2.3, linkes Bild). Er verändert damit ständig die effektive Länge des Rohres, um die stehenden Wellen darin

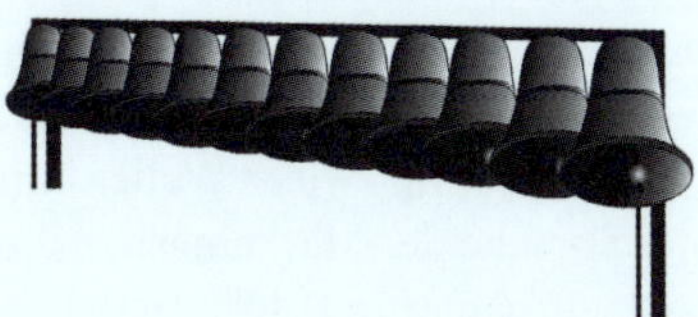

Abb. 3.2.4. Die Größe eines Resonanzhohlraumes bestimmt die Grundfrequenz einer stehenden Welle und einer Stimme.

zu verändern und damit den Klang des Instrumentes zu variieren. Die Frequenzen stehender Wellen in Perkussionsinstrumenten werden durch die Größe des Instruments bestimmt. Da es nicht so leicht ist, die Größe des Resonanzhohlraumes eines Perkussionsinstrumentes zu verändern, müssen in der Regel mehrere davon in unterschiedlichen Tonhöhen zum Einsatz kommen, um abwechslungsreiche Musik hervorzubringen. (Abb. 3.2.4).

Überlagerung stehender Wellen

Von den Teilchen unterscheiden sich die Wellen durch eine weitere interessante Eigenschaft: Zwei Wellen können denselben Platz einnehmen, können sich zu einer neuen Welle addieren oder einander auslöschen und ganz und gar in nichts auflösen. Mit anderen Worten, sie können sich »überlagern«. Physikalisch ausgedrückt heißt das, sie können miteinander »interferieren« und so eine neue Interferenzwelle bilden. Deshalb nennen Physiker diese Erscheinung »Interferenz«.

1) Überlagerung zweier Wellen.

Sehen wir zuerst, was passiert, wenn zwei Wellen mit gleicher Wellenlänge, die sich in der gleichen Phase befinden, denselben Platz einnehmen. In Abb. 3.2.5. können wir sehen, dass als Folge der Überlagerung der beiden Wellen eine neue Welle mit größerer Amplitude als Summe der beiden Ausgangswellen entsteht.

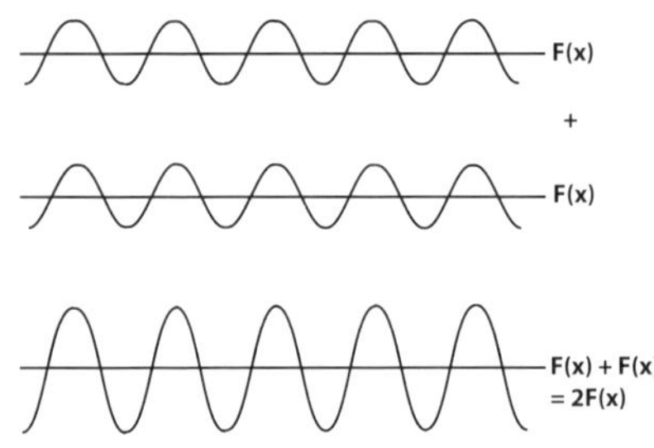

Abb. 3.2.5. Überlagerung zweier sinusförmiger Wellen in der gleichen Phase, die typische »konstruktive Interferenz«

Es ist nicht schwierig, sich die Addition beim Vorgang der Überlagerung vorzustellen und zu verstehen, obgleich es ein wenig befremdend ist, dass die Arithmetik in der Welt der Wellen 1 + 1 = 1 lautet, ganz anders als das gewohnte 1 + 1 = 2 in der Welt der Teilchen. Gewissermaßen ist es so, als ob zwei Personen, die zusammen auf einem Sofa sitzen, zu einer einzigen Person von doppelter Größe werden. Vielleicht so, wie sich der Mann mit seinem Weib vereint, » ... und sie werden sein ein Fleisch.« (1. Mose 2, 24)

Ein weiteres extrem ungewöhnliches Beispiel in der Welt der Wellen ist die Überlagerung zweier Wellen mit entgegengesetzten Phasen (Abb. 3.2.6). In der Sprache der Mathematik haben die beiden Wellen einen Phasenunterschied von genau 1π (180°). In diesem Fall ist die Folge der Überlagerung der beiden Wellen ebenfalls eine neue Welle, eine mit Nullamplitude, denn die Wellenberge der einen treffen genau auf die Wellentäler der anderen Welle, sodass sie sich gegenseitig auslöschen.

In diesem Fall ist die arithmetische Darstellung noch verrückter, sie lautet 1 + 1 = 0, so scheint es, als ob »der Mann sich mit seinem Weib vereint und zum Nichts wird« oder als ob »der Mann sich mit seinem Weib vereint und sie von der Erde verschwinden und in den Himmel eingehen«.

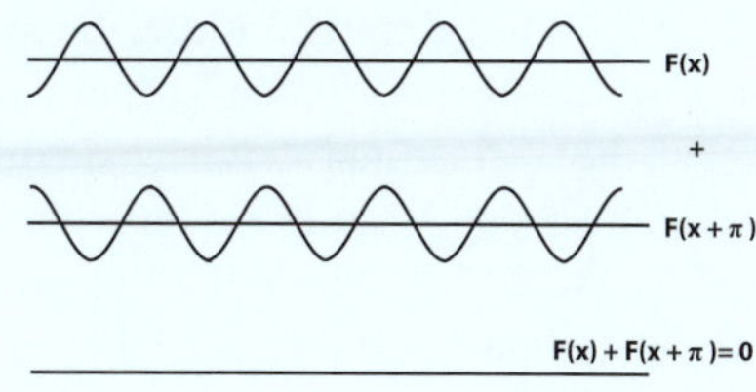

Abb. 3.2.6. Überlagerung zweier sinusförmiger Wellen mit einem Phasenunterschied von 1π, die typische »destruktive Interferenz«.

In der Physik wird der erste Fall in Abb. 3.2.5 als konstruktive Interferenz bezeichnet, weil die Summe größer ist als die beiden Ausgangswellen, der zweite Fall in Abb. 3.2.6. hingegen wird destruktive Interferenz genannt, denn die Summe ist kleiner als die beiden Ausgangswellen.

Natürlich sind die Beispiele in Abb. 3.2.5 und in Abb. 3.2.6 Extremfälle. In der Realität liegen die meisten Überlagerungen und Interferenzen irgendwo zwischen diesen beiden Fällen. Abb. 1.3.4 in Teil 1 Kapitel 3 zeigt mit dem klassischen Doppelschlitzexperiment, dass die beiden Lichtstrahlen sich gegenseitig verstärken können, was zu noch helleren Bereichen führt (durch konstruktive Interferenz), oder aber sich gegenseitig auslöschen können, so dass dunkle Bereiche entstehen (durch destruktive Interferenz).

Abb. 1.3.3 in Teil 1 Kapitel 3 zeigt auch, was passiert, wenn zwei Wellen unterschiedlicher Wellenlängen zusammentreffen. In diesem Fall entsteht durch die Überlagerung der beiden Wellen eine neue Frequenz, die sogenannte »Schwebungsfrequenz«.

2) Überlagerung mehrerer Wellen

Die Überlagerung von Wellen ist nicht auf zwei Wellen beschränkt, sondern auch bei mehreren Wellen möglich (Abb. 3.2.7). Durch die Überlagerung mehrerer Wellen kann jegliche Form periodischer Kurven (Abb. 1.3.3 in Teil 1 Kapitel 3), ja sogar nicht-periodischer Kurven aus einer Anzahl einfacher sinusförmiger Wellen gebildet werden (siehe erstes Bild in Abb. 3.2.7).

Abb. 3.2.7. Komplizierte Kurve, entstanden durch Überlagerung dreier sinusförmiger Wellen

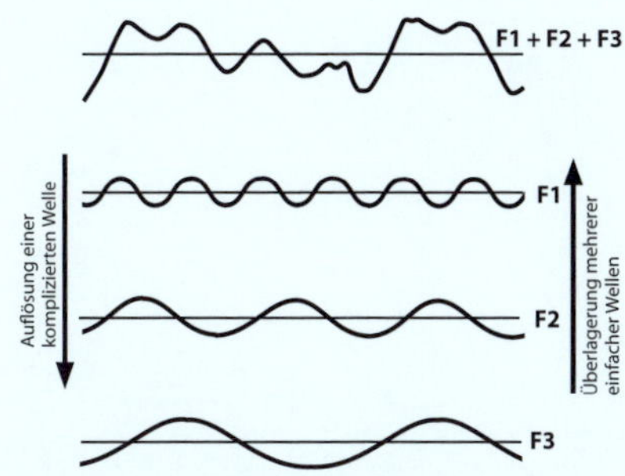

Erinnern wir uns nun an den Hintergrund der elektronischen Messung auf der Haut, die eigentlich eine Messung der Energieverteilung innerhalb des Körpers ist und die wir in Abb.

2.3.10 in Teil 2 Kapitel 3 dieses Buches durch eine Idealmessung an einem idealisierten menschlichen Körper dargestellt hatten.

Es lohnt sich, einen Vergleich anzustellen zwischen der Kurve, die bei der elektronischen Messung am menschlichen Körper entsteht (Abb. 3.2.8 erstes Bild, aus Abb. 2.3.10 in Teil 2 Kapitel 3 dieses Buches entnommen), und der Kurve, die man als Folge der Überlagerung dreier Wellen erhält (Abb. 3.2.8 zweites Bild, identisch mit dem ersten Bild aus Abb. 3.2.7).

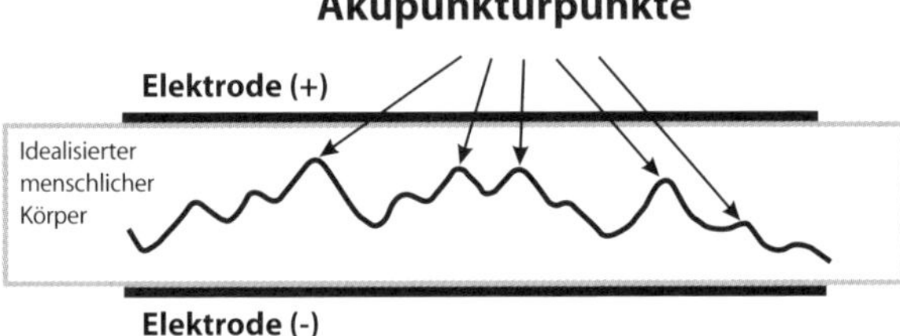

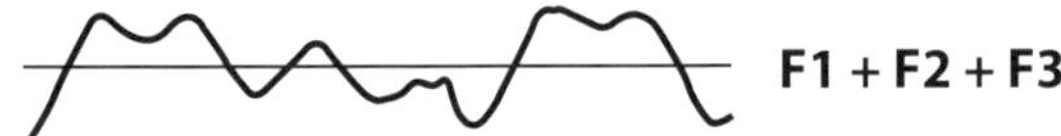

Abb.3.2.8. Vergleich zwischen der Kurve bei einer elektronischen Messung des menschlichen Körpers und der Kurve als Folge der Überlagerung dreier Wellen.

Durch einen solchen Vergleich fällt es uns etwas leichter, zu verstehen und uns vorzustellen, wie die heterogene Verteilung elektromagnetischer Felder durch die Überlagerung elektromagnetischer Wellen entsteht. Natürlich ist die Lage in Wirklichkeit viel schwieriger als die Idealsituation in den Abbildungen 2.3.10 und 3.2.7. Wir wollen bei unserer Betrachtung nun schrittweise zu immer komplizierteren Fällen übergehen.

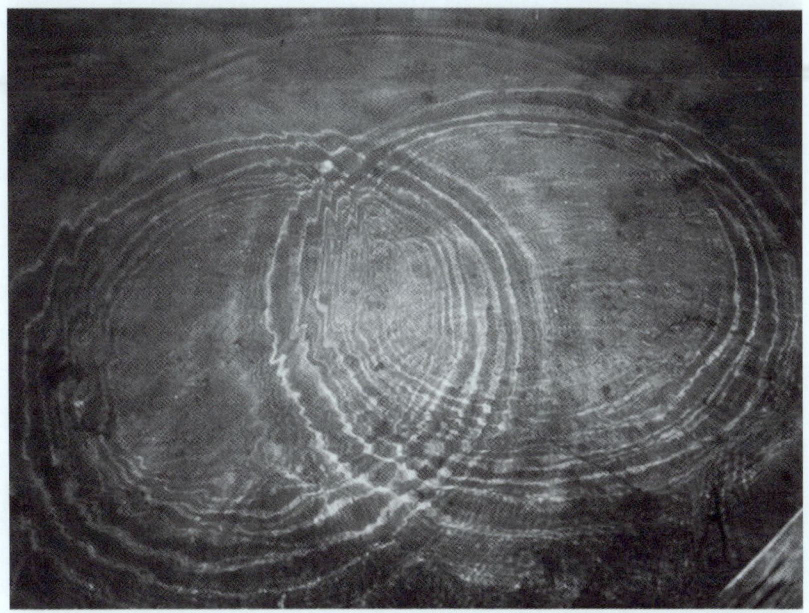

Abb. 3.2.9.
Das Interferenzmuster und seine Berechnung für zwei zweidimensionale kreisförmige Wellen

Interferenzmuster stehender Wellen in zwei- und dreidimensionalen Fällen

Bisher haben wir lediglich Überlagerung und Interferenz von Wellen in »eindimensionalen« Situationen betrachtet. In der Realität sind die meisten Wellen »zweidimensional« oder »dreidimensional«. Theoretisch ist es möglich, das Interferenzmuster bei zwei- und dreidimensionalen Fällen zu berechnen (Abb. 3.2.9). Praktisch jedoch stellt die Berechnung selbst mit Hilfe des besten Computers einen riesigen Arbeitsaufwand dar.

Glücklicherweise ist es nicht so schwierig, die Interferenzmuster zweidimensionaler Situationen im Experiment zu beobachten.

In Teil 1 Kapitel 3 dieses Buches haben wir bereits Interferenzmuster stehender Wellen am Beispiel des schwingenden Billards (Abb. 1.3.6) und im Inneren einer Violine (Abb. 1.3.7) gezeigt.

Störung von Interferenzmustern

Nachdem wir nun wissen, dass die subtile Energieverteilung innerhalb des Körpers vor allen Dingen durch die Überlagerung elektromagnetischer Wellen bestimmt wird, die Energieverteilung also lediglich ein Interferenzmuster ist, ergibt sich die Möglichkeit, die falsche Energieverteilung im Körper eines Patienten zu verändern, indem wir absichtlich eine Störung in das Interferenzmuster einbringen, es damit modulieren und dem Patienten so helfen, seine Gesundheit wiederzugewinnen.

1) Frequenzänderung

In den westlichen Ländern sind ja schon von zahlreichen Ärzten viele Therapiemethoden entwickelt worden, bei denen elektrische Stimulationen am Körper des Patienten angewandt werden.

Natürlich war den meisten dieser Ärzte nicht bewusst, dass sie durch die elektrische Stimulation die Energieverteilung im Körper ihrer Patienten veränderten, obgleich sie das Wort »Energiemedizin« gern verwenden. Sie glauben, an ihren Patienten gewisse falsche Bioströme entdeckt zu haben, daher nehmen sie an, dass sie durch die Anwendung elektrischer Stimulierung von außen diese falschen Bioströme auslöschen können. Diese Ärzte waren Vorreiter, sie wagten sich von der chemisch geprägten Betrachtung des menschlichen Körpers zum energetischen Aspekt der Medizin vor. Das war ein wichtiger Fortschritt und ein großer Beitrag zur Weiterentwicklung der Medizin.

Leider bewegen sich diese Methode und das ihr zugrundeliegende Denken noch immer im Rahmen der allopathischen Medizin und des Reduktionismus. Wenn man zu der Erkenntnis gelangt, dass jegliche elektrische Stimulation am menschlichen Körper das Interferenzmuster der stehenden Wellen innerhalb des Körpers grundlegend stört, dann begreift man auch, dass diese Einflussnahme ganzheitlich ist. Ich bin sicher, dass sich die Medizin im energetischen Bereich lebhaft weiterentwickeln wird, wenn man die Quelle der heterogenen Verteilung im Körper erkannt hat.

2) Veränderung der Grenzbedingung in einem Resonanzhohlraum

Neben der Anwendung äußerer elektrischer oder magnetischer Stimulierung am menschlichen Körper gibt es noch einen anderen Weg zur Veränderung des Interferenzmusters elektromagnetischer Wellen, also der Energieverteilung innerhalb des Körpers, nämlich die Veränderung der Grenzbedingung eines Resonanzhohlraumes.

Aus den Darstellungen in Abb. 1.3.6 in Teil 1 Kapitel 3 dieses Buches können wir ersehen, dass die Form des Interferenzmusters stehender Wellen, also in diesem Fall die Energieverteilung auf der schwingenden Billardkugel, nicht nur von der Frequenz, sondern auch von der Form der Kugel abhängt. Betrachten wir nun ein weiteres Beispiel für Interferenzmuster stehender Wellen an der Wasseroberfläche (Abb. 3.2.10).

Die Interferenzmuster der stehenden Wellen wurden erzeugt, indem einfach unterhalb einer mit Wasser gefüllten Schale ein Lautsprecher angebracht wurde. Sendet nun der Lautsprecher ein gleichbleibendes Geräusch aus, entsteht auf der Wasseroberfläche ein stabiles Interferenzmuster.

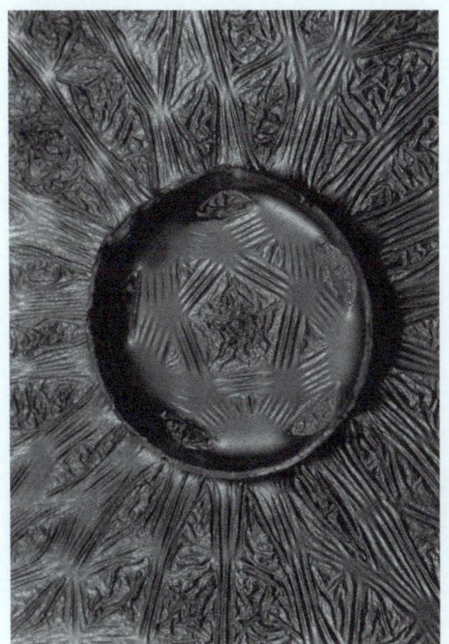

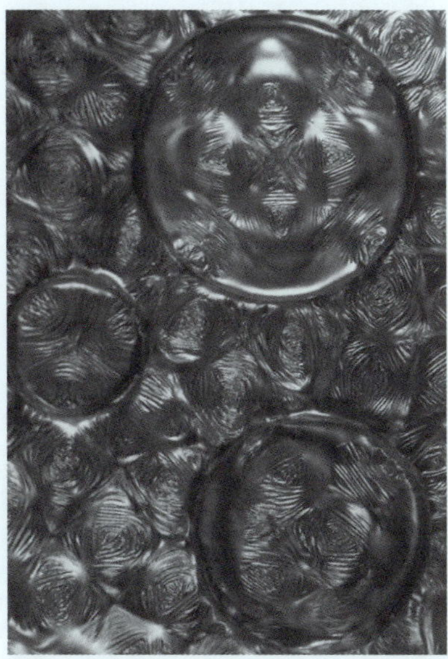

Abb. 3.2.10 Verhältnis zwischen Grenzbedingung und Interferenzmuster stehender Wellen

Im linken Bild wurde ein Ring ins Wasser gelegt, im rechten drei kleinere Ringe mit unterschiedlichen Durchmessern. Es ist deutlich zu sehen, dass das Interferenzmuster durch den Wechsel der Grenzbedingung stark verändert wird, obwohl die Frequenz der vom Lautsprecher ausgehenden Wellen gleich bleibt.

Es bedarf nicht einmal einer grossen Veränderung der Grenzbedingung, um das Interferenzmuster zu modifizieren. Manchmal kann eine ganz geringfügige Veränderung der Grenzbedingung eine starke Veränderung des Interferenzmusters und der entsprechenden Frequenzen, welche die stehende Welle bilden, nach sich ziehen. So ist allgemein bekannt, dass ein kleiner Sprung in einem Musikinstrument dessen Klang ziemlich verderben kann (Abb. 3.2.11).

Der deutsche Physiker Prof. H. J. Stöckmann von der Universität Marburg führte sowohl experimentelle Forschungen als auch theoretische Berech-

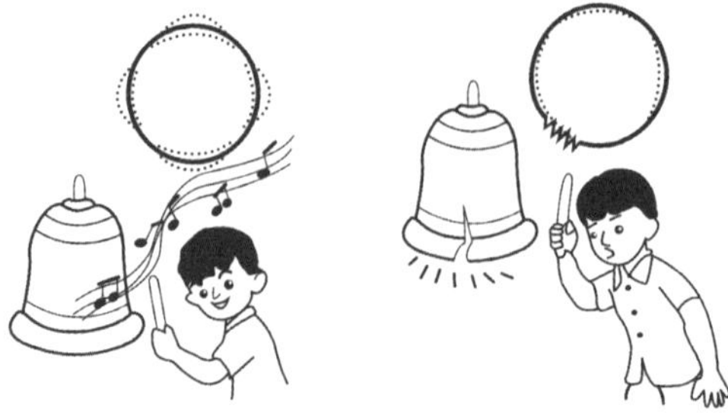

Abb. 3.2.11. *Durch den Sprung in der Glocke werden die stehenden Wellen in der Glocke und ihr Klang verändert.*

nungen zur Veränderlichkeit stehender Wellen an einem rechteckigen Billardtisch durch. Das Ergebnis zeigte, dass selbst ein sehr kleines Loch im Billardtisch das Interferenzmuster stark veränderte (s. Abb. 3.2.12).

An dieser Stelle sei angemerkt, dass man die wirkungsvollste Veränderung des Interferenzmusters stehender Wellen dann erreicht, wenn man die Löcher an ganz bestimmten Stellen anbringt, in der Regel am besten dort, wo die Energie des Ausgangsinterferenzmusters am höchsten ist.

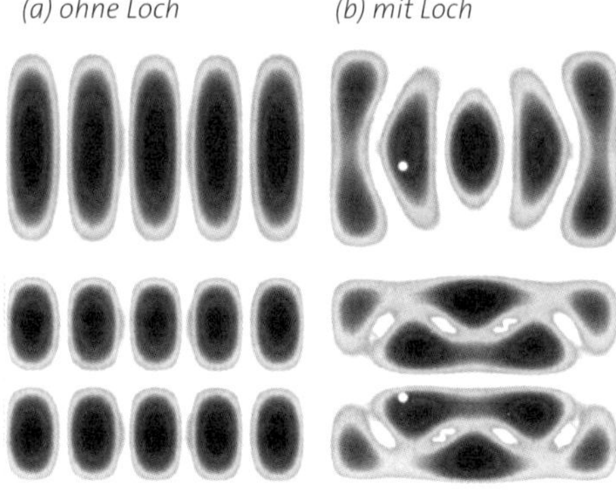

Abb. 3.2.12. *Veränderung der Form des Interferenzmusters durch Bohren eines Loches in ein Billard.*
(a) ohne Loch *(b) mit Loch*

Nun verstehen wir, warum bei der Akupunktur die Nadeln an den Stellen mit dem geringsten Hautwiderstand eingestochen und diese Stellen »Akupunktur-Punkte« genannt werden. Die Stellen mit dem geringsten »Hautwiderstand« sind nämlich die der höchsten Energie, die durch die Interferenz elektromagnetischer stehender Wellen, also durch eine »dissipative Struktur« des elektromagnetischen Feldes innerhalb des Körpers, bestimmt werden.

Nehmen wir an, das kranke Organ ist von seiner ursprünglichen Frequenz zu einer falschen übergegangen, und diese falsche oder krankhafte

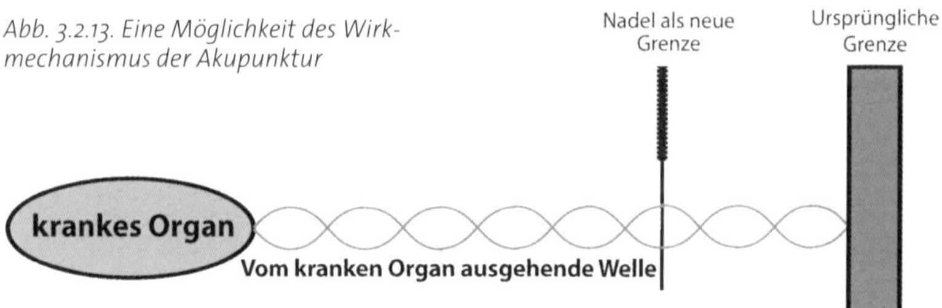

Abb. 3.2.13. *Eine Möglichkeit des Wirkmechanismus der Akupunktur*

Welle wiederum hat eine »krankhafte stehende Welle« erzeugt. Mit dem Einstechen der Nadel am Akupunkturpunkt wird an einem der Wellenberge der elektromagnetischen stehenden Welle eine neue Grenzbedingung errichtet mit dem Ziel, die krankhafte stehende Welle auszulöschen.

Dadurch beeinflusst die Nadel das kranke Organ und hilft ihm, zu seiner Ursprungsfrequenz zurückzukehren. Die beste Stelle, um die Nadel einzustechen und die krankhafte stehende Welle auszulöschen, ist jeder Wellenberg der stehenden Welle.

Natürlich ist die Lage in Wirklichkeit sehr viel schwieriger als bei der idealen Situation in Abb. 3.2.13, denn im Körper bestehen zahlreiche stehende Wellen, die ein kompliziertes dreidimensionales Interferenzmuster bilden. Einfach eine Nadel in einen Körper zu stechen, würde daher zu einer beträchtlichen Störung des Gesamtinterferenzmusters führen.

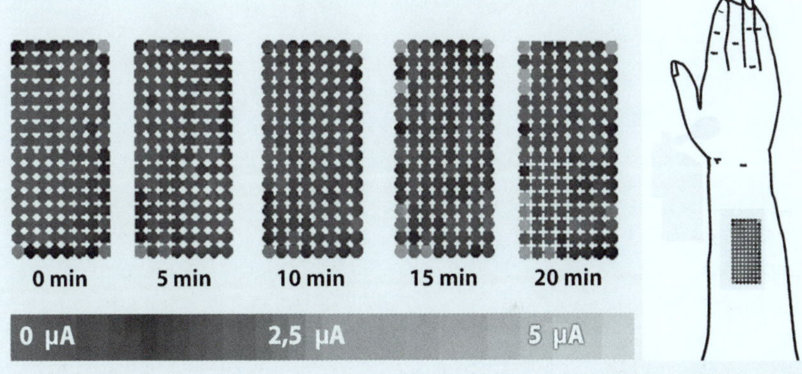

Abb. 3.2.14 Veränderung des Interferenzmusters während eines Akupunkturvorgangs

Die Veränderung des Interferenzmusters während eines Akupunkturvorgangs kann mit einer Sondenmatrix überwacht und mit Pseudofarben auf dem Computerbildschirm sichtbar gemacht werden (s. Abb. 3.2.14). Die Bildfolge in Abb. 3.2.14 zeigt, wie sich das Interferenzmuster im Arm schrittweise automatisch verändert, während die Nadel an einem Akupunkturpunkt eingestochen bleibt.

Die Versuche zeigen auch, dass es bei einer erfolgreichen Akupunktur etwa zehn bis zwanzig Minuten dauert, bis das Interferenzmuster von einem stabilen Zustand zu einem neuen stabilen Zustand übergegangen ist.

Es ist wichtig, besonders darauf zu achten, wie langsam sich die Veränderung eines Interferenzmusters vollzieht, obgleich ja bekanntlich die Geschwindigkeit elektromagnetischer Wellen extrem hoch ist, nämlich fast 300.000 Kilometer pro Sekunde.

Der chinesische Arzt Bin-Wu Zhang wies schon 1959, lange vor der Entdeckung der dissipativen Struktur, darauf hin, dass die bemerkenswert langsame Geschwindigkeit der Fortbewegung der Sinnesempfindung entlang eines Akupunktur-Meridians von der »Gruppengeschwindigkeit« einer Vielzahl von elektromagnetischen Wellen herrühren könnte.

Bei der Situation in Abb. 3.2.14 sollte uns bewusst sein, dass Milliarden und Abermilliarden von elektromagnetischen Wellen beteiligt sein können. In so einem Fall wird die Geschwindigkeit des Signals so gering, dass es 20 Minuten dauert, bis die Veränderung des Interferenzmusters abgeschlossen ist, selbst in dem kleinen Bereich, den wir beobachtet haben.

3) Drahtlose Kommunikation im Körper

Wenn wir unsere körperliche Materie ganz stark vergrößern, stellen wir fest, dass wir vor allem eine von Schwingungsfeldern durchdrungene Leere sind. Das ist es, woraus objektive physikalische Realität besteht.

Itzhak Bentov 1977
»Stalking the Wild Pendulum« (Deutsch: Auf der Spur des wilden Pendels: Abenteuer des Bewusstseins, 1985)

Lebende Systeme wie der menschliche Körper sind äußerst komplexe Gebilde, in denen ein hochentwickeltes Kommunikationssystem wirken muss, um das innere Gleichgewicht und den Zusammenhalt der Organe aufrechtzuerhalten und um die richtigen Reaktionen auf Störungen von außen und auf sich verändernde Umgebungsbedingungen hervorzurufen. Es gibt viele Arten von Kommunikationssystemen im lebenden Organismus, sie lassen sich in drei Kategorien einteilen.

1) »Postalische Übertragung«: Kommunikation durch chemische Stoffe
Die erste Kategorie von Kommunikationssystemen in lebenden Organismen ist dem Postdienst in unserer Gesellschaft ganz ähnlich. Die Kommunikation durch die Post ist charakterisiert durch gegenständliche Informationsträger wie etwa Briefe, Postkarten, Pakete und durch klare Adressierung an den Empfänger.

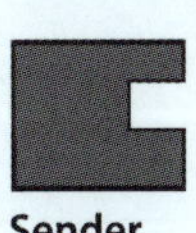

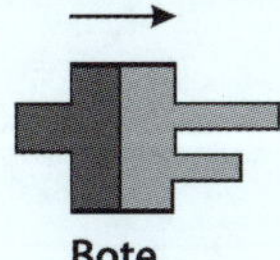

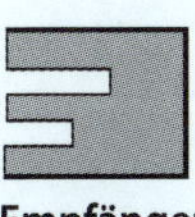

Abb. 3.3.1. »Postalische Übertragung« im Körper: das klassische »Schloss- und Schlüssel-Modell« der chemischen Kommunikation

Vielleicht ist die Übertragung durch die Post das älteste und klassischste Kommunikationssystem unserer Gesellschaft. Eine ähnliche Kommunikationsart fanden Wissenschaftler auch in unserem Körper, nämlich die Übertragung durch chemische Verbindungen, genauer gesagt durch die Strukturen von Verbindungen vieler fester Teilchen, wie heute vielfach angenommen wird.

Die chemische Kommunikation innerhalb lebender Organismen wird durch das »Schloss- und Schlüssel-Modell« bildhaft beschrieben (Abb. 3.3.1). Eine Information wird von einem »Sender«, einer Drüse, abgeschickt und von einem »Boten«, also einem Hormon, übertragen, das nun durch Blut oder Gewebeflüssigkeit zur Zielzelle, dem »Empfänger« transportiert wird. Bei so einem System wird die Adresse des Empfängers durch den Sender auf den Boten geschrieben, sodass der Bote durch den festgelegten Empfänger aufgenommen werden kann. Die Adresse ist natürlich nicht auf deutsch oder in irgendeiner anderen menschlichen Sprache geschrieben, sondern mit Hilfe von besonderen Mustern, wie wir sie auch bei Schlössern und Schlüsseln finden. Dieses Modell gilt nicht nur für das endokrine System, sondern auch für das Immunsystem und für die Wirkmechanismen vieler chemischer Medikamente. Das Modell ist zwar sehr mechanistisch, aber einfach und leicht zu verstehen. Es ist zu einem klassischen Modell geworden, das heutzutage das Denken von Ärzten wie Laien und natürlich die Pharmaindustrie bestimmt.

2) Übertragung durch Telefonleitungen: Kommunikation durch Signale in Nervenfasern

Seit der Erfindung des Telegraphen durch Samuel Morse (1791-1872) und insbesondere des Telefons durch Alexander Graham Bell (1847-1922) verfügen die Menschen über ein zweites Kommunikationssystem, das Gespräche über Entfernungen hinweg mit Hilfe von Kabeln ermöglicht. Entsprechend entdeckten Wissenschaftler auch in unserem Körper ein ähnliches Telegraphen- oder Telefonsystem, das Nervensystem (Abb. 3.3.2).

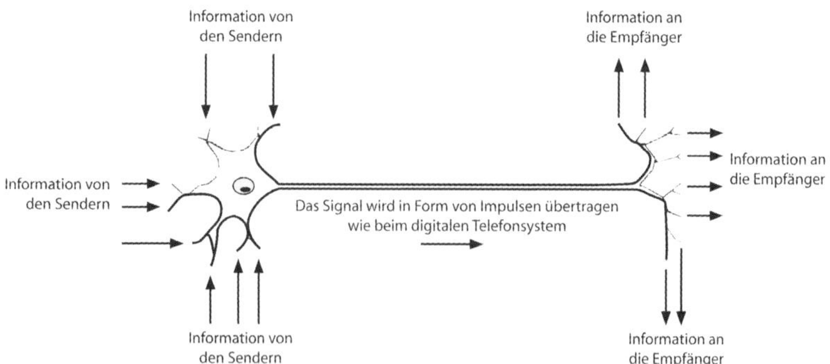

Abb. 3.3.2. Die telefonische Übertragung: Kommunikation durch Signale in Kabeln.

3) Drahtlose Übertragung: Geisterhafte Kommunikation

Die Erfindung des drahtlosen Telegraphen durch Guglielmo Marchese Marconi (1874-1937) war ein revolutionäres Ereignis, denn seitdem haben wir die Möglichkeit, durch ein geisterhaftes Feld und geisterhafte Wellen zu kommunizieren.

Wie wir bereits in Teil 1 Kapitel 3 besprochen haben, war der Glaube an die Existenz von Geistern in früherer Zeit viel stärker verbreitet als heute. Aber auch der moderne Mensch glaubt an die Existenz des elektromagnetischen Feldes, obwohl es unsichtbar ist, und an die Existenz von elektromagnetischen Wellen, obwohl sie unhörbar sind.

Wie wir auch bereits gesehen haben, gibt es eigentlich keinen entscheidenden Unterschied zwischen dem Geist und dem elektromagnetischen Feld. Der einzige Unterschied besteht in mathematischen Formeln. Für die quantitative Beschreibung der Bewegung des elektromagnetischen Feldes sind mathematische Formeln gefunden worden, die sogenannten Maxwell-Gleichungen. Daher sind wir heute in der Lage, mit Hilfe der Elektronik mit dem elektromagnetischen Feld umzugehen. Es ist aber noch keine mathematische Formel zur Beschreibung des Verhaltens eines Geistes gefunden worden, daher ist auch noch kein genormtes Verfahren zum Umgang mit Geistern erstellt worden.

Das elektromagnetische Feld ist seinem Wesen nach sehr vage und geisterhaft. Aber wir können dadurch gut kommunizieren. Vielleicht sind die elektromagnetischen Felder und Wellen die gleichen Geisterwesen, von denen die Menschen in alter Zeit sprachen, als sie diese noch nicht mathematisch beschreiben, beherrschen und in Wissenschaft und Technik nutzen konnten.

Wenn wir uns jedoch bewusst machen, dass wir zur Kommunikation domestizierte Geister, nämlich die elektromagnetischen Felder und Wellen benutzen, werden wir uns vielleicht manchmal schrecklich fühlen, denn in unserem Zimmer spukt es ständig, und dauernd ist es von diesen Geistern erfüllt, auch wenn alle Fernseh- und Radiogeräte ausgeschaltet sind. Die unsichtbaren stillen Geister sind ständig da, nicht nur im Zimmer, auch im Bett, auf dem Schreibtisch, ja selbst zwischen uns und unseren Freunden, mit denen wir uns gerade unterhalten. Ständig sprechen, singen, tanzen sie, obwohl wir sie weder sehen noch hören können.

In früheren Zeiten dachten die Leute, dass Geister manchmal schweigen und manchmal sprechen, mal unsichtbar sind und dann wiederum sichtbar werden. Heute haben wir eine moderne Maschine, die wir Radio nennen und die stillen Geister zum Sprechen bringt, und wir haben auch ein Gerät, das sie sichtbar macht, den Fernseher.

Darüber hinaus benutzen wir die unsichtbaren stummen Geister auch für uns selbst zur Fernkommunikation, drahtlose Kommunikation genannt. Heute ist sie so populär, dass viele Menschen, selbst schon viele Kinder, Mobiltelefone besitzen, um sich über große Entfernungen mit ihren Freunden unterhalten zu können

4) Drahtlose Übertragung in lebenden Systemen

Die wissenschaftliche Forschung zur drahtlosen Übertragung in lebenden Systemen hinkt der Entwicklung der drahtlosen Kommunikation in der Gesellschaft offenbar weit hinterher. Während heute schon vielerorts Grundschulkinder über Mobiltelefone mit ihren Schulfreunden sprechen, ist das Denken der Wissenschaftler in Biologie und Medizin noch immer der postalischen Kommunikation verhaftet, also der Übertragung durch Moleküle, bzw. der Kabeltelefonkommunikation, nämlich der Übertragung durch Nervenfasern.

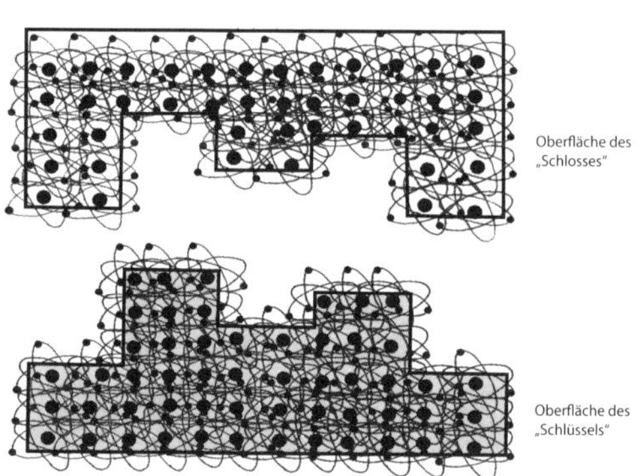

Abb. 3.3.3. Die selektive elektromagnetische Wechselwirkung zwischen Schlüssel und Schloss

Natürlich treten bei dieser Art Forschung zahlreiche technische Probleme auf. Das größte Problem jedoch ist nicht technischer sondern konzeptioneller Natur. Zum Beispiel ist die Wechselwirkung zwischen dem tatsächlichen Boten, wie etwa dem Hormonmolekül, und dem tatsächlichen Empfänger, hier also der Oberfläche der Zielzelle, keinesfalls mechanisch, sondern elektromagnetisch (Abb. 3.3.3).

Mit anderen Worten, durch das »Schloss- und Schlüssel-Modell« wird die falsche Vorstellung vermittelt, dass es sich bei der Wechselwirkung zwischen »Boten«-Molekül und »Empfänger«-Molekül auch um eine mechanische Kraft handele. In Wahrheit spielt in diesem Mikrobereich nicht mehr die mechanische Kraft die Hauptrolle, sondern die elektromagnetische Wechselwirkung.

Das mechanische »Schloss- und Schlüssel-Modell« hat also ein echtes Verständnis der drahtlosen Kommunikation zwischen tatsächlichem Boten und tatsächlichem Empfänger verhindert, ja es hat sogar die Richtung der medizinischen Forschung in die Irre geführt und den medizinischen Fortschritt blockiert.

Eigentlich begann die Erforschung der drahtlosen Übertragung zwischen lebenden Organismen schon sehr früh, nämlich 1922, als der russische Biologe Alexander Gawrilowitsch Gurwitsch (1874-1954) das berühmte »Zwiebelexperiment« durchführte (Abb. 3.3.4.).

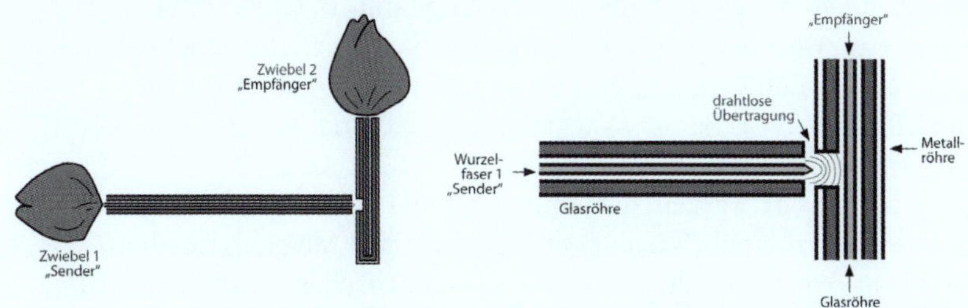

Abb. 3.3.4. Experiment zur drahtlosen Kommunikation zwischen zwei Zwiebeln

Bei diesem Experiment werden von den beiden Zwiebeln die Wurzeln bis auf je eine entfernt, anschließend werden sie in je eine Glasröhre gesteckt (Abb. 3.3.4 links). Bei der Zwiebel 2, dem Empfänger, wird die Glasröhre in ein Metallrohr eingeführt, um Störungen durch elektromagnetische Wellen von außen abzuschirmen. In dieser kombinierten Glas-Metallröhre für Zwiebel 2 befindet sich eine Öffnung in Höhe der Wurzelspitze von Zwiebel 1 (s. rechte Darstellung in Abb. 3.3.4). Gurwitsch entdeckte, dass an der Stelle der Öffnung in der Röhre erneute Zellkernteilungen in der Haut der Zwiebelwurzel auftraten. Dies zeigt, dass von der Wurzelspitze von Zwiebel 1 ein Signal zur Zellkernteilung an die Wurzelhaut von Zwiebel 2 übertragen worden sein muss.

Gurwitsch fand auch heraus, dass die drahtlose Kommunikation im ultravioletten Bereich liegen könnte, denn das Signal konnte durch gewöhnliches Glas blockiert werden, nicht aber durch Quarzglas.

Dieses Experiment war natürlich nur der erste Schritt zum Beweis der Existenz drahtloser Kommunikation und eine primitive Methode, um den Frequenzbereich der signalübertragenden elektromagnetischen Wellen ungefähr zu bestimmen. Es gäbe noch viele Forschungen zu den Details der drahtlosen Kommunikation zwischen und in lebenden Systemen anzustellen, etwa zum genauen Frequenzbereich oder zur Art der Kodierung der Signale.

Leider ist diese Art von Forschung aufgrund der beiden Weltkriege nicht weitergeführt worden. Nach dem zweiten Weltkrieg hat sich die Biologie leider wieder in Richtung Molekularbiologie entwickelt, d. h. der Teilchenaspekt der Biologie war vorherrschend. Daher haben die Biologen in den letzten 50 Jahren ihre Aufmerksamkeit nur auf die postalische Kommunikation in lebenden Systemen gerichtet und die Existenz der drahtlosen Übertragung vollkommen vergessen.

Nun ist, wie wir bereits an anderer Stelle bemerkten, die Entwicklung der Molekularbiologie schon fast ausgeschöpft, vollendet. Obgleich es in Zukunft noch viel ergänzende, zweitrangige und untergeordnete Arbeit gibt, wird kaum mehr ein solcher Durchbruch auf diesem Gebiet möglich sein, wie es die Entdeckung der Doppelhelixstruktur der DNA durch Francis Crick (1916-2004), James Watson (geb. 1928) und Rosalind Franklin (1920-1958) Anfang der 1950er-Jahre war.

Andererseits werden sich immer mehr hervorragende Ärzte der Grenzen und Unzulänglichkeiten der gegenwärtigen Molekularmedizin bewusst. Mehr und mehr wenden sie sich dem energetischen Aspekt der Medizin zu, etwa der Softlaser-Akupunktur, der Farblicht-Akupunktur, der Akupunktur mit extrem schwachen Mikrowellen bzw. mit elektrischen Impulsen, um dem menschlichen Körper verschiedene elektromagnetische Signale zuzuführen, die bei den Patienten das Gleichgewicht regulieren und wiederherstellen sollen.

Inzwischen sind auch immer mehr Biologen die Grenzen und Unzulänglichkeiten der gegenwärtigen Molekularbiologie bewusst geworden. Daher werden Begriffe wie »morphogenetisches Feld« und »Biofeld« in der Biologie allmählich gebräuchlich.

In dieser Situation wagen sich viele Wissenschaftler, insbesondere gut ausgebildete Physiker, auf das Gebiet der Biologie, etwa so, wie in den 1960er-Jahren viele gut ausgebildete Chemiker in die Biologie vordrangen und die Biochemie und Molekularbiologie entscheidend vorantrieben. Andererseits wird man in der Physik nur ungern neue Bereiche wie das »morphogenetische Feld« oder das »Biofeld« einführen, solange es sich vermeiden lässt. In der Physik wird immer danach gestrebt, so viele Faktoren wie möglich auszuschalten. Unter diesem Gesichtspunkt stellt ein sogenanntes morphogenetisches Feld oder Biofeld vermutlich eine Mischung vieler verschiedener Wechselwirkungen dar, der chemischen, mechanischen, thermodynamischen und elektromagnetischen Wechselwirkungen. Daher sollten wir sie einzeln untersuchen, wenn wir den Feldaspekt lebender Systeme ernsthaft und praktisch erforschen wollen.

Nach unserem derzeitigen Wissensstand in der Physik können wir die oben genannten Wechselwirkungen in vier Kategorien einteilen: mechanisch, thermodynamisch, chemisch und elektromagnetisch. Unter diesen vier Wechselwirkungen spielt die elektromagnetische Interaktion die wichtigste Rolle im energetischen Aspekt lebender Systeme. Leider haben sich die meisten Biologen in den letzten fünf Jahrzehnten auf den chemischen Aspekt des lebenden Systems konzentriert, während das Studium der so wichtigen elektromagnetischen Wechselwirkung fast in Vergessenheit geraten ist.

Natürlich ist das Verständnis des chemischen Aspekts lebender Systeme auch sehr wichtig und musste vermutlich der erste Schritt sein, und er ist schon gegangen worden. Nun sollten wir über den nächsten Schritt nachdenken, mit dem wir uns in das kompliziertere und vielleicht bedeutendere Gebiet vorwagen, nämlich zum Aspekt der elektromagnetischen Wechselwirkung in lebenden Systemen.

Um die gegenwärtige Situation klarzustellen und zu erfahren, welcher Schritt unser nächster sein muss, nehmen wir eine künstliche begriffliche Trennung zwischen dem »chemischen Körper« und dem »elektromagnetischen Körper« vor.

5) »Elektromagnetischer Körper« und »Chemischer Körper«

1) Der »chemische Körper« Eigentlich sind wir wohlvertraut mit dem festen und dichten chemischen Körper, der aus festen Knochen, Muskeln, verschiedenen Organen gebildet wird, die miteinander verbunden sind durch Blutgefäße, Nervenfasern usw., alle aus Zellen bestehend, welche wiederum aus Proteinen, DNA, RNA, Enzymen, Co-Enzymen und zahlreichen kleinen Molekülen und Ionen aufgebaut sind. Der chemische Körper ist ein festes Muster aus Teilchen, er ist im Laufe der vorzüglichen Entwicklung der Molekularbiologie in den letzten 50 Jahren ausführlich erforscht worden. Es scheint nun in unserem Körper nichts Unbekanntes mehr zu geben. Daher ist die moderne Medizin, die auf dem Studium und dem Verständnis des festen und dichten chemischen Körpers beruht, zur klassischen Medizin geworden.

Außer dem chemischen Körper gibt es jedoch zumindest noch den elektromagnetischen Körper, der ebenso wichtig ist wie der chemische Körper, oder vielleicht sogar eine noch größere Rolle spielt. Es ist ein großes unbekanntes Reich in unserem Körper, das nun aus der Sphäre mystischer Erfahrung, wissenschaftlicher Fiktion oder reiner Spekulation in die Reichweite der modernen Wissenschaft rückt und zu einem äußerst wichtigen Gebiet der wissenschaftlichen Grundlagenforschung wird.

2) Der »elektromagnetische Körper« Der elektromagnetische Körper ist viel komplizierter und dynamischer als der chemische. Angenommen wir wären in der Lage, den unsichtbaren elektromagnetischen Körper zu sehen, so würden wir ein vollkommen anderes Bild als beim sichtbaren chemischen

Körper wahrnehmen. Wir würden die sieben großen Chakren entlang der Körpermittellinie sehen sowie viele kleine Chakren an anderen Stellen in verschiedenen Farben. Wir würden Dutzende Akupunkturmeridiane sehen, Hunderte Akupunkturpunkte und zahlreiche Mikro-Akupunkturmeridiane und -punkte, die nicht nur ein kompliziertes Netzwerk bilden, sondern auch ein ständiges Interferenzmuster mit holografischen Eigenschaften. Um den Körper herum würden wir die Aura sehen, die schon in alter Zeit in vielen Religionen und Märchen beschrieben worden ist und die nun mit Hilfe moderner Technik zu einem gewissen Grad als extrem schwache Licht-, Infrarot- oder Mikrowellenstrahlung wahrnehmbar und zu einem neuen Gebiet seriöser wissenschaftlicher Forschung geworden ist.

Der elektromagnetische Körper ist nicht nur sehr kompliziert, sondern auch äußerst dynamisch. Anders als der chemische Körper, in dem Knochen, Organe, Gefäße und Fasern feste Positionen einnehmen, eine bestimmte Größe und klare Begrenzungen haben, besitzen die »elektromagnetischen Organe« , z. B. die Chakren und die »elektromagnetischen Gefäße«, wie etwa Akupunkturmeridiane, nur eine relativ stabile Lage und sind in ihrer Begrenzung und ihrem Volumen nicht klar festgelegt. Sie oszillieren ständig, wechseln kontinuierlich Intensität, Farbe und Form wie das Meer in heftigem Sturm, besonders bei einer starken Veränderung des emotionalen und seelischen Zustands.

Wenn wir besser in der Lage wären, das elektromagnetische Feld im Detail zu sehen, würden wir einen ungeheuer komplizierten Kommunikationsprozess beobachten, der in extrem hoher Geschwindigkeit durch elektromagnetische Wellen und Photonen innerhalb der Zellen, zwischen den Körpern und zwischen den Körpern und ihrer Umgebung abläuft und zusätzlich zur Kommunikation durch Nervenfasern, Hormone und Moleküle besteht. Wie bei der drahtlosen Kommunikation und beim Fernsehsystem werden auch bei der Übertragung durch elektromagnetische Felder viel mehr Informationen über viel breitere Kanäle transportiert als dies durch isolierte Nervenfasern und durch die langsame Wechselwirkung zwischen den Oberflächen von Molekülen der Fall ist. Daher hat die Kommunikation im elektromagnetischen Körper einen tiefergreifenden und subtileren Einfluss auf unseren Körper und die Gesundheit.

6.) Die besonderen Probleme beim Studium des elektromagnetischen Körpers

Aufgrund der Begrenztheit unserer Sinnesorgane geht die Entwicklung der Medizin unausweichlich vom Studium und dem Verständnis des sichtbaren, festen Teils der Welt und des Körpers aus und geht langsam zur Erkenntnis des unsichtbaren, feldartigen Teils der Welt und des Körpers über. Beim Studium des elektromagnetischen Körpers treten jedoch viel speziellere Schwierigkeiten auf als bei der Erforschung des festen und dichten chemischen Körpers.

Vor allem ist der elektromagnetische Körper unsichtbar wie die gewaltigen Radiowellen in unseren Wohnzimmern. Es ist allseits bekannt, dass unsere Zimmer erfüllt sind von elektromagnetischen Wellen, die im Dienste unserer Radios, Fernseher oder Mobiltelefone voller Informationen stecken. Wir sind jedoch nicht in der Lage, diese direkt wahrzunehmen. Abgesehen von einem sehr eng begrenzten Bereich des breiten Spektrums, den wir das »sichtbare Licht« nennen, können wir die Struktur und das Muster dieser unsichtbaren Wellen nur indirekt in unserer Vorstellung konstruieren. Ebenso unmöglich ist es für uns, den elektromagnetischen Körper mit bloßem Auge, dem Mikroskop oder chemischen Analysen zu studieren, wie wir das beim chemisch dichten Körper tun. Aus diesem Grunde war selbst die Existenz eines elektromagnetischen Körpers bis vor kurzem ein ungelöstes Problem in der Biologie und Medizin; zu groß und schmerzhaft war die Herausforderung für Biologen und Mediziner, den elektromagnetischen Körper durch sorgfältige Analyse und Synthese des komplizierten, experimentell erworbenen Datenmaterials in ihrer Vorstellung indirekt zu erkennen, anstatt ihn mit den in Medizin und Biologie gängigen Instrumenten direkt wahrzunehmen.

Die Biologie ist heute in einer ganz ähnlichen Situation wie die Physik im 19. Jahrhundert, als man die Existenz unsichtbarer Radiowellen zur Kenntnis nehmen musste. Im 19. Jahrhundert glaubten die Menschen nicht an die Existenz unsichtbarer elektromagnetischer Wellen und Felder, obwohl der Raum um sie herum davon erfüllt war, bis Michael Faraday (1791-1867) den Zusammenhang von Elektrizität und Magnetismus entdeckte, James Clerk Maxwell (1831-1879) die Dynamik des elektromagnetischen Feldes formulierte und das Vorhandensein elektromagnetischer Wellen vorhersagte, und schließlich Guglielmo Marconi (1874-1937) die Existenz der ungeheuren drahtlosen Welt durch die Erfindung des Telegraphie bewies. Heute würde niemand mehr das Vorhandensein unsichtbarer drahtloser Wellen bezweifeln. Dennoch ist es noch immer ein Problem, ihre Existenz ohne große Umstände wahrzunehmen, selbst wenn wir fernsehen, Radio hören oder Mobiltelefone benutzen. Daher ist die Unsichtbarkeit des elektromagnetischen Körpers ein ständiges Problem bei seiner Erforschung und Erkennung.

Die zweite Schwierigkeit besteht darin, dass im Unterschied zum stabilen, dichten chemischen Körper, der so fest steht wie ein Gebäude und deshalb leicht beobachtet, erforscht und gemessen werden kann, der elektromagnetische Körper dynamisch ist wie der endlose Ozean, über den manchmal heftige Stürme wehen; daher ist es schwierig, ihn zu beobachten, zu beschreiben oder gar zu messen. Darüber hinaus erhalten wir umso instabilere Messwerte, je genauer wir messen. Der elektromagnetische Körper oszilliert nicht nur mit ständig veränderlicher Intensität und Farbe (Frequenz), sondern auch mit veränderlicher Form und Lage, insbesondere in verschiedenen pathologischen, physiologischen und psychologischen Zuständen. Deshalb unterscheiden sich Bild und Begriff des elektromagnetischen Körpers vollkommen von denen des chemisch dichten Körpers, der in unseren Lehrbüchern der Anatomie und Zytologie beschrieben wird, mit dem wir so vertraut sind, dass wir das stabile Bild des chemischen Körpers für selbstverständlich halten und daher beträchtliche Schwierigkeiten haben, den extrem dynamischen elektromagnetischen Körper zu erkennen. Außerdem ist es eine große Herausforderung, ein theoretisches System zu schaffen, mit dem die Eigenschaften und die Bewegung einer solchen hoch dynamischen Struktur mathematisch formuliert werden können.

Das dritte Problem liegt darin, dass wir den elektromagnetischen Körper nicht mit der herkömmlichen anatomischen Methode der Teilung und Isolierung oder mit Hilfe des Elektronenmikroskops oder der Chromatographie studieren können. Der elektromagnetische Körper ist nicht nur unteilbar, er ist auch unberührbar. Selbst bei bloßer Annäherung an den Körper kann das Seziermesser die feinen Strukturen des elektromagnetischen Körpers durch die starke elektromagnetische Wechselwirkung zwischen Messer und Körper stören. Wird mit dem Skalpell in den Körper geschnitten, kann es die ursprüngliche Struktur des elektromagnetischen Körpers sogar noch stärker beeinträchtigen. Je mehr ein Körper oder eine Zelle zerschnitten wird, desto mehr wird der elektromagnetische Körper beschädigt. Näherten wir uns den Grenzen der sogenannten Molekularebene der Biologie mit der herkömmlichen Forschungsweise, würden wir die feine Struktur des elektromagnetischen Körpers vollkommen zerstören. Daher leuchtet ein, dass die konventionelle Methode des Reduktionismus, mit der so große Erfolge bei der Erforschung des chemisch dichten Körpers und in der Molekularbiologie erzielt wurden, für das Studium des elektromagnetischen Körpers ganz und gar nicht taugt. Es ist nicht nur unmöglich, mit einem Messer in diesen Körper zu schneiden, sondern auch das Einführen einer Untersuchungssonde ist ohne starke Beeinträchtigung des subtilen elektromagnetischen Körpers nicht möglich. Somit erweist sich die Erforschung des elektromagnetischen Körpers als wirklich äußerst kompliziert.

Das letzte Problem besteht in der enormen Geschwindigkeit der elektromagnetischen Wellen, die das Einmillionenfache der Bewegungsgeschwindigkeit von Molekülen und Nervenimpulsen beträgt. So kommt es zum sogenannten »ergodischen Phänomen«, bei dem die elektromagnetischen Wellen sich so schnell bewegen, dass sie den Körper mehrmals durchdringen und alle Informationen aus allen Teilen des Körpers aufnehmen können. Aus diesem Grund kann kein Ereignis im elektromagnetischen Körper vom übrigen Körper losgelöst werden, und die Information über ein Ereignis ist im gesamten Körper zu finden. Sie ist also vollkommen ganzheitlich und holografisch. Wenn dem so ist, kann man den elektromagnetischen Körper nicht mit der analytischen Methode studieren, die einst so erfolgreich war und eine so große Rolle in der Geschichte der wissenschaftlichen Entwicklung gespielt hat. Wegen der Trägheit unseres Denkens ist es jedoch nicht nur schwierig, Neuland zu betreten, sondern auch schmerzhaft, die konventionelle Methode der Teilung, Isolierung, ja selbst der Analyse, aufzugeben und nach einem neuen Rahmen und entsprechenden Methoden zu suchen, um das neue Gebiet der Wissenschaft und Medizin zu erforschen.

7) Praktische Lösungen für diese Probleme

Wir müssen dennoch eine praktikable Möglichkeit finden, diese besonderen Probleme bei der Erforschung des elektromagnetischen Körpers zu lösen.

Vor allem hängt dies von der Entwicklung der Technik ab. Da das elektromagnetische Feld im Körper sehr schwach und störanfällig ist, müssen sehr sensible Systeme entwickelt werden, um seine feine Struktur aufzudecken. Um unnötige Störungen einzuschränken, wäre ein Fernuntersuchungssystem vorzuziehen. Vielleicht wären passive Untersuchungssysteme am besten. Zum Glück sind in den letzten fünf Jahrzehnten viele hochempfindliche Verfahren, zum Beispiel zur Anwendung in Satelliten, entwickelt worden, die zur Erforschung medizinischer und biologischer Probleme genutzt werden können, sodass nun die technologische Basis zur intensiven Erforschung des elektromagnetischen Körpers bereitsteht.

Andererseits müssen wir eine neue Theorie und methodische Grundlage für die Datenanalyse, oder besser Datensynthese, erstellen, um die äußerst dynamischen und instabilen Messwerte des ständig fluktuierenden elektromagnetischen Körpers zu bewältigen. Offenbar ist es viel einfacher, mit der Methode des Reduktionismus zu arbeiten und dabei eine feste Struktur in immer kleinere Einzelteile aufzulösen, als mit der ganzheitlichen Methode immer holistischere, kompliziertere und dynamischere Strukturen zu bewältigen. Glücklicherweise ist in den letzten zwanzig Jahren durch die Erforschung nichtlinearer Probleme eine Vielzahl neuer Methoden erarbeitet worden, erinnert sei an die Bifurkationstheorie, Katastrophen- und Chaos-Theorie, Fraktale, Kohärenztheorie und viele neue Theorien der Statistik und weiterer Gebiete der Mathematik. Inzwischen bietet die rasche Entwicklung der Rechnertechnik ein effektives Hilfsmittel beim Umgang mit großen Datenmengen, wie es früher nicht vorstellbar gewesen wäre.

Am wichtigsten ist aber wohl, uns immer vor Augen zu halten, dass die Biologie und die Medizin jetzt in einem ähnlichen Stadium sind wie vor hundert Jahren die Physik, als sie von der klassischen Physik zur elektrodynamischen und zur Quantenphysik überging. Es tut natürlich weh, sich abzuwenden vom vertrauten Forschungsgebiet der festen Körper, von denen wir ein sichtbares und verlässliches Bild haben, und in den Bereich nicht greifbarer Objekte vorzudringen, deren Bild unsichtbar, zweifelhaft, nicht wahrnehmbar ist und nur in unserer Vorstellung entsteht. Wir haben uns schon seit langem an die durch die Vorstellung erzeugten Bilder von Atomen und Subatomen, ja selbst an das des schrecklichen schwarzen Lochs in der Physik gewöhnt, wir sind jedoch noch immer nicht in der Lage, uns den unsichtbaren Teil unseres Körpers bildhaft vorzustellen.

Um dieses Problem zu überwinden, müssen die Studenten an medizinischen Hochschulen und an den biologischen Fakultäten der Universitäten verstärkt in Mathematik und moderner Physik ausgebildet werden, zusätzlich zu dem bereits angebotenen umfangreichen Stoff in Chemie und Biochemie. Gleichzeitig sollten mehr Physiker und Mathematiker in die medizinische und biologische Forschung einbezogen werden, denn ein großer Teil der theoretischen Grundlagen für die Erforschung des elektromagnetischen Körpers steht in Mathematik und moderner Physik bereits zur Verfügung, wurde aber bisher nicht in biologische und medizinische Studien integriert.

8) Der elektromagnetische Körper als gemeinsame Grundlage der komplementären Heilweisen

Im Lichte des elektromagnetischen Körpers werden viele rätselhafte Probleme und Mechanismen der komplementären Heilmethoden leicht verständlich, z. B. das Wesen der Akupunkturmeridiane und -punkte, das Wirkprinzip der Homöopathie, die ganzheitliche Betrachtungsweise, ja selbst viele mystische Erfahrungen aus den Medizintraditionen des Altertums.

Bekanntlich gab es in den letzten 50 Jahren bei der Erforschung der Akupunkturmeridiane und -punkte mittels der Anatomie viele Niederlagen. Das liegt daran, dass es im chemisch dichten Körper keine Akupunkturstruktur gibt. Betrachten wir jedoch den elektromagnetischen Körper, begreifen wir sofort, dass das Akupunktursystem der Hauptteil eines Interferenzmusters ist, das durch die Überlagerung unsichtbarer elektromagnetischer stehender Wellen gebildet wird. Aus diesem Blickwinkel werden viele rätselhafte Probleme erklärbar, wie etwa die Form, Größe und Stabilität von Akupunkturpunkten und -meridianen, die Beziehung zwischen Organen und Akupunkturpunkten, das Verhältnis von anatomischer Struktur und Verteilung von Meridianen und Akupunkturpunkten, die Wirksamkeit des Nadelstechens ohne Medikament, die Übertragung des Signals entlang der Meridiane und seine Geschwindigkeit, das Phänomen der Bio-Holografie und dass ganz unterschiedliche Leitfähigkeitsmeßwerte immer den Grundmustern, den Typen aus der Statistik zugeordnet werden können.

Auch die Homöopathie war ein großes Geheimnis der Medizin. Der britische Arzt Cyril W. Smith verbrachte sein ganzes Leben mit ernsthafter und systematischer Forschungsarbeit zum Wirkprinzip der Homöopathie. Er wies darauf hin, dass der Wirkmechanismus nur unter dem Gesichtspunkt einer elektromagnetischen Struktur im Wasser erklärt werden kann. Wenn wir also vom elektromagnetischen Körper ausgehen, wird das Wirkprinzip der Homöopathie leicht verständlich, kann es doch als Resonanzeffekt im elektromagnetischen Körper erklärt werden. Bekanntlich gibt es im menschlichen Körper viele elektromagnetische Oszillatoren.

Sie sind die Quelle der zahlreichen elektromagnetischen Wellen, die durch ihre unendliche gegenseitige Reflexion und Überlagerung die außerordentlich komplexe, dynamische und subtile Struktur des elektromagnetischen Körpers bilden. Offenbar gibt es vielfache Wechselwirkungen zwischen der elektromagnetischen Struktur im Wasser des homöopathischen Mittels und der Struktur des elektromagnetischen Körpers in Form von schwach gekoppelten Oszillatoren, die über das elektromagnetische Feld zur Wirkung kommen. Die Kopplung und der Energietransfer zwischen ihnen passen in das »Ähnlichkeitsprinzip« und die »Potenzregel« der Homöopathie.

Somit verbleibt als einziges noch das Problem, wie ein solch schwacher Resonanzeffekt mit Hilfe von äußerst empfindlichen Instrumenten aufgespürt werden kann. Es schien zunächst, als müsse dieses Problem aufgeschoben werden, bis der technische Fortschritt eine Lösung bieten würde. Glücklicherweise ist der menschliche Körper selbst der sensibelste Detektor für die extrem schwachen Signale homöopathischer Mittel, wie Smith mit Hilfe einiger sehr gut reproduzierbarer subjektiver Methoden wie Wünschelrutengehen und Pendelschwingen gezeigt hat. Diese subjektiven Methoden sind nun allerdings für die Wissenschaftler schwer zu akzeptieren. Wiederum glücklicherweise ist der menschliche Körper auch ein guter Verstärker, die Struktur oder das Muster im elektromagnetischen Körper ist sehr empfindlich für jegliche elektromagnetische Störung. Daher ist es einfach, die signifikante Änderung des Interferenzmusters im elektromagnetischen Körper, die von extrem schwachen Störungen hervorgerufen wird, objektiv zu erkennen.

In der traditionellen indischen Medizin gibt es den Begriff der Chakren, d. h. »Lichtringe«, die mit dem psychologischen und physiologischen Zustand eines Körpers zu tun haben. Aus dem Blickwinkel des elektromagnetischen Körpers sind Chakren die Brennpunkte verschiedener Wellen, insbesondere der elektromagnetischen Wellen im Körper. Chakren gehören somit in das Interferenzmuster elektromagnetischer Wellen, die eng mit dem psychologischen und physiologischen Zustand des Körpers verbunden sind.

In der traditionellen chinesischen Medizin werden Emotionen bei der Mehrzahl der Krankheiten als Hauptursache angesehen; dagegen gilt in der klassischen westlichen Schulmedizin der menschliche Körper als komplizierte Maschine, die vom Arzt als hochgebildetem Fachmann wieder repariert werden kann, wenn sie nicht mehr funktioniert. In diesem Bild hat die Emotion offensichtlich keinen Platz. Aber in den vergangenen beiden Jahrzehnten ist die psychosomatische Medizin immer wichtiger geworden, und in Gesundheitswesen und Krankenversicherungen spielt die Psychologie nun eine größere Rolle. Psychologen bemühen sich seit langem intensiv darum, Erklärungen für seelische Zustände mit Hilfe der Physiologie und anderer Zweige der Biologie zu finden, allerdings ohne deutlichen Erfolg. Das Problem liegt darin, dass der chemisch dichte Körper nur eine sehr begrenzte und indirekte Beziehung zu seelischen Zuständen hat. Der elektromagnetische Körper aber, insbesondere die Kommunikation durch das elektromagnetische Feld, ist viel enger mit psychologischen Zuständen und Emotionen verbunden. Daher reagiert er viel empfindlicher auf Gefühle und Umwelteinflüsse als der chemisch dichte Körper, verändert sich also auch lange bevor es zu einer deutlichen krankhaften Veränderung im chemisch dichten Körper kommen würde. Die Beurteilung des elektromagnetischen Körperzustandes ist für Gesundheitswesen und Krankenversicherungen sehr wichtig, um stationäre Behandlungen möglichst zu vermeiden, die ja dann notwendig werden, wenn bereits eine wesentliche Veränderung des chemisch dichten Körpers eingetreten ist.

Wir gehen heute einer neuen Epoche entgegen. Wir müssen uns verabschieden von der alten Welt der Erforschung des chemisch dichten Körpers und der allopathischen Medizin, die nun schon so ein schönes Lehrgebäude geworden ist, gestützt von all den vielen sorgfältigen wissenschaftlichen Arbeiten und klinischen Versuchen der Vergangenheit. Sie hat sich große Verdienste um die Menschheit erworben, denn so viele von Infektionskrankheiten und Unfällen bedrohte Menschenleben sind durch das Skalpell, Antibiotika und viele andere abtötende Medikamente gerettet worden. Nun aber müssen wir uns vorwagen in die neue Welt des elektromagnetischen Körpers und der regulativen Medizin, um den Menschen zu einer besseren Lebensqualität zu verhelfen und sie vor sogenannten »modernen Krankheiten« zu bewahren und zwar durch Selbstregulierungsmethoden wie körperliche Ertüchtigung, Meditation und vieles mehr.

Natürlich unterscheiden wir zwischen dem elektromagnetischen und dem chemisch dichten Körper nur der einfachen und klaren Beschreibung wegen. In Wahrheit gibt es überhaupt keine Trennung zwischen den beiden Körpern. Sie sind miteinander verbunden und befinden sich in ständiger Wechselwirkung.

An dieser Stelle wäre es interessant, sich an die aus der indischen Philosophie stammende Theorie von den sieben Ebenen des Körpers zu erinnern. Der chemisch dichte Körper, der durch Anatomie, Zellbiologie und Molekularbiologie ausführlich erforscht wurde, ist vielleicht nur der erste von sieben Körpern. Der elektromagnetische Körper, der bisher von der biologischen Wissenschaft und der allopathischen Medizin vernachlässigt wurde und auf den sich möglicherweise in Zukunft das Hauptaugenmerk der Biowissenschaft und der regulativen Medizin richten wird, ist in dieser Reihe der sieben Ebenen vielleicht erst die zweite. Natürlich kann man heute schwerlich mit Sicherheit sagen, ob es neben dem chemisch dichten und dem elektromagnetischen noch weitere Körper gibt, solange klare wissenschaftliche Beweise fehlen. Doch im Vergleich zur langen Geschichte der Menschheit steckt die erst 300jährige Wissenschaft noch in den Kinderschuhen. Wir sind vom Verständnis der Welt als dichte Materie hineingewachsen in die Welt der Felder. Nun sind wir dabei, vom Verständnis des Menschen als chemisch dichtem Körper und von der allopathischen Medizin hineinzuwachsen in die Auffassung vom elektromagnetischen Körper und in die regulative Medizin – das ist die Aufgabe unserer Generation. Werden wir über uns selbst hinauswachsen? Wir sind überzeugt davon.

Beginnen wir also, von der ersten zur nächsten Ebene voranzuschreiten, ernsthaft, Schritt für Schritt.

●

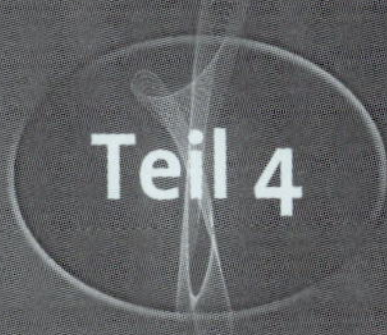

Teil 4

Feld- und Wellenaspekte der Biologie

1) Starke Resonanz: das Geheimnis der Übertragung von Energie und Information

Die große Erweiterung unserer Erfahrung in jüngster Zeit hat die Unzulänglichkeit unserer einfachen mechanischen Begriffe ans Licht gebracht und als Folge davon die Fundamente erschüttert, auf denen die übliche Interpretation der Beobachtungen basierte.

Niels Bohr

1) Das Geheimnis der Resonanz

Die Resonanz ist nichts Neues in der Physik, wohl aber in der Biologie und Medizin. Im Teilchenmodell, d. h. in der chemischen Betrachtungsweise der Biologie, spielt die Resonanz fast gar keine Rolle. Deshalb sind Biologen und Ärzte mit der Resonanz nicht vertraut, sie kennen ihre zauberhaften Eigenschaften nicht.

Im Wellenmodell jedoch, d. h. in den Feldaspekten der Biologie, spielt die Resonanz eine Schlüsselrolle in vielen Lebensvorgängen. Tatsächlich können viele mysteriöse Phänomene bei Lebewesen nur mithilfe der wunderbaren Eigenschaften der Resonanz verstanden werden. Wenn wir mehr über Wellen und Resonanzeffekte in Lebensvorgängen wüssten, hätten wir ein völlig neues Verständnis für die Schönheit des Lebens.

Der Resonanzeffekt in der Akustik und der Musik ist wohlbekannt. Deshalb können wir anhand der akustischen und mechanischen Wellen Grundlegendes über die geheimnisvollen Eigenschaften der Resonanz kennenlernen um zu erfahren, welche Rolle sie bei den elektromagnetischen Wellen in Lebewesen spielt.

1) Energie akkumulieren

Die erste Eigenschaft der Resonanz ist, dass ihre Energie akkumuliert werden kann, Stück für Stück, in aller Stille, und mit dem Resonanzeffekt geheime und mächtige Waffen entstehen, die nützlich, aber auch gefährlich sein können.

Wir können diesen Vorgang besser verstehen, wenn wir ein Kind beim Schaukeln beobachten. Ein Kind hat nicht genug Kraft, um die Schaukel durch einen einzigen Schwung ganz nach oben zu bringen. Aber es kann sich dem Ziel Schritt für Schritt mit vielen kleinen Kraftaufwendungen nähern. Die Möglichkeit, die Kraft aus vielen kleinen Kraftanteilen zu akkumulieren, beruht darauf, dass die Frequenz der Anwendung dieser kleinen Kraftanteile immer genau mit der Eigenfrequenz der Schaukel und ihre Richtung mit der Richtung der Schaukelbewegung übereinstimmen muss. Jedes

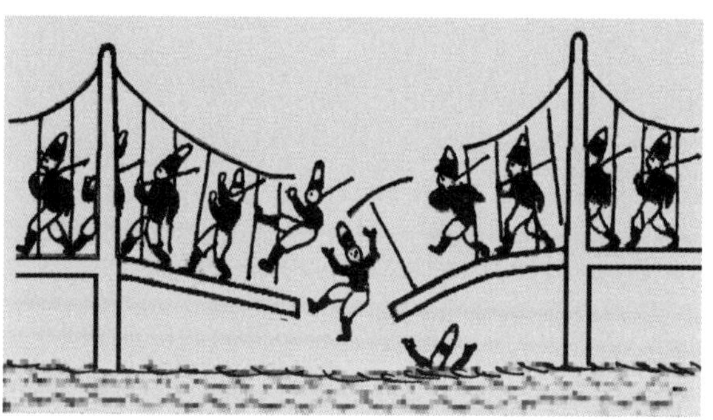

Abb. 4.1.1. Resonanzkatastrophe: die Konsequenz der Akkumulation kleiner Energien

Kind lernt das Geheimnis des Resonanzeffektes durch eigene Erfahrungen kennen, ohne die schulmäßige Bildung der theoretischen Physik. Die Akkumulation vieler kleiner Kraftanteile im Resonanzeffekt kann manchmal eine große Gefahr herbeiführen. Beispielsweise kann es sehr gefährlich sein, wenn eine Gruppe Soldaten im Gleichschritt über eine Brücke marschiert, da dies die Brücke durch die Akkumulation der Energie (Abb. 4.1.1) zerstören kann. Einen solchen Fall bezeichnet man als »Resonanzkatastrophe«.

Die »Resonanzkatastrophe« könnte auch in der Luft- und Raumfahrt auftreten. Falls die mechanischen Schwingungen in einem Flugzeug oder in einer Rakete genau der Eigenfrequenz des Flugzeuges oder der Rakete entsprächen, würden sie das Flugzeug oder die Rakete beim Eintreten des Resonanzeffektes komplett zerstören.

Nun begreifen wir, wie kraftvoll die akkumulierte Energie im Resonanzeffekt ist, und können uns daher vorstellen, was für eine Gefahr in einem menschlichen Körper bestünde, wenn diese Resonanzkatastrophe im Körper-Geist-System aufträte, auch wenn die Energie der einzelnen Welle sehr gering wäre.

2) Energie übertragen

Ein weiteres Merkmal der Resonanz ist, dass Energie von einem Körper auf den anderen übertragen werden kann, Stück für Stück, langsam und unbemerkt. Dies ist eine weitere »Geheimwaffe« der Resonanz, da die Energie durch Wellen und Resonanz über große Entfernungen übertragen werden kann, selbst Millionen Kilometer weit und sogar durch das Vakuum hindurch.

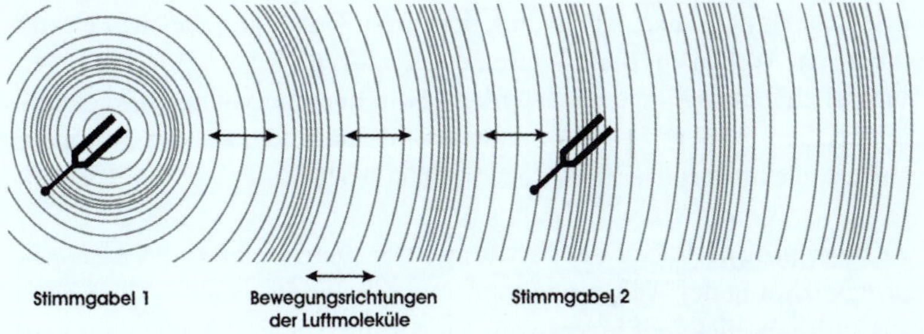

Abb. 4.1.2. Energie wird von der Stimmgabel 1 Stück für Stück auf die Stimmgabel 2 übertragen

Das Akustikmodell in Abb. 4.1.2 hilft uns, diese Eigenschaft der Resonanz klar zu verstehen. Wir sehen zwei Stimmgabeln, wie sie die Musiker benutzen, um ihre Instrumente zu stimmen. Die Voraussetzung für die Resonanz zwischen zwei Stimmgabeln ist, dass diese zwei Stimmgabeln exakt die gleiche Grundfrequenz haben. Diese Bedingung ist jedoch mit Hilfe der modernen Technologie leicht zu erfüllen.

Nehmen wir an, dass die Stimmgabel 1 nach ihrer Erregung mit einer hohen Energiemenge vibriert. Die Vibrationsenergie in der Stimmgabel 1 wird sich langsam zerstreuen, da sie die Moleküle der Luft abwechselnd anzieht und abstößt und so Schallwellen produziert.

Sehen wir nun, was mit der Stimmgabel 2 passiert. Anfangs war sie still. Aber sie kann die Stimme der Stimmgabel 1 »hören«. Anders ausgedrückt, auch sie wird durch die Bewegungen der Luftmoleküle in den Schallwellen abwechselnd abgestoßen und angezogen. In diesem Fall beginnt die Stimmgabel 2 zu vibrieren, ohne angeschlagen zu werden.

Die Energie der Stimmgabel 1 bewegt sich von selbst zur Stimmgabel 2. Schließlich hat sich die ganze Energie der Stimmgabel 1 zerstreut und aufgebraucht, und daher hört diese auf zu vibrieren. Die Stimmgabel 2 jedoch hat die Energie der Stimmgabel 1 weitgehend aufgenommen und vibriert nun bis zu ihrer größten Amplitude.

Auf diese Weise wirken die meisten homöopathischen Arzneien. In diesem Moment haben die beiden Stimmgabeln ihre Rollen getauscht, und die Energie in der Stimmgabel 2 beginnt wieder zur Stimmgabel 1 überzugehen. Dies ist ein weiteres interessantes Phänomen und großes Geheimnis des Resonanzeffektes.

3) Elektromagnetische Wellen

Bis jetzt haben wir nur den Resonanzeffekt der mechanischen und akustischen Wellen erörtert. Tatsache ist, dass das Prinzip des Resonanzeffektes bei elektromagnetischen Wellen das gleiche ist. Daher können auch elektromagnetische Wellen auf diese Weise Energie übertragen.

Natürlich gibt es einige Unterschiede zwischen akustischen und elektromagnetischen Wellen. Diese besonderen Eigenschaften der elektromagnetischen Welle machen sie stärker als die Schallwelle.

a) Bewegungsrichtung des Mediums. Der erste Unterschied ist die Bewegungsrichtung des Wellenmediums. Die Schallwelle ist eine »Längswelle« (Longitudinalwelle), wohingegen die elektromagnetische Welle eine »quer laufende Welle« (Transversalwelle) ist. Die Bewegungsrichtung des Mediums der Längswelle ist die gleiche wie die der Welle, das Medium bewegt sich nämlich abwechselnd vor und zurück (Abb. 4.1.2), wogegen das Medium sich bei der quer laufenden Welle vertikal zur Wellenrichtung bewegt, d. h. das Medium bewegt sich abwechselnd nach links und nach rechts (Abb. 4.1.3) Daher entsteht eine Polarisierungsebene entlang der quer laufenden Welle (ebenfalls 4.1.3), wogegen es einen solchen Bereich bei der längs laufenden Welle nicht gibt. Das gewöhnliche, sichtbare Licht ist ein Teil der elektromagnetischen Wellen. Es ist eine Art quer laufende Welle und hat eine Polarisierungsebene. Diese besonderen Eigenschaften werden von Optikexperten für praktische Anwendungen genutzt, z. B. zur Messung der Zuckerkonzentration im Wasser. Die Süße des Zuckerwassers wird auf der Grundlage der Rotation der Zuckermoleküle in der Polarisierungsebene gemessen.

Aus Abb. 4.1.3 ersehen wir, dass eine elektromagnetische Welle aus zwei quer laufenden Wellen besteht; einer elektrischen und einer magnetischen

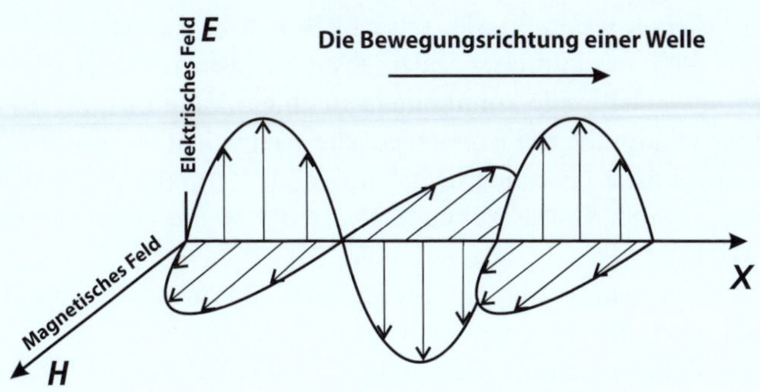

Abb. 4.1.3. Die Bewegung einer elektromagnetischen Welle

Welle. Sie verlaufen gemeinsam, und ihre Polarisierungsebenen liegen senkrecht zueinander. Daher könnte die Musik viel reicher sein, wenn wir Musik mit elektromagnetischen Wellen anstatt mit Schallwellen komponieren könnten.

b) Geschwindigkeit der Wellenbewegung. Der zweite große Unterschied zwischen, einer elektromagnetischen und einer akustischen Welle liegt in der Ausbreitungsgeschwindigkeit. Die Schallwelle bewegt sich mit einer Geschwindigkeit von ca. 340 m/s in der Luft und etwa 1.500 m/s in Metallen fort, wohingegen sich die elektromagnetische Welle mit fast 300.000 km/s fortbewegt. Wie gewaltig der Unterschied ist, können Sie sich anhand des folgenden Beispiels vorstellen: Wenn Sie in einem Theater den Mittelplatz der ersten Reihe besetzen, um einen bekannten Sänger zu hören, könnten Sie glauben, dass Sie die erste Person seien, die seine Stimme hört. Weit gefehlt! Eine Person, die zu Hause vor dem Radio sitzt, kann seine Stimme viel eher hören als Sie, da das Mikrophon näher beim Sänger ist als Ihr Sitzplatz und der Vorgang, die Schallwellen des Liedes in elektromagnetische Wellen umzuwandeln, sie zum Radiogerät des Hörers zu Hause zu senden und in Schallwellen zurückzuverwandeln, viel weniger Zeit beansprucht als der Weg der Stimme von der Bühne zu Ihrem Sitzplatz.

c) Das Vakuum als Medium. Der dritte und wahrscheinlich markanteste Unterschied zwischen elektromagnetischen und akustischen Wellen ist, dass sie völlig verschiedene Medien benutzen.

Das Medium für die Schallwelle ist die Luft, die sich aus Molekülen zusammensetzt. Die Fortpflanzung der Schallwelle ist eigentlich die Bewegung der Luftmoleküle. Es ist einfach, sich ein festes Medium mit Molekülen in Form fester Kugeln vorzustellen, die uns das Gefühl vermitteln, die Welle wandere auf einer festen Straße. Tatsächlich könnte die Schallwelle nicht ohne die Moleküle der Luft oder andere feste Medien existieren. Mit anderen Worten, die Schallwelle könnte nicht in einem Vakuum existieren. Im Gegensatz dazu kann die elektromagnetische Welle nicht nur gut im künstlichen Vakuum existieren, sondern auch im Vakuum um die Welt und durch das Universum wandern. Das Vakuum ist also das Medium der elektromagnetischen Welle.

Dennoch ist es sehr schwer für gewöhnliche Menschen und manchmal selbst für Physiker, die seltsame Vorstellung zu akzeptieren, dass das Vakuum, also das Nichts, eine Rolle als Medium für die Bildung von Wellen, die Weiterleitung von Energien und die Übertragung von Information spielen könnte.

Daher beschäftigten sich Wissenschaftler Ende des 19. Jahrhunderts mit der Suche nach einem Medium für elektromagnetische Wellen. Sie bezeichneten dieses vermutete Medium als »Äther«, versuchten seine Struktur und seinen Elastizitätskoeffizienten zu erörtern und seine Fortbewegungsgeschwindigkeit zu messen.

Bedauerlicherweise scheiterten sie beim Messen der Geschwindigkeit des »Äthers« und entdeckten, dass die Geschwindigkeit des Lichtes, d. h. der elektromagnetischen Welle, im Vakuum immer die gleiche ist, völlig unabhängig von der Geschwindigkeit des vermuteten »Äthers«.

Die markante Eigenschaft des »Äthers«, nämlich die konstante Geschwindigkeit der elektromagnetischen Welle, ist das grundlegende Prinzip der Relativitätstheorie Albert Einsteins. Tatsächlich war die Relativitätstheorie nur ein Nebenprodukt bei der Erforschung des Mediums der elektromagnetischen Wellen.

Nun ist die Spezielle Relativitätstheorie schon über hundert Jahre alt, und das ursprüngliche Ziel, das Medium der elektromagnetischen Wellen zu finden, ist noch nicht erreicht worden. Mehr noch, die Menschen, Physiker eingeschlossen, haben schon vergessen, dass die Relativitätstheorie nur als ein Nebenprodukt bei der Erforschung des Mediums der elektromagnetischen Wellen entstanden war und die Ausgangsfrage noch unbeantwortet geblieben ist.

Immer mehr Physikern wird bewusst, dass »Äther« vielleicht ein anderer Name für »Vakuum« ist. Das Vakuum ist demnach das wirkliche Medium der elektromagnetischen Wellen. Mehr noch, das Vakuum ist das Wesen des Universums. Die elektromagnetische Welle ist nur eine kleine Welle im Vakuum, und die Teilchen sind nur Wellenpakete, keine festen Kugeln, wie die Wissenschaftler, und nicht nur sie, früher annahmen.

Mit anderen Worten, alles im Universum ist lediglich pulsierendes Vakuum. Daher sind die neusten Vorstellungen der Physik vom Vakuum der Grundaussage des Buddhismus sehr nahe: »Nichts ist Alles, und Alles ist Nichts«.

Als jedoch der Hochenergie-Physiker Fritjof Capra auf die Tatsache aufmerksam machte, dass die Entwicklung der heutigen Physik mit der östlichen Mystik, mit dem Grundprinzip des Buddhismus vergleichbar sei, fühlten sich viele traditionelle Physiker stark provoziert.

Tatsächlich beschreibt die moderne wissenschaftliche Theorie des »Urknalls« auch, dass die Welt aus einer gewaltigen Explosion oder einer Vakuumsschwankung entstand. Nach der früheren indischen Philosophie entstand die Welt mit einem »Geräusch«. Offensichtlich war dieses »Geräusch« keine akustische Stimme, sondern eine elektromagnetische Schwingung. Somit kann diese indische Philosophie als eine alte Version der Urknall-Theorie betrachtet werden.

Auch in der Bibel wird die Erschaffung der Welt mit Klang in Verbindung gebracht. Im Buch Genesis heißt es: ... »und Gott sprach: Es werde ...«, im Johannesevangelium steht: »Im Anfang war das (von Gott gesprochene) Wort ... alle Dinge sind durch dasselbe gemacht, und ohne dasselbe ist nichts gemacht, was gemacht ist.«

Außerdem heißt es im Genesisbuch der Bibel zu unserer Überraschung, dass die Entstehung des Lichtes, d. h. der elektromagnetischen Wellen oder der Vakuumschwankungen, lange vor der Entstehung von Sonne, Sternen, Erde und Mond lag. Das bedeutet auch, dass die elektromagnetischen Wellen viel eher entstanden sind als die festen Moleküle.

Die Urknalltheorie ist also in gewisser Weise nur eine neue und detaillierte Version des ersten Abschnitts der Genesis.

Die Entstehung der Welt ist sicher ein zu großes Thema für unser Buch. Aber wir konnten lernen, dass unsere akustische Musik viel begrenzter ist als elektromagnetische Musik wäre, wenn wir diese komponieren könnten. Tatsächlich haben unsere Körper und auch viele andere lebende Organismen schon sehr reichhaltige und bezaubernde elektromagnetische Musik komponiert, viel reicher und bezaubernder als die Musik in unseren Konzertsälen. Wenn wir die Musik in unseren Konzertsälen als »physikalische« oder »materielle Musik« bezeichnen, würden wir die elektromagnetische Musik in Lebewesen als »Geistermusik« oder »spirituelle Musik« bezeichnen, da das Medium dieser Musik der Äther ist, das Vakuum oder eben das »Nichts«.

Mehr noch, im Gegensatz zur akustischen Musik, die auf unsere Erdatmosphäre beschränkt ist, existiert die elektromagnetische Musik nicht nur in lebenden Geschöpfen, sondern im ganzen Universum. Wenn wir uns an die Grundidee »Himmel und Mensch sind eins« der traditionellen chinesischen Medizin und anderer ganzheitlicher Heilweisen erinnern, stellen wir fest, wie weise die Menschen im Altertum waren.

4) Informationsübertragung durch Wellen und Resonanz

Heutzutage ist das Wort »Information« sehr modern. Einige bezeichnen unsere Zeit sogar als »Informationszeitalter«. Die »Informationstechnologie« war die führende Industrie der vergangenen 20 Jahre und wird es auch in absehbarer Zukunft bleiben.

Es ist jedoch sehr eigenartig, dass niemand auf dieser Welt wirklich weiß, was eigentlich Information ist, obwohl jeder heutzutage über Information spricht. Der amerikanische Mathematiker und Begründer der »Informationstheorie«, Claude Elwood Shannon (1916-2001), definierte Information als den »Grad des Überraschens«. Ein weiterer amerikanischer Mathematiker und Mitbegründer der »Informationstheorie«, Norbert Wiener (1894-1964), sagte: »Information ist weder Materie noch Energie. Information ist Information«. Beide Definitionen geben leider keine eindeutige Erklärung zum Wesen der Information. Fest steht, dass Information noch unfasslicher ist als die Energie oder das Vakuum.

Praktisch können wir es vermeiden, nach dem Wesen der Information zu fragen und die Information einfach als Nachricht oder Zeichen betrachten, die mit einem Stift auf Papier geschrieben werden können, obwohl das Papier oder die Handschrift auf dem Papier nur Träger oder Mittel der Information sind, nicht aber die Information selbst. Und nach dem gleichen Prinzip könnten auch viele andere Dinge, z. B. verschiedenartige Wellen, die Rolle eines Trägers oder Mittels für die Information einnehmen.

In der Fachsprache bezeichnen die Elektronikingenieure die Grundfrequenz des Senders einer Radiostation als »Trägerwelle«. Die Trägerwelle wird durch ein Signal moduliert und als modulierte Trägerwelle zu vielen Empfängern in vielen Familien ausgestrahlt (Teil 1 der Abb. 4.1.4).

Die einzelnen Radiogeräte empfangen die modulierte Trägerwelle. Dann wird die Trägerwelle von der modulierten Trägerwelle getrennt und das Signal von ihr aufgenommen. Diesen Vorgang bezeichnet man als »Filtern« (Teil 2 der Abb. 4.1.4).

Beim Sprechen bedienen wir uns eigentlich der gleichen Technik. Die Schallwellen aus unseren Kehlen sind die grundlegenden »Trägerwellen«. Diese Trägerwellen werden von Zunge, Zähnen und Lippen zu »modulierten Trägerwellen«, die wir als Sprache bezeichnen, umgewandelt, um Information an andere weiterzugeben.

Der Vorgang der Demodulation wird freilich von anderen ausgeführt, nämlich von den Zuhörern, deren Ohren diese Signale aufnehmen und deren Gehirne dann langsam die »akustische Trägerwelle« hinausfiltern, um die in der Sprache enthaltene Information aufzunehmen.

Die Modulation ist nicht die einzige Methode, um Informationen mit Hilfe von Wellen weiterzugeben. Beispielsweise gibt es keinen Modulationsprozess im ältesten, dem Morsezeichentelegramm, genau wie in der hochmodernen digitalisierten Kommunikation. Das Muster »Ja« oder »Nein« ist ausreichend für eine gute Kommunikation. In Lebewesen, in unseren Körpern oder zwischen ihnen können wir ebenfalls eine Kommunikation dieser Art annehmen.

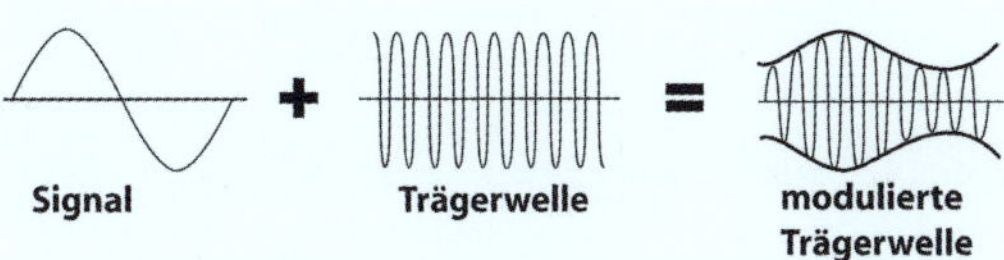

Modulationsvorgang im Rundfunksender

Abb. 4.1.4. Die Vorgänge der Modulation und Demodulation in der Rundfunktechnologie

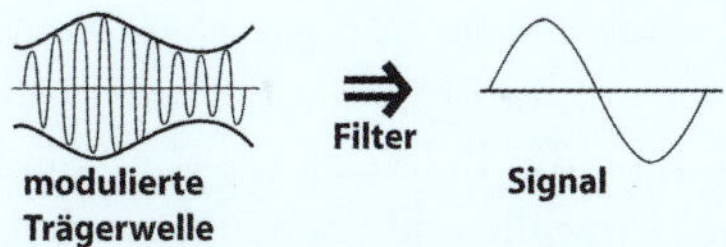

Demodulationsvorgang im Radioempfänger

5) Information auswählen durch Resonanz

In der postalischen Kommunikation findet der Absender den richtigen Empfänger durch die auf den Briefumschlag geschriebene Adresse. Bei Lebewesen ist die Adresse durch spezielle chemische Codes auf Makromoleküle wie Antikörper, Hormone und Rezeptoren der Zellmembran geschrieben. In der verkabelten Telefonkommunikation ist der Absender mit dem Empfänger fest verdrahtet. Bei Lebewesen sind Nervenfasern die »Kabel«.

Wie erreicht aber ein Absender seinen Empfänger bei der drahtlosen Kommunikation? Das Geheimnis, dass der Absender und sein Empfänger sich finden, liegt in der Ähnlichkeit oder Gleichheit ihrer Eigenfrequenzen. Wir sollten uns übrigens an das grundlegende Wirkprinzip homöopathischer Arznei erinnern, auch bekannt als die »Ähnlichkeit«. In den folgenden Abschnitten werden wir erfahren, dass das Ähnlichkeitsprinzip der Homöopathie viel mit dem Resonanzeffekt der Wellen zu tun hat. Bei der Kommunikation mit Schallwellen (Abb. 4.1.1) können wir sehen, dass die Grundvoraussetzung, damit die Stimmgabel 1 Energie, nämlich die »Träger-

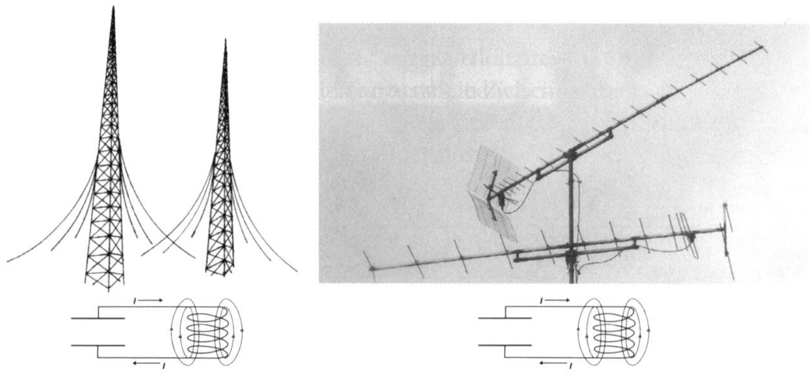

Abb. 4.1.5.
Die Identität der oszillierenden Schaltkreise zwischen Sender (links) und Empfänger (rechts)

welle«, zur Stimmgabel 2 senden kann, darin besteht, dass beide Stimmgabeln sich genau gleichen, d. h. die gleiche Eigenfrequenz besitzen. Das Prinzip der Kommunikation mit elektromagnetischen Wellen ist das gleiche, obwohl Sender und Empfänger ganz verschieden aussehen können. Wir sehen z. B. zwei Antennen (Abb. 4.1.5, linker Teil). Eine ist die riesige Antenne des Senders in der Rundfunkstation, die andere ist die eher kleine Antenne des Empfängers. Dennoch gibt es oszillierende Schaltkreise bei beiden innerhalb des Senders und des Empfängers (Abb.4.1.5, rechter Teil). Die oszillierenden Schaltkreise sind die »Herzen« dieser zwei Maschinen.

Die Grundvoraussetzung für den Empfänger, um die Signale des Senders zu empfangen, ist, dass sie die gleichen »Herzen« besitzen müssen. Das bedeutet nicht, dass Form und Struktur der zwei oszillierenden Schaltkreise gleich sind. Es bedeutet, dass die zwei »Herzen« im gleichen Rhythmus schlagen müssen, nämlich mit der gleichen Eigenfrequenz. Physikalisch ausgedrückt ist eine Stimmgabel ein mechanischer Oszillator, der nach einem ähnlichen Prinzip wie der elektronische oszillierende Schaltkreis arbeitet, der ebenfalls ein Oszillator ist. Sowohl die Kommunikation zwischen zwei mechanischen Oszillatoren als auch die Kommunikation zwischen zwei elektromagnetischen Oszillatoren zeigt, dass die notwendige Voraussetzung, damit Sender und Empfänger einander finden, die Gleichheit der Eigenfrequenz ihrer Oszillatoren ist. Tatsächlich ist die »identische Eigenfrequenz« die Vorbedingung des Resonanzeffektes und der Schlüssel zur drahtlosen Kommunikation.

2) Mehrfachresonanz

Der moderne Mensch scheint die Stärken der drahtlosen Kommunikation schon zu kennen. Wir können zum Beispiel auf Reisen per Mobiltelefon bequem mit unseren Familien und Freunden sprechen, egal wo wir gerade sind. Dieses Wunder zu nutzen, ist ein Privileg des modernen Menschen; im Altertum hatten nicht einmal Kaiser und Könige solche Möglichkeiten.

Wenn auch die moderne Elektronik viel zu unserem Leben beiträgt, müssen wir doch darauf hinweisen, dass alle diese wunderbaren Produkte nur einen sehr kleinen Teil der Möglichkeiten des Resonanzeffekts und der drahtlosen Kommunikation nutzen. Anders gesagt, alle diese Wunder, die uns heute erfreuen, sind erst der erste Schritt in der drahtlosen Kommunikation, denn bis jetzt sind fast alle Anwendungen auf eine einzige Frequenz beschränkt, und zwar im einfachsten Fall nur mittels »Einfachresonanz-Kommunikation«.

»Mehrfachresonanz-Kommunikation« bedeutet, dass sowohl der Sender als auch der Empfänger mehr als eine Frequenz für die drahtlose Kommunikation nutzen. So kann viel mehr Energie und Information vom Sender zum Empfänger übertragen werden als bei Einfachresonanz-Kommunikation. Mehr noch, die Mehrfachresonanz-Kommunikation kann mit viel schwächeren Signalen viel kompliziertere Informationen übertragen als die Einfachresonanz-Kommunikation, die ja der Stolz der modernen Wissenschaft ist.

Tatsächlich kann unser Körper, und können viele Lebewesen, mittels Mehrfachresonanz viel mehr vollbringen als moderne Wissenschaftler und Techniker. Manches Wunder in der alternativen Medizin, das jenseits des Rahmens der Molekularbiologie liegt, könnte eine Folge der Mehrfachresonanz-Kommunikation sein.

1) Der mögliche Wirkmechanismus der Homöopathie

Zum Beispiel gibt es nach Meinung von Cyril Smith viele winzige »Kohärenzregionen« im Wasser. In diesen winzigen Kohärenzregionen kann die Information aus dem homöopathischen Mittel in Form winziger stehender Wellen gespeichert werden.

In gewisser Weise ist so eine winzige Kohärenzregion wie die Stimmgabel 2 in Abb. 4.1.2, die Energie von Stimmgabel 1 aufnehmen kann. Als Stimmgabel 1 kann hier die fehlerhafte Information im Körper des Patienten angesehen werden. Das homöopathische Mittel kann also dem Patienten die fehlerhafte Information entziehen.

Die Kommunikation zwischen Stimmgabel 1 und Stimmgabel 2 in Abb. 4.1.2 ist natürlich nur eine sehr schlichte Einfachresonanz, die Kommunikation zwischen dem homöopathischen Mittel und dem Patienten dagegen ist eine Mehrfachresonanz und ziemlich kompliziert. Dennoch ist das Wirkprinzip der Einfachresonanz und der Mehrfachresonanz das gleiche. Anders gesagt, die von Cyrill Smith erwähnte winzige Kohärenzregion ist ein kleiner Bereich im Wasser. In diesem Bereich gibt es viele, fast unendlich viele winzige Oszillatoren, ähnlich Stimmgabeln, um schwingende Informationen zu speichern. Deshalb können sehr komplizierte Informationen mittels vieler winziger verschiedener Oszillatoren im Wasser gespeichert werden.

Weil die Schwingungsamplituden dieser kleinen »Stimmgabeln« sehr gering sind, ist die Verfallsgeschwindigkeit so gering, dass die homöopathischen Mittel jahrelang bei Raumtemperatur gelagert werden können. Bei Temperaturen über 70°C würden die winzigen Kohärenzregionen im Wasser allerdings zerstört werden.

2) Möglichkeiten der Fernkommunikation durch Gedanken

Bevor wir die Möglichkeit der Fernkommunikation durch Gedanken erörtern, muss ich gestehen, dass ich es hier zum ersten Mal seit über fünfzehn Jahren wage, meine diesbezüglichen Auffassungen und Vermutungen öffentlich und schriftlich zu äußern.

Der Grund ist, dass es aus der Sicht der theoretischen Physik eine Fernkommunikation durch Gedanken geben muss, da es für die drahtlose Kommunikation mit Mehrfachresonanz so einfach ist. Aus der Sicht der modernen Technologie dagegen ist es unmöglich, einen so komplizierten Radiosender und -empfänger zu bauen, wie das Gehirn und der menschliche Körper mit ihrer fast unendlichen Zahl von Oszillatoren es sind.

Außerdem gab es in der breiten Qigong-Bewegung tatsächlich auch viele Schwindler, die sich meine Meinung über die Fernkommunikation und meinen Namen als Universitätsprofessor zunutze gemacht hätten, um Propaganda zu machen und zu beweisen, dass ihre Methode »wissenschaftlich« sei, wenn ich mich damals geäußert hätte. Ich hatte wirklich Angst davor, in dieser Weise missbraucht zu werden.

Selbst heute muss ich betonen, dass die Möglichkeit der Fernkommunikation durch Gedanken noch im Stadium der theoretischen Folgerungen, nicht im Stadium experimenteller Anwendung ist, denn es ist außerordentlich schwer, die strikte Vorbedingung der Mehrfachresonanz-Kommunikation zu erfüllen, dass nämlich die Eigenfrequenz von Sender und Empfänger identisch sein müssen.

3) Geheimnisvoller »Glaube«

Einige Leser wissen vielleicht, dass im Orient und im Okzident zu ein und demselben Gegenstand zwei völlig unterschiedliche Fragen gestellt werden. Die typische Frage im Westen ist »Was ist Realität?« Eine große Frage! Im Geiste dieser Frage entwickelte sich die moderne Naturwissenschaft im Westen, nicht im Osten. Ich wurde auch in diesem Geist und mit solchen Fragen ausgebildet, obwohl ich selbst aus dem Osten stamme. Ich war stolz darauf, als ich jung war, und bin es im Grunde genommen immer noch.

Vor dem Hintergrund einer solchen Ausbildung war ich ganz unglücklich, ja verärgert, wenn man mich vor 20 Jahren fragte: »Glauben Sie an Qigong?« Ich hielt das für eine irrationale Frage. Ich glaubte, die richtige Frage müsste heißen: »Glauben Sie, dass Qigong real ist oder nicht?« Später musste ich feststellen, dass die Frage nach dem, was man glaubt, viel fundamentaler ist als die Frage nach dem, was real ist, obwohl die erstere nicht günstig für die Entwicklung der Wissenschaft ist, zumindest nicht in den Anfängen der Wissenschaft.

Bereits vor zweitausend Jahren wurde im Neuen Testament die Wichtigkeit des Glaubens hervorgehoben. Er wird definiert als »eine feste Zuversicht auf das, was man hofft, und ein Nichtzweifeln an dem, was man nicht sieht« (Hebräer 11,1). Demgegenüber begannen erst in den letzten zweihundert Jahren die Menschen in der westlichen Welt, unter dem Eindruck der erfolgreichen modernen Wissenschaft und Technologieentwicklung ihre Fähigkeiten zu überschätzen und sich einzubilden, die Wirklichkeit vollständig zu verstehen und zu beherrschen.

Im Gegensatz dazu erkannten die deutschen Physiker Ernst Mach (1838-1916) und Werner Heisenberg (1901-1976), der dänische Physiker Niels Bohr (1885-1962) und der österreichische Physiker Erwin Schrödinger (1887-1961) bereits vor hundert Jahren, dass es den Menschen unmöglich ist, ein objektiv zutreffendes Bild von der Realität zu haben. Wir können lediglich unsere Wahrnehmungen analysieren und systematisieren sowie in sich schlüssige Interpretationen von Versuchsergebnissen und Beobachtungen herstellen. Das ist es, was wir als seriöse Wissenschaft bezeichnen. Bei einer solchen Analyse und Organisation von Wahrnehmungen und Erfahrungswerten spielt der Glaube offensichtlich eine Schlüsselrolle. Als Schüler oder Student muss man glauben, dass der wissenschaftliche Unterricht des Lehrers auf gesicherter Erkenntnis beruht. Ohne diesen Glauben, den man freilich auch kritisch hinterfragen kann, ist keine Ausbildung möglich. Ebenso muss der Wissenschaftler glauben, dass die Signale, die er von seinen Messinstrumenten erhält, wirklich Signale sind. Wenn nicht, wie kann er dann mit seiner Forschung beginnen?

Es ist sicher nicht Zweck dieses Buches, ein so grundlegendes erkenntnistheoretisches Problem der Physik zu diskutieren. Aber jeder Psychologe und jeder Qigong-Meister weiß, dass der Glaube in der psychologischen Therapie eine Schlüsselrolle einnimmt. Wenn der Patient fest an die Fähigkeit des

Psychologen oder Qigong-Meisters glaubt, wird die Therapie wirkungsvoll sein, wenn nicht, wirkt sie überhaupt nicht.

Es ist daher wirklich notwendig, zu erörtern, was denn eigentlich »Glaube« ist, wenn er in der medizinischen Praxis so wichtig und mächtig ist. Wir können Glauben in elektronischen Begriffen als eine Art Resonanzeffekt oder einen Stimmvorgang betrachten. Nehmen wir das Fernsehgerät als Beispiel: Wenn Sie Ihr Fernsehgerät auf Kanal 1 einstellen, »glaubt« das Gerät fest an Kanal 1, empfängt nur Informationen von Kanal 1 und weist gleichzeitig alle Informationen von anderen Kanälen ab. Anders ausgedrückt, der Kanal 1 ist die »Religion« Ihres Fernsehgerätes.

Wenn Sie Ihr Fernsehgerät aber auf Kanal 2 stellen, »bekehrt« sich das Gerät zu Kanal 2. Es »glaubt« jetzt nur an Kanal 2, empfängt alle Informationen von Kanal 2 und weist gleichzeitig alle Informationen von anderen Kanälen ab, einschließlich seiner vorigen »Religion«, Kanal 1. Wenn wir uns die gesamte Geschichte der Menschen in Erinnerung rufen, stellen wir fest, wie stark der Glaube in einer Gesellschaft sein kann, und wie stark er im Krieg zwischen Gruppen verschiedenen Glaubens in der Vergangenheit war. Ebenso würden wir vielleicht erleichtert feststellen, wie mächtig der Resonanzeffekt in Medizin und Biologie der Zukunft sein könnte.

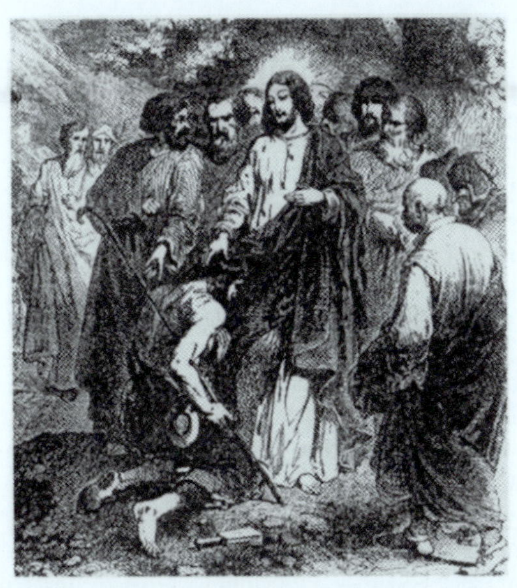

2) Die geheimnisvolle Aura: von der Religion zur Praxis

Und ich sah einen anderen starken Engel vom Himmel herabkommen; der war mit einer Wolke bekleidet und hatte den Regenbogen auf seinem Haupt und ein Antlitz wie die Sonne und Füße wie Feuersäulen.

Offenbarung 10,1

In vielen Religionen gibt es Beschreibungen der geheimnisvollen Aura von Heiligen (siehe Abb. 4.2.1).

Für moderne, wissenschaftlich und rationalistisch gebildete Menschen wie mich ist es schwer, einen Begriff wie den der Aura zu akzeptieren. Ich hatte geglaubt, die Aura sei nur eine schöne künstlerische Ausschmückung für Heilige und habe nichts mit der Realität zu tun, bis ich auf experimentelle Beweise stieß, denen ich nicht ausweichen konnte. Das war in den 1980er-Jahren, als die Qigong-Bewegung, die große Meditationsbewegung in China, begann. Wie viele andere befremdete auch mich das große Ausmaß der Bewegung. Aber ich beschäftigte mich offen gesagt nicht ernsthaft damit, denn ich glaubte, es sei nur eine religiöse Bewegung der Chinesen, die nach dem Tod des großen Führers Mao, des modernen Kaisers, den sie wie einen lebenden Gott angebetet hatten, eine Art Glaubenskrise durchmachten. In dieser Situation kamen viele kleinere Führer und Götter, Qigong-Meister genannt, hervor und nahmen den Platz des großen Gottes Mao Zedong ein, um den Religionshunger der armen Chinesen zu stillen und sich von ihnen anbeten zu lassen. Ich hatte ehrlich gesagt einen sehr schlechten Eindruck von diesen Qigong-Meistern, nachdem ich einige ihrer Veranstaltungen beobachtet hatte. Ich hielt sie alle für Lügner und Betrüger.

Zufällig lag neben unserer Universität ein Institut für traditionelle chinesische Medizin, und dort arbeitete ein Biologe, Herr Lu, der als junger Mensch schwer erkrankt Qigong gelernt hatte, um wieder gesund zu werden. Er hatte an seinem Institut gerade einen Qigong-Lehrgang ins Leben gerufen und hatte alle Hände voll damit zu tun. Er war ein netter Mensch, freundlich und höflich, und besuchte gelegentlich mein Labor. Aus Neugier stellte ich ihm einige Fragen über Qigong und damit zusammenhängende technische Probleme.

Eines Tages besuchte er mich wieder und fragte mich, ob ich Forschungen zum Qigong durchführen könne. Natürlich lehnte ich sofort ab. Aber da er so nett war und sich so aufrichtig bemühte, mich zu überreden, wollte ich seine Gefühle nicht zu sehr verletzen und formulierte meine Ablehnung sehr höflich und freundlich: »Oh, Qigong ist vielleicht ein Forschungsgegenstand für die Zukunft, aber nicht für heute, denn es ist mit den Begriffen der modernen Wissenschaft sehr schwer zu verstehen.« Was ich eigentlich sagte, war: »Belästige mich nicht mit so einem verrückten Ansinnen!«

Leider war meine Ablehnung so höflich und freundlich, dass er meine Absicht völlig missverstand. Am nächsten Tag kam er mit einigen seiner Freunde wieder und sagte: »Sie sind Wissenschaftler und Dozent und so offen für die unbekannten Phänomene des Qigong. Das ist wirklich großartig. Wenn Sie glauben, dass Qigong ein Gegenstand für die Wissenschaft der Zukunft ist, kommen Sie doch heute schon und schauen Sie einmal in unseren Kurs hinein.«

Wie die Dinge lagen, konnte ich ihre Einladung nicht ablehnen. Ich ging in den Garten des Instituts, um mir den Qigong-Kurs anzuschauen. Ich muss aber zugeben, dass es für mich schrecklich war.

Sie begannen mit stiller Meditation und versanken dann Schritt für Schritt tiefer in Meditation. Dann sah ich, wie einige von ihnen sich spontan zu bewegen begannen. Die Bewegung nahm allmählich zu. Einige begannen zu singen, zu tanzen, zu schreien und sogar sich auf dem Erdboden zu wälzen. Die Szene verursachte mir Übelkeit.

Nach dem Kurs unterhielten sich die Leute angeregt über ihre Erfahrungen. Sie waren glücklich und entspannt. Das war ja vielleicht nicht schlecht. Aber dann begannen sie über die Aura auf jemandes Kopf zu sprechen, die sie sahen, und über das Feuer zwischen ihnen, das sie alle gemeinsam sahen. Ich war nicht nur unglücklich, sondern wütend über einen solchen Kollektivbetrug vor mir als neuem Gast, denn ich sah weder Aura noch Feuer, obwohl wir doch alle im selben Garten waren. Aber ich gab mir Mühe, meinen Ärger zu unterdrücken, war still, machte keine Bemerkungen und verabschiedete mich höflich.

Nun hatte aber mein persönlicher Besuch Herrn Lu so ermutigt, dass er wieder in mein Labor kam und mich für ein wissenschaftliches Experiment zu gewinnen versuchte, mit dem die Existenz eines »externen Qi« nachgewiesen werden sollte, das sie glaubten von ihren Handflächen aussenden zu können.

Ich hatte damals gerade ein neues Doppelstrahl-Fotospektrometer in meinem Labor, die neueste Version mit starker Rechnerkapazität. Nach einigem Überlegen entwarf ich ein Experiment, mit dem ich feststellen konnte, ob sie logen oder nicht. Ich gab etwas RNA-Lösung in zwei Schalen, von denen ich die eine als Kontrollschale etwas entfernt abstellte, die andere auf meinem Experimentiertisch. Nun bat ich Herrn Lu, seine Hand fünf Minuten lang 10 cm über die Schale zu halten und zu versuchen, das unsichtbare »Qi« in die Schale zu senden.

Dann gab ich die mit dem sogenannten »externen Qi« behandelte Probe in ein Vergleichsrohr des Doppelstrahl-Fotospektrometers und die Kontroll-Lösung in das andere Rohr desselben Gerätes und ließ beide Proben im gesamten Bereich des sichtbaren Lichtes und Ultraviolett scannen.

Meiner Meinung nach geschah überhaupt nichts, wenn diese Leute behaupteten, sie gäben irgendein unsichtbares »Qi« ab, und so würden die Spektren der beiden Proben genau gleich aussehen, d. h. auf dem Computerbildschirm würde eine gerade horizontale Linie erscheinen. Wenn aber dieses unsichtbare »Qi« doch eine Wirkung auf die Struktur der RNA-Moleküle gehabt hätte, würde es eine leicht feststellbare Abweichung von der horizontalen Linie geben.

Zu meiner Überraschung gab es wirklich einen sehr steilen Gipfel bei der Wellenlänge von 219 nm. Die Versuchsanordnung war streng. Um die Reproduzierbarkeit zu prüfen, bat ich Herrn Lu, fünf seiner Qigong-Freunde mitzubringen, so dass wir das Experiment mit einer sechsköpfigen Versuchsgruppe wiederholen konnten. Und ich bat fünf meiner Kollegen, die nichts über »Qi« wussten, mit mir zusammen die Kontrollgruppe zu bilden. Auch die Personen in der Kontrollgruppe mussten ihre Hände fünf Minuten lang in einem Abstand von 10 cm über die Schalen halten und nichts tun.

Das Ergebnis war, dass alle in der »Behandlungsgruppe« bei 219 nm einen Gipfel produzieren konnten, die Reproduzierbarkeit war ausgezeichnet.

Auch die Personen in der Kontrollgruppe produzierten bei 219 nm des Spektrums einen Gipfel, allerdings waren die von der »Behandlungsgruppe« erzeugten Gipfel dreimal so hoch wie die der Kontrollgruppe. Sie freuten sich sehr über das Ergebnis und erklärten, auch die Personen in der Kontrollgruppe hätten etwas »externes Qi«, aber nicht so viel wie Personen mit Qigong-Training.

Die statistische Auswertung ergab einen großen signifikanten Unterschied zwischen den beiden Gruppen. Wir hatten also ein sehr schönes, zuverlässiges Experiment durchgeführt.

Ich muss jedoch gestehen, dass ich es nicht wagte, das Ergebnis zu veröffentlichen. Ich fürchtete, der alte Professor, der damals mein Vorgesetzter war, würde daran Anstoß nehmen.

Herr Lu und seine Qigong-Kollegen dagegen waren so glücklich, dass sie das Ergebnis unter ihren Freunden nach Kräften herumzeigten und mir einen kostenlosen Qigong-Kurs für Fortgeschrittene anboten. Ort und Zeit des Kurses – in einem buddhistischen Tempel im Gebirge, schön und ruhig gelegen, während der Universitätsferien – waren ideal für mich. Ich nahm meinen Sohn und meinen Neffen mit, die ebenfalls Schulferien hatten. Meine Frau musste arbeiten, das war ein Wermutstropfen in dieser schönen Zeit.

Der Kurs war wirklich lustig für mich. Ich tat mein Bestes, um ein guter Student in der chinesischen Tradition des Konfuzianismus zu sein oder wenigstens so zu scheinen – alle Anweisungen des Lehrers zu befolgen, ohne zu fragen, warum.

Am ersten Tag sollte ich zwei Stunden so sitzen, als ob ich in den Händen einen Ball hielte, eine Hand über der anderen, die Handflächen einander zugewandt. Der Ball war unsichtbar und nicht greifbar, jedenfalls nicht für mich. Der Lehrer erklärte, das sei der »Qi-Ball«. Ich nickte und tat ohne zu murren, was er sagte.

Ich fühlte mich allerdings wie der Kaiser in dem Märchen von des Kaisers neuen Kleidern, dem zwei Betrüger einen Streich spielten, indem sie ihm »Kleider« anzogen, die angeblich nur Kluge sehen konnten. Diese Erfahrung machte ich in dem Qigong-Kurs immer wieder, aber wieder muss ich zugeben, dass ich nicht den Mut hatte, wie das Kind im Märchen zu sagen: »Aber er hat ja gar nichts an!«

Es war ein Qigong-Kurs für Fortgeschrittene, daher waren alle Teilnehmer selbst Qigong-Meister, außer mir. Sie hörten konzentriert und interessiert zu und machten mit großem Ernst Notizen. Es war schrecklich für mich, denn die Theorie, die hier gelehrt wurde, war so ganz anders als die wissenschaftlichen Theorien, die ich seit meiner Kindheit gelernt hatte. Ich konnte mir nicht vorstellen, was sie von diesem verrückten Zeug für Mitschriften machten.

Eines Tages nach dem Unterricht hatten alle außer mir das Zimmer bereits verlassen, und ich sah, dass jemand sein Notizbuch liegen gelassen hatte. Wie ein Spion nutzte ich die Gelegenheit, um meine Neugier zu befriedigen. Außer der verrückten Theorie hatte er auch persönliche Gefühle notiert. Er schrieb zum Beispiel, dass er während des Vortrags eine helle, goldene Aura um den Lehrer herum gesehen habe. Ich war im gleichen Klassenzimmer gewesen und hatte denselben Lehrer gesehen, aber keine Aura. Andererseits war das sein persönliches Notizbuch, es wurde nicht für Propaganda oder Betrug benutzt. Von da an hatte ich immer ein Fragezeichen im Kopf, bis ich zehn Jahre später nach Europa kam und anderes Wissen dieser Art kennenlernte und experimentelle Beweise sah.

Der erste europäische Ort, den ich 1991 besuchte, war Kaiserslautern in Deutschland. Dort gab es ein Institut für Biophysik, wo die extrem schwache Lumineszenz von Lebewesen, z. B. Insekten oder kleinen Pflanzen, in Dunkelkammern gemessen wurde (siehe Abb. 4.2.2). Ihr Gerät erfasste den Bereich des sichtbaren und des UV-Lichtes. Die Lumineszenz war sehr schwach, im Bereich von 50 bis 100 Photonen pro Sekunde und pro Quadratzentimeter, geringfügig über dem Rauschen um 20 Photonen pro Sekunde und pro Quadratzentimeter.

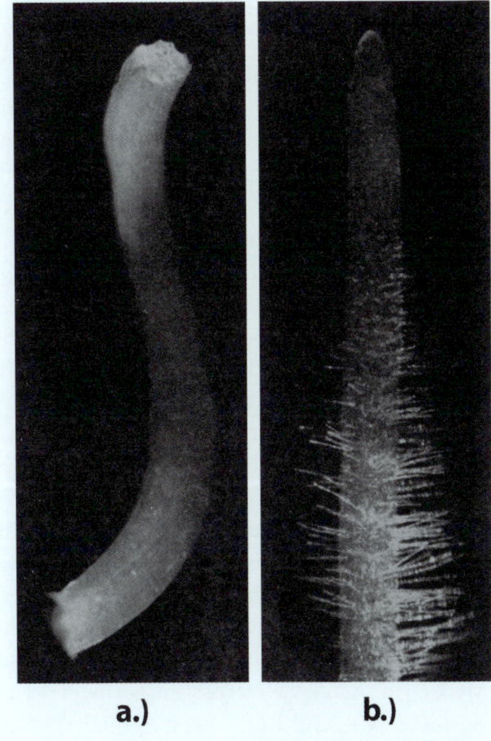

Abb. 4.2.2.
Die Aura von Pflanzen im Bereich des sichtbaren Lichtes
(a) Spontane Lichtemission einer Maiswurzel
(b) Spontane Lichtemission eines Hafertriebes

Wenn die spontane Lumineszenz von Lebewesen auch extrem schwach ist, so ist sie doch ein ernsthafter und starker wissenschaftlicher Beweis für das objektive Vorhandensein einer Art Aura. Das Problem ist nur, wie können Menschen ein so schwaches Licht mit bloßem Auge sehen, da die Lumineszenz so schwach ist wie das Licht einer 15 Kilometer entfernten Kerze. Bei normalem Hintergrund-Lichtrauschen könnten wir sie nicht einmal mit Instrumenten feststellen.

Einen weiteren wissenschaftlichen Beweis für die Aura sah ich 1993 an der Russischen Akademie der Wissenschaften in Moskau, zwei Jahre nach dem Zusammenbruch der Sowjetunion. Ich besuchte das Labor von Prof. Godik, einem Experten für Telemetrie für Satelliten, die bekanntlich für militärische Zwecke sehr wichtig ist. Daher wurde seine Forschungsarbeit von der Sowjetunion finanziell stark gefördert. Sein Labor war so gut und reich ausgestattet – mit der empfindlichsten Kamera, der besten Infrarotkamera und dem besten Mikrowellendetektor – dass ich neidisch wurde. Durch den Zusammenbruch der Sowjetunion verlor er jedoch plötzlich die finanziellen Beihilfen und musste sich nach anderen Finanzierungsquellen umsehen, wenn er das große Labor behalten wollte. Zum Glück schlug die große koreanische Elektronikfirma SAMSUNG vor, die Anlagen des Labors für medizinische Forschung zu nutzen und es dafür finanziell zu unterstützen.

Man kann sich vorstellen, was sie sahen, als sie mit ihren hochempfindlichen telemetrischen Geräten menschliche Körper betrachteten: Sie sahen die Aura um den menschlichen Körper (Abb. 4.2.3), die schon vor Tausenden von Jahren beschrieben wurde (Abb. 4.2.1). Nun wissen ja die Biologen schon seit vielen Jahren, dass die Schlange dank eines Infrarot-Sinnesorgans in der Nähe ihrer Nase die Maus auch in absoluter Dunkelheit genau wahrnehmen kann. Ebenso wissen sie, dass die Bienen das UV-Licht der Sonne auch bei dicht bewölktem Himmel sehen können. In dieser Beziehung sind Schlangen und Bienen viel leistungsfähiger als Menschen. Physikalisch ausgedrückt können sie ein viel breiteres Spektrum elektromagnetischer Frequenzen sehen als wir.

Andererseits wissen Ärzte, dass Farbenblinde oder Menschen mit Farbfehlsichtigkeit ein viel geringeres Sehvermögen haben als der Durchschnitt. Physikalisch ausgedrückt, sehen sie ein viel schmaleres Spektrum elektromagnetischer Frequenzen als wir. Manche von ihnen können die Frequenzen der elektromagnetischen Wellen schlechter unterscheiden als wir. Menschen, deren Sehvermögen geringer ist als unseres, finden in der Regel unser Mitgefühl und Verständnis. Menschen mit größerem Sehvermögen werden jedoch meist missverstanden. Wir unterstellen ihnen Halluzinationen, Geistesgestörtheit oder gar Betrugsabsichten, so wie es mir in dem Qigong-Kurs erging.

Zum Glück sind Mitmenschen und Ärzte heute toleranter und verständnisvoller als früher. Erfahrene Psychopathologen haben bereits erkannt, dass sogenannte Psychotiker nicht immer krankhaft geistesgestört sind, sondern sich in einem außergewöhnlichen physiologischen Zustand befinden, in dem sie andere Bereiche der elektromagnetischen Wellen sehen können als wir gewöhnlichen Menschen. Man kann sie vielleicht als krank bezeichnen, weil ihr physiologischer Zustand nicht normal ist, aber sie sind weder geistesgestört noch lügen sie.

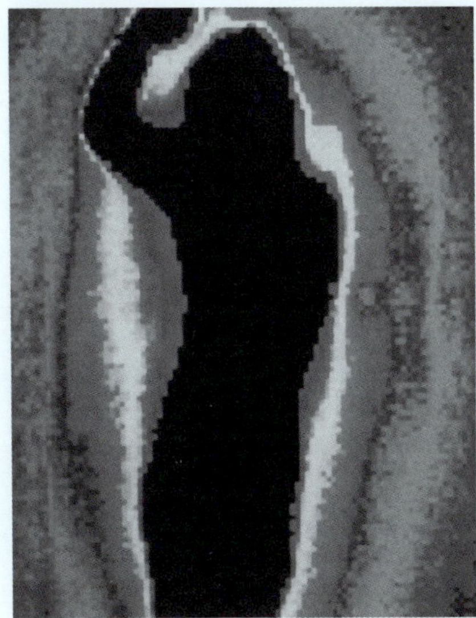

Abb. 4.2.3. Die Aura einer Frau im Infrarotbereich – Thermografie des menschlichen Körpers

Vielleicht ist das am Beispiel des Rutengehens leichter zu verstehen. Das Rutengehen ist eine alte europäische Technik, bei der mithilfe einer Y-fömigen Wünschelrute nach unterirdischem Wasser oder Metall gesucht wird. Die moderne Wissenschaft weiß bereits, dass die Funktion der Wünschelrute auf plötzlichen Veränderungen im Erdmagnetismus über Wasser oder Metall im Boden beruht. Das Problem ist, wie wir gewöhnlichen Menschen in der Lage sein sollten, eine so schwache Veränderung des Magnetfeldes der Erde zu bemerken.

Dr. Cyril Smith ist Physiker und Elektronikingenieur und hat sich sein Leben lang mit elektromagnetischen Aspekten des menschlichen Körpers befasst. Neben seiner sehr ernsthaften Forschungsarbeit über Frequenzreaktionen des menschlichen Körpers hat er auch die Fähigkeit des Rutengehens. Er sagte mir jedoch im privaten Gespräch, dass er krank sei, weil sein Körper eine plötzliche Veränderung des Magnetfeldes nicht kompensieren könne. Er sagte, dass Herzanfälle bei Rutengängern viel häufiger seien als bei gewöhnlichen Menschen. Viele Menschen, die abhängig vom Wechsel der Mondphasen periodisch an Kopfschmerzen litten, seien ebenfalls überempfindlich gegen Veränderungen des elektromagnetischen Feldes.

Dr. Cyril Smith ist so bescheiden, sich selbst als krank zu bezeichnen. Leider bezeichnen andere Rutengänger sich als Supermenschen. Aber es kann sicher nicht Gegenstand unseres Buches sein zu beurteilen, ob Menschen, die einen anderen Bereich der elektromagnetischen Wellen wahrnehmen können, uns über- oder unterlegen sind. Was ich sagen will, ist, dass es tatsächlich Menschen gibt, die eine Aura mit bloßem Auge sehen können, auch wenn wir anderen das nicht können. Leider bin ich selbst auch blind für dieses schwache Licht.

Aber auch gewöhnliche Menschen wie ich sind bis zu einem gewissen Grad in der Lage, die Aura zu fühlen. Wenn wir zum Beispiel die Augen schließen und langsam in einem leeren Raum umhergehen, halten wir etwa einen Meter vor einer Wand an, anstatt dagegen zu stoßen.

Es ist auch wahrscheinlich, dass Menschen in tiefer Meditation die Empfindlichkeit ihrer Sinnesorgane für elektromagnetische Wellen schärfen.

Das ist vielleicht der Grund, warum die Menschen früher die Existenz der unsichtbaren Aura ohne hochentwickelte, empfindliche Messgeräte wahrnehmen konnten, weil sie viel weniger »Hintergrundrauschen« hatten als wir heute. Sicher waren die Menschen früher auch zu viel tieferer Meditation in der Lage, da ihr Leben nicht so gehetzt und stressig war wie das unsere. Die von den Alten beschriebene Aura könnte auch die chemische Aura einschließen, mit deren Hilfe Hunde einen Menschen vom anderen unterscheiden. In diesem Buch konzentrieren wir uns jedoch ausschließlich auf die elektromagnetische Aura und ihre praktischen Anwendungsmöglichkeiten.

Die praktische Anwendung der Aura in der Medizin

Die erste praktische Anwendung für die Aura ist sicher die Technik der Hochfrequenz- und Hochspannungsfotografie. In Abb. 4.2.4 sehen wir deutlich die Aura einer Hand, und an den beiden Fingerspitzen (kleine Bilder rechts) sehen wir außerdem, dass die Aura wie eine fantastische Sonnenkorona aussieht.

Die Hochfrequenzfotografie wurde zuerst 1926 von Semjon und Valentina Kirlian in der Sowjetunion entwickelt und wird daher meist Kirlian-Fotografie genannt. Das schöne, klare Muster der Aura in der Kirlian-Fotografie hat die Fantasie der Menschen und der Wissenschaftler angeregt.

Seit der Erfindung der Kirlian-Fotografie haben viele Wissenschaftler und Mediziner versucht, diese Technik in der medizinischen Praxis anzuwenden. Auch Kirlian selbst hat von Anfang an versucht, die Erfindung für medizinische Zwecke zu nutzen. Bei seiner Arbeit in einem botanischen Institut stellt er bereits fest, dass Form und Farbe der Aura viel mit dem physiologischen Status einer Pflanze zu tun haben.

Viele Wissenschaftler und Ärzte erwarteten, dass man mit der Kirlian-Fotografie verschiedene physiologische, pathologische, vielleicht sogar psychologische Zustände bestimmen könne. Andere dachten, dass die Kirlian-Fotografie eine Beziehung zum geheimnisvollen Akupunktursystem haben könnte.

Die praktische Anwendung in der Medizin gelang jedoch erst in den 1970er-Jahren, als der deutsche Arzt Peter Mandel die Kirlian-Fotografie in der in Abb. 4.2.5 gezeigten Weise weiterentwickelte. Das ist ein Foto von den Spitzen der fünf Finger einer rechten Hand, und man sieht, dass jeder Finger eine ringförmige Aura hat. Weiter sieht man, dass es an der linken Seite des Zeigefingers eine Unterbrechung gibt. Nach der Theorie der Akupunktur beginnt an der linken Seite des rechten Zeigefingers der Dickdarm-Meridian. Es ist interessant, dass bei Patienten mit weichem Stuhlgang an dieser Stelle der Kirlian-Fotografie immer eine Unterbrechung erscheint.

Abb. 4.2.4. Aura um eine Hand und zwei Finger, mit Kirlian-Fotografie aufgenommen

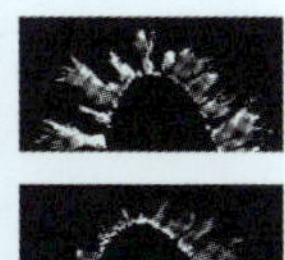

Abb. 4.2.5. Das Kirlian-Foto für die praktische Diagnose

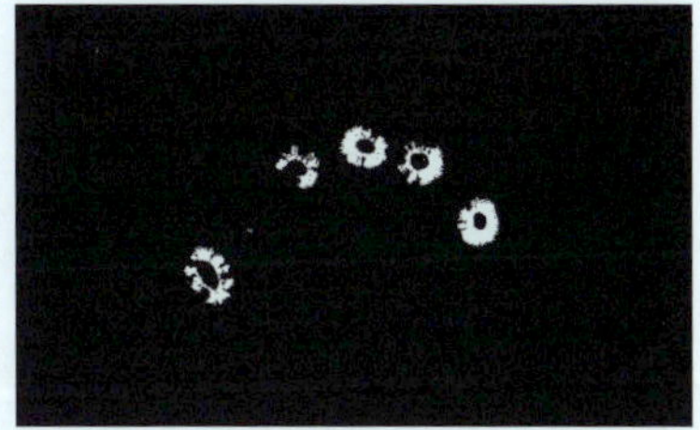

Eine Diagnose dieser Art kann sich sicher nicht mit der Präzision der Diagnosetechniken der modernen Schulmedizin messen, aber sie beweist, dass die Aura in der Kirlian-Fotografie durchaus Informationen über den Körper liefern kann.

Außerdem zeigt Abb. 4.2.5, dass diese Aura auf dem Kirlian-Foto eine Beziehung zum geheimnisvollen Akupunktursystem hat. Tatsächlich kann die kontinuierliche Hochfrequenz- und Hochspannungsfotografie den Verlauf des Akupunkturmeridians im dunklen Raum deutlich zeigen, wie wir an Abb. 2.2.9 im Kapitel 2 von Teil 2 dieses Buches gesehen haben.

Wir müssen jedoch betonen, dass die Aura im Kirlian-Foto im Gegensatz zur spontanen Lichtabstrahlung in Abb. 4.2.2 oder der Infrarot-Thermografie in Abb. 4.2.3 keine wirkliche, sondern eine künstliche Aura ist. Physikalisch ausgedrückt ist das aura-ähnliche Muster in der Kirlian-Fotografie nur ein »Entladungsmuster«. Ein Körper kann mit sehr hohem Potenzial elektrisch geladen werden, vielleicht mehr als 3000 Volt in einer sehr kurzen Zeit und damit gefahrlos für den menschlichen Körper. Wenn das Potenzial entfernt wird, entlädt sich der Körper sofort. In diesem Moment können wir in einem dunklen Raum ein schönes Entladungsmuster in Form einer Aura mit bloßen Augen sehen. Und es ist leicht, dieses Entladungsmuster fotografisch festzuhalten.

Wenn das Entladungsmuster auf dem Kirlian-Foto auch keine wirkliche Aura ist, so steht es doch in enger Beziehung zur Verteilung des elektromagnetischen Feldes im Körper. Daher steht die künstliche Aura auch in engem Zusammenhang mit dem Akupunktursystem, denn das in den alten Büchern beschriebene geheimnisvolle Akupunktursystem ist eigentlich eine Beschreibung der Verteilung des internen elektromagnetischen Feldes, wie wir im vorigen Teil des Buches im Blick auf die unsichtbare dissipative Struktur des elektromagnetischen Feldes formulierten.

Die Aura in unserem Körper

Anders gesagt, die unsichtbare dissipative Struktur des elektromagnetischen Feldes im Körper kann auch als Aura im Körper angesehen werden. Die innere Aura ist aber immer mit dem dichten chemischen Körper verquickt und würde durch Skalpelle leicht Schaden nehmen. Deshalb ist sie von den Wissenschaftlern Hunderte von Jahren ignoriert und von den modernen Menschen fast vergessen worden. In dieser Hinsicht waren die Menschen des Altertums viel weiser als wir Modernen, einschließlich der Wissenschaftler. Es ist aber immer noch ungeklärt, wie die Menschen früher das geheimnisvolle Akupunktursystem der traditionellen chinesischen Medizin und das ebenso geheimnisvolle System der Chakren in der traditionellen indischen Medizin gefunden haben. Beides sind Auren innerhalb unseres Körpers, die eine unter der Haut, die andere an der zentralen Körperachse. Nach der Theorie der traditionellen indischen

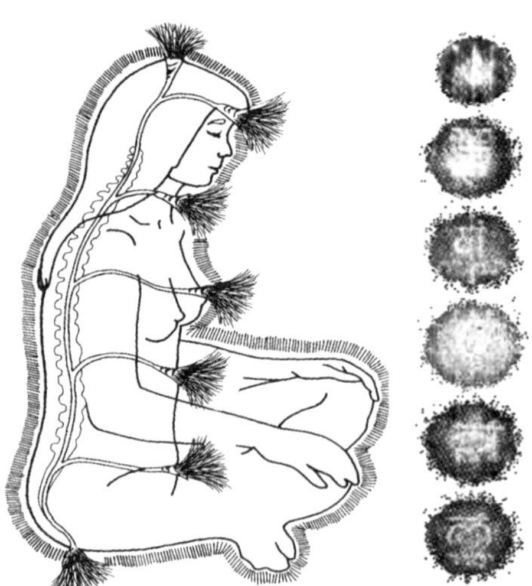

Abb. 4.2.6.
Die Vorstellung von den sieben Chakren und ihren Farben in der indischen Medizin

Medizin gibt es entlang der zentralen Körperachse sieben große Chakren (siehe Abb. 4.2.6). Jedes Chakra hat einen eigenen Namen, eine besondere Farbe und Funktion. Das indische Wort Chakra bedeutet »Lichtring«. Veränderungen in Farbe, Form und Richtung dieser Lichtringe zeigen psychische, physiologische und selbst pathologische Veränderungen im Inneren der Person an. Anders gesagt, die Chakren stehen in enger Verbindung mit dem Körper-Geist-System.

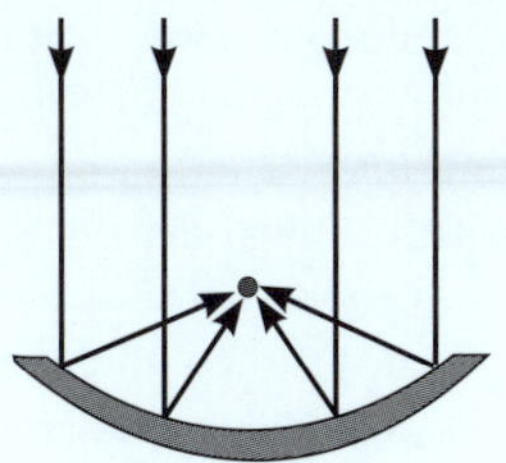

Abb. 4.2.7. Die drei größten fokussierenden Reflektoren an der zentralen Körperachse

Das System der Chakren in der traditionellen indischen Medizin scheint eine nette Geschichte zu sein, ein schönes Märchen, denn Wissenschaftler und Ärzte haben in der anatomischen Forschung niemals die sieben Ringe gesehen. Aus der Sicht der Physik muss es jedoch entlang der zentralen Körperachse Brennpunkte von akustischen und elektromagnetischen Wellen geben (siehe Abb. 4.2.7). Das ist eine so einfache und schlichte Wahrheit. Aus Sicht der Physik muss es auch viele kleinere Brennpunkte geben, welche durch bogenartige anatomische Strukturen wie Schultern, Ellbogen oder Knie gebildet werden, weil sie Wellen reflektieren und bündeln.

Probleme bei der Entdeckung der Aura und der Analyse ihrer Daten

Aus der Perspektive der theoretischen Physik ist die Existenz der externen Aura und der internen Aura, nämlich Chakren und Akupunktursystem, eine schlichte und einfache Tatsache; das Problem bleibt ihre Entdeckung und die praktische Analyse ihrer Daten.

Die externe Aura zu entdecken, ist technisch nicht allzu schwierig. Wir können die Aura von Lebewesen mit den vorhanden Geräten wie Fotomultiplier, empfindlichen Infrarotkameras, Mikrowellensensoren usw. gut feststellen.

Schwieriger ist die Entdeckung der inneren Aura, also der Chakren und des Akupunktursystems in Lebewesen, da es in den chemischen Körper verwoben ist. Die Einführung eines Detektors in einen Körper würde eine schwere Störung der internen Aura bedeuten, nicht zu reden von der Zerlegung des Körpers.

Glücklicherweise können wir die heterogene Verteilung der Körperleitfähigkeiten an der Körperoberfläche messen, und diese ist proportional zur

Verteilung des internen elektromagnetischen Feldes im Körper. Die heterogene Verteilung der Körperleitfähigkeiten reflektiert also die Energieverteilung im Körper, d. h. die interne Aura. Was wir mit der Körperleitfähigkeitsmessung oder der Kirlian-Fotografie nachweisen können, ist allerdings nur die Oberfläche der internen Aura, die bis zu einem gewissen Grad dem Akupunktursystem entspricht. Wir haben noch keine Methode zum Nachweis des Chakrensystems, nicht einmal indirekt. Die Entdeckung der Chakren ist ein noch ungelöstes technologisches Problem.

Das größte Problem beim Studium der Aura ist die Datenanalyse. Im Unterschied zu den Molekülen, die wir Stück für Stück zählen können, setzt sich die Aura aus einer unendlichen Zahl von elektromagnetischen Wellen zusammen, die untrennbar sind.

Daher übersteigt die Analyse auch der schlichtesten Aura bei Weitem die Möglichkeiten der kompliziertesten Berechnungen und mathematischen Disziplinen, mit denen man doch die Flugbahnen der Himmelskörper und die Umlaufbahnen von Raketen und Satelliten gut berechnen kann. Brillante Mathematiker haben aber schon neue mathematische Disziplinen zur Untersuchung komplexer Systeme mit unendlichen Elementen gefunden. Mit diesen ist es möglich, die Informationen der Aura quantitativ zu verarbeiten. Im letzten Teil dieses Buches sollen einige praktische Methoden zur Berechnung der Kohärenz (Harmonie) aus der Messung der Aura vorgestellt werden.

3) Komplexe Systeme: das Ende des Reduktionismus

In der modernen Physik hat man die Welt jetzt nicht in verschiedene Gruppen von Objekten, sondern in verschiedene Gruppen von Beziehungen unterteilt ... Was man unterscheiden kann, ist die Beziehungsart, die für ein bestimmtes Phänomen primär wichtig ist ... Die Welt erscheint so als kompliziertes Gewebe von Ereignissen, in denen Beziehungen verschiedener Art sich abwechseln, überschneiden oder kombinieren und dadurch die Textur des Ganzen bestimmen.

Werner Heisenberg

Das Ende des Reduktionismus

Die Biologie ist die Basis der konventionellen westlichen Schulmedizin. Niemand kann den großen Erfolg der modernen Biologie und ihren großen Beitrag zur Medizin bestreiten. Und der Reduktionismus ist die eigentliche Grundlage der modernen Biologie.

Der Reduktionismus ist eine Methodologie, eine Denkweise. Ein Ganzes wird in kleinere Teile zerlegt, um die Komplexität des Ganzen auf die scheinbare Einfachheit der einzelnen zu untersuchenden Faktoren zu reduzieren. Das ist natürlich eine clevere und erfolgreiche Methode in der physikalischen, chemischen, biologischen und medizinischen Forschung. Sie ist zum Dogma der modernen naturwissenschaftlichen Forschung geworden.

Der Reduktionismus ist sogar zur Standard-Denkweise in der Ausbildung junger Wissenschaftler und im gesamten System der formalen modernen Bildung geworden. Die Entwicklung der konventionellen westlichen Schulmedizin ist immer reduktionistisch geprägt gewesen. Von der Anatomie zur Histologie, von der Histologie zur Zellbiologie, von der Zellbiologie zur Molekularbiologie. Die Molekularbiologie gilt als höchste Stufe der Biologie, da keine weitere Reduktion möglich ist. Viele Wissenschaftler, insbesondere Biologen, glauben, dass wir alle medizinischen Probleme lösen können, wenn wir über jedes Molekül in unserem Körper Bescheid wissen.

Wir wollen hier die Frage erörtern, ob der Weg des Reduktionismus der einzige Weg ist, auf dem Wissenschaft und Medizin weiterentwickelt werden können und ob der Reduktionismus zum Studium von Musik, Lebewesen und anderen komplexen Systemen taugt.

Der Ansatz der biologischen und medizinischen Forschung ist heute etwa so, als wolle ein Orchester eine schöne, harmonische Sinfonie auf reduktionistische Art spielen. Dazu teilen wir das Orchester zunächst in drei große Gruppen auf – die Saiteninstrumente, die Perkussionsinstrumente und die Blasinstrumente – genau so, wie wir den menschlichen Körper in Atemsystem, Blutkreislauf, Verdauungssystem und Nervensystem unterteilen. Dann können wir die Saiteninstrumente weiter unterteilen in Harfe, Kontrabässe, Celli, Violen und Violinen, so wie das Verdauungssystem in Mund, Magen, Därme usw.

Dann könnten wir die Violinen natürlich weiter in erste, zweite, dritte Violine usw. aufteilen. Nun sind wir bei den Basisorganen angekommen, nämlich bei den einzelnen Instrumenten des Orchesters.

Um alle Organe gesund, d. h. jedes Instrument im Orchester in gutem Zustand zu erhalten, sollten wir jedes Instrument, z. B. die erste Violine, in die verschiedenen Bestandteile zerlegen: den Bogen, den Resonanzkörper, den Hals, den Steg, die Saiten, damit wir jedes Teil reparieren können, falls es nicht funktioniert.

Damit die Violine gut klingt, müssen wir nicht nur dafür sorgen, dass jedes ihrer Teile die richtige Form hat, sondern auch, dass nur gutes Materi-

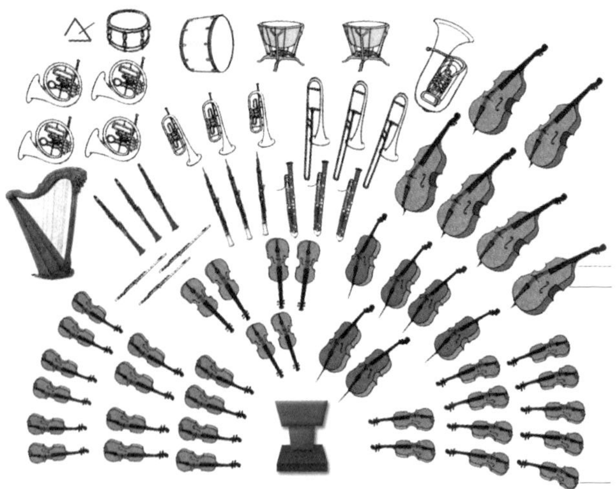

Abb. 4.3.1 Können wir eine Sinfonie mit reduktionistischem Denken und molekularen Aspekten allein erfassen?

al verwendet wird, Material mit der richtigen Molekülkombination. Da das

Holz des Resonanzkörpers ein entscheidender Faktor für eine gute Violine ist, müssen wir die Moleküle des Holzes erforschen, das ist ebenso wichtig wie die molekularbiologische Forschung für die Medizin.

Solche detaillierte Forschung kann nicht falsch sein, denn die Erforschung der Moleküle würde die Qualität aller Instrumente im Orchester verbessern. Glauben Sie aber, dass die Kenntnis aller Moleküle in den Instrumenten eines Orchesters allein die Qualität einer Sinfonie garantiert? Natürlich nicht. Die Kenntnis der anatomischen Struktur und der Moleküle der Musikinstrumente ist nur eine notwendige, aber ganz sicher keine hinreichende Bedingung für gute Musik.

Ebenso notwendig ist es für die erfolgreiche Aufführung einer Sinfonie, dass jedes Instrument in der Hand eines guten Musikers ist, der es im richtigen Rhythmus, d. h. in der richtigen Zeitstruktur, spielt, und diese hat nichts mit Molekülen zu tun. Außerdem müssen alle Musiker im Orchester ausgezeichnet zusammenarbeiten, d. h. mit der richtigen, dynamischen räumlichen Struktur aller Schwingungen. Diese Kooperation kann durch reduktionistisches Denken nicht erreicht werden.

Für eine Sinfonie ist also ein »ganzheitlicher« Ansatz erforderlich. Heute beziehen immer mehr Ärzte ganzheitliche Heilmethoden in ihre Praxis ein. Ihnen ist die Beschränktheit des Reduktionismus bewusst und auch, dass die Molekularbiologie die letzte Stufe des Reduktionismus in der medizinischen Forschung ist.

Die meisten Biologen bleiben jedoch noch bei der reduktionistischen Forschung, denn sie glauben, keine andere Wahl zu haben. Wenn der Reduktionismus nicht funktioniert, welche Richtung sollen wir dann verfolgen? »Ganzheitlichkeit« ist ein hübsches und romantisches Wort, aber wie könnte romantisches Denken in der praktischen wissenschaftlichen Forschung von Nutzen sein?

In der Tat sind die Denkweisen der einzelnen Kulturen unserer Welt unterschiedlich. Und es ist nicht völlig aussichtslos, ein komplexes System mit anderen praktischen Wegen und Methoden, mit anderen mathematischen Methoden zu studieren.

Betrachten wir einmal den großen Unterschied zwischen den Denkweisen der »Gelben Kultur« und der »Nilkultur«, um neue Wege für die Erforschung komplexer Systeme zu finden.

Unterschiedliche Denkstrukturen

In alten Zeiten, vor vielleicht 7.000 Jahren, gab es ca. 20 verschiedene Kulturen, die meisten von ihnen an Flussläufen. Leider sind die meisten davon verschwunden. Heute haben nur noch zwei alte Kulturen einigen Einfluss auf das menschliche Denken. Das ist die »Gelbe Kultur«, die sich entlang des Gelben Flusses in China entwickelte, und die »Nilkultur«, die am Nil in Ägypten bestand. Ein Vergleich der Denkweisen dieser beiden Kulturen ist recht interessant.

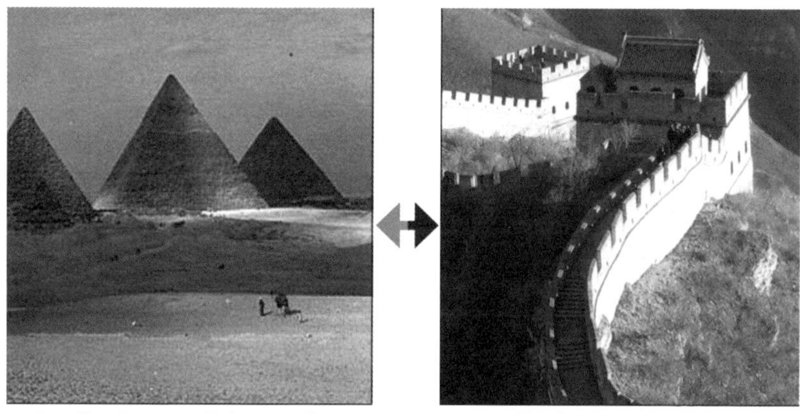

Abb. 4.3.2. Zwei unterschiedliche Denkweisen in der „Gelben Kultur» und der „Nilkultur»

Das linke Bild zeigt ägyptische Pyramiden, die Symbole der Nilkultur sind. Obwohl die Nilkultur nach der Ausbreitung des Islam verschwand, blieb ihre Denkstruktur in den fünf Büchern Mose, der in Ägypten geboren, erzogen und ausgebildet worden war, erhalten, verschmolz dann mit der griechischen Kultur und beeinflusst das Denken ganz Europas und Amerikas bis heute. Sie ist die Grundlage des westlichen Denkens, der modernen Naturwissenschaften und der konventionellen westlichen Schulmedizin.

Das rechte Bild zeigt die große Chinesische Mauer, das Symbol der Gelben Kultur. Aus geografischen Gründen war die Entwicklung beider Kulturen bis zum vorigen Jahrhundert voneinander isoliert. Deshalb kann man den grundlegenden Unterschied zwischen östlichem und westlichem Denken gut erkennen.

Der grundlegende Unterschied lässt sich zum Beispiel an den Symbolen der Medizin in Abb. 4.3.3 erkennen. Beide sind alt und allseits bekannt. Links ist das »Tai-chi«, der Kern des »I Ching«, d. h. Buch der Wandlungen, das vor etwa 4.000 Jahren geschrieben wurde. Rechts ist die »eherne Schlange«, von der in der Geschichte vom Auszug der Israeliten aus Ägypten vor ca. 3.500 Jahren die Rede ist.

Die beiden Symbole zeigen den grundsätzlichen Unterschied dieser Denkstrukturen.

Der Grundgedanke des Tai-chi ist die Balance zwischen Yin (schwarz) und Yang (weiß). Das Symbol deutet die ständige Rotation des Tai-chi an, die physikalisch ausgedrückt als eine dynamische Oszillation betrachtet werden kann. Das grundlegende Denkmuster der traditionellen chinesischen Medi-

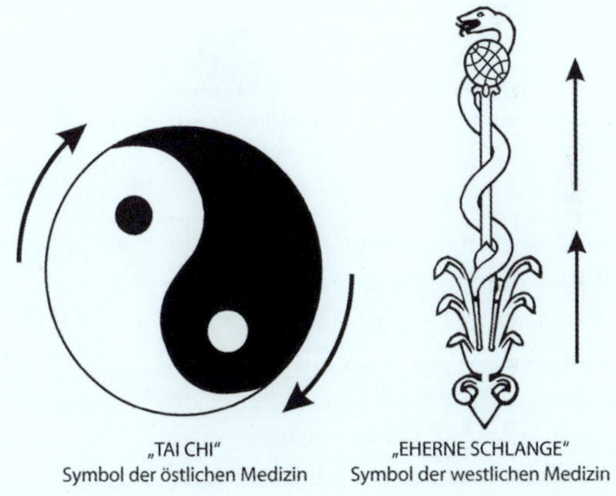

Abb. 4.3.3. Grundstrukturen des östlichen und westlichen Denkens

zin ist folglich die dynamische Balance. Wenn ein Patient ein Problem hat, bedeutet das, dass seine Balance auf irgendeine Art gestört ist, und die Aufgabe der Medizin besteht darin, ihm zu helfen, seine Balance wiederzufinden.

Die eherne Schlange wurde bekanntlich von Moses errichtet, um die Menschen zu heilen. Grundgedanke dieses Symbols ist es, die Krankheit, also den Feind, mit starken Methoden zu besiegen. Das ist auch der Grundgedanke der allopathischen Medizin.

Ein anderer Unterschied zwischen östlichem und westlichem Denken ist an der »Fünf-Elemente-Lehre« des alten China und der »Vier-Elemente-Lehre« des alten Griechenland zu erkennen (Abb. 4.3.4).

In der alt-griechischen Vier-Elemente-Lehre (Abb. 4.3.4) besteht zwischen den Elementen eine lineare Beziehung, von unten nach oben, wie die eherne Schlange, wogegen die fünf chinesischen Elemente nicht linear, sondern in

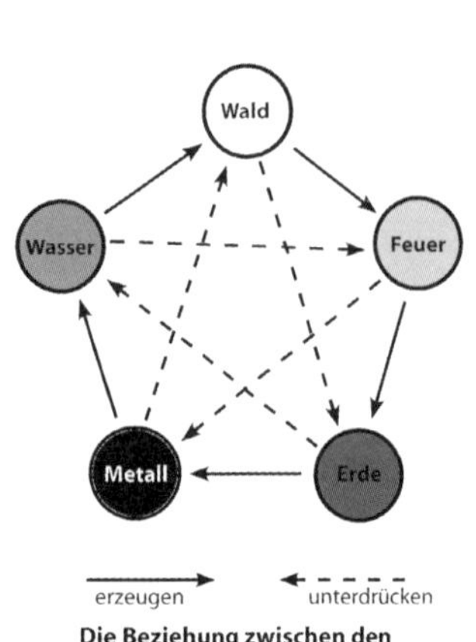

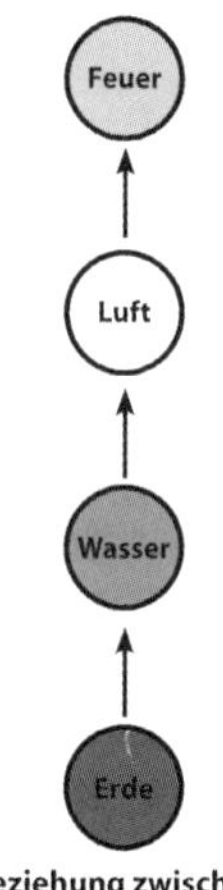

Abb. 4.3.4.
Die Fünf-Elemente-Lehre im alten China und die Vier-Elemente-Lehre im alten Griechenland

einem System von »Erzeugen« und »Unterdrücken« ohne Anfang und Ende miteinander in Beziehung stehen.

Wir sehen den Unterschied im Detail an der Struktur der beiden »Mathematiken« (Abb. 4.3.5). Das linke Bild zeigt das »I Ching«, d. h. »Buch der Wandlungen«. In der Mitte finden wir wieder das Tai-chi. Das »I Ching« ist die technische Entwicklung des Tai-chi.

In einer solchen Entwicklung wird der Begriff der dynamischen Balance weiter beschrieben mit digitalisierten Daten mit einem längeren Strich (—) und zwei kürzeren Strichen (- -), die den binären Ziffern 1 bzw. 0 entsprechen. Das Tai-chi kann daher aus den einstelligen binären Ziffern 1 (Yang) und 0 (Yin) in der Mitte des »I Ching« weiterentwickelt werden zur Kombi-

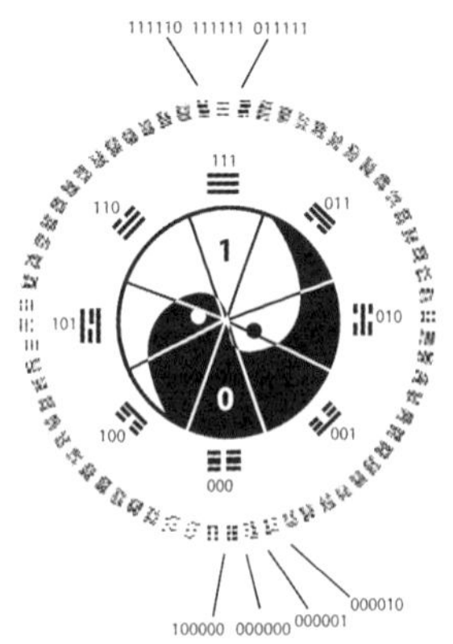

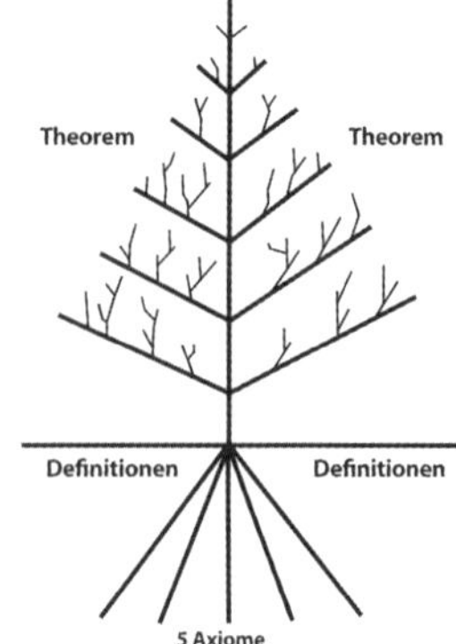

Abb. 4.3.5
Die Struktur des „I Ching» und die Struktur der „Euklidischen Geometrie»

nation der dreistelligen binären Ziffern 000, 001, 010, 011, 111, 110, 101 und 100.

Es könnte dann in Kombinationen sechsstelliger Binärzahlen weiterentwickelt werden: 000000, 000001, 000010, ... 011111, 111111, 111110, ... und schließlich 100000. Das ist die dritte Ebene des »I Ching«.

Nach dem gleichen Prinzip lässt sich das Tai-chi mit dem Kreis als Grundstruktur endlos in konzentrischen Kreisen oder zu einem vielstufigen System weiterentwickeln, dessen Struktur weder Anfang noch Ende hat.

Das rechte Bild in Abb. 4.3.5 zeigt die Struktur der Euklidischen Geometrie, des grundlegenden Standardmodells jeder modernen wissenschaftlichen Theorie. Die Euklidische Geometrie hat eine Baumstruktur, die mit den Wurzeln beginnt und mit den kleinsten Zweigen endet. Die Struktur entwickelt sich immer weiter nach oben, wie die eherne Schlange oder die Struktur der griechischen Vier-Elemente-Lehre.

Bei einer solchen Struktur bilden Axiome die Basis und den Beginn einer Theorie. Ein Axiom wird aus Beobachtungen oder Erfahrungen gewonnen, die von keinem noch grundlegenderen Wissen abgeleitet werden können. Anders gesagt, ein Axiom ist eine Grenze zwischen dem Unbekannten und dem empirischen Wissen, das wir durch Experimente überprüfen, aber nicht durch logische Ableitung gewinnen können. Es ist also Grundlage und Grenze unseres rationalen Wissens.

Außer dem System der Axiome gibt es ein System von klaren und feststehenden Definitionen für jeden Begriff, um jedes Missverständnis im Prozess der rationalen Ableitung auszuschließen.

Ausgehend von exakten Axiomen und Definitionen haben zahllose Mathematiker in vielen Generationen Theoreme »automatisch« abgeleitet. Die Axiome und Definitionen sind die Wurzeln des großen Baumes, und die vielen Theoreme bilden den Stamm, die Äste und die Blüten und Blätter.

Die Baumstruktur der Euklidischen Geometrie ist so schön, dass sie zum Standardmodell der modernen wissenschaftlichen Theorien geworden ist. Das schöne und exakte Modell des Euklid (um 365-300 v. Chr.) ist von Generationen von Wissenschaftlern bis heute zum schönsten Wissensgebäude entwickelt worden.

Wenn wir jedoch die Baumstruktur der Euklidischen Geometrie mit der Kreisstruktur des »I Ching« vergleichen, stellen wir fest, dass die Baumstruktur nicht das einzig mögliche Modell für Theorien ist.

Wegen des großen Einflusses des linearen Denkens im alten Ägypten und Griechenland sind fast alle modernen wissenschaftlichen Theorien linear, einschließlich der sehr modernen »Urknalltheorie«, die einen großen Knall als Beginn und ein schwarzes Loch als Ende der Welt annimmt. Manch einer meint sogar spöttisch, Urknall und schwarzes Loch seien nichts anderes als neue Versionen von Genesis und Jüngstem Gericht.

Seit den 1970er-Jahren hat die wissenschaftliche Gemeinschaft die Schwierigkeiten des linearen Denkens erkannt. Sie liegt im Übergang vom Studium linearer Probleme zum Studium nichtlinearer Probleme. Die Struktur der ägyptischen Pyramiden, die eherne Schlange als ärztliches Symbol, die vier Elemente der Griechen und die Euklidische Geometrie – sie alle sind lineare Strukturen mit klarem Anfang und Ende. Anders gesagt, die modernen Naturwissenschaftler sind sich der Begrenztheit des linearen Denkens bewusst.

Es ist interessant, dass die Theoretiker des Urknalls ihre lineare Theorie in jüngster Zeit ein wenig korrigiert haben. Sie gehen jetzt davon aus, dass es nach dem schwarzen Loch einen neuen Urknall gibt. Das heißt, nach dem Ende dieser Welt würde eine neue Welt beginnen. Auf diese Weise wird die Theorie, die eine einfache lineare Entwicklung mit klarem Anfang und Ende beschrieb, ein Kreis ohne klaren Anfang und klares Ende. Inzwischen ist auch vielen Physikern die Beschränktheit des Reduktionismus angesichts komplexer Systeme bewusst geworden, die man nicht in kleinere Teile zerlegen kann. Ihnen ist auch bewusst, dass »das Ganze mehr ist als die Summe seiner Teile«.

Synergetik und das Studium komplexer Systeme

Es gibt in der wissenschaftlichen Gemeinschaft tatsächlich seit drei Jahrzehnten eine neue Tendenz zum Studium komplexer Systeme. Vielleicht war Hermann Haken an der Universität Freiburg in Deutschland der Erste, der komplexe Systeme ernsthaft und rigoros nach den Standards der modernen Naturwissenschaft untersuchte.

Haken brachte den Begriff der Synergie auf und unterteilte ein System in mehrere Teilsysteme, die aufeinander abgestimmt zusammenarbeiten. Mit dieser Methode fand er die Langzeit- und Kurzzeitparameter eines Systems. Die Professoren Hans-Jürgen Stöckmann und Bruno Eckhardt an der Universität Marburg konzentrieren sich auf das Studium komplexer Systeme und chaotischer Wellen. Es gibt auch viele andere Gruppen in verschiedenen Ländern, die komplexe Systeme studieren. Weltweit befassen sich mindestens acht Fachinstitute damit. Heute wagen sich mehr und mehr brillante Physiker auf dieses schwierige Forschungsgebiet vor.

Seit dem Ende des zweiten Weltkrieges hat die Bedeutung der Ökonomie in vielen Ländern zugenommen. Seit 1969 gibt es einen Nobelpreis für Ökonomie. Zweck des Studiums ökonomischer Systeme ist selbstverständlich, die Regeln oder Gesetze zu finden, nach denen solche komplizierten Systeme funktionieren. Angesichts komplexer Systeme wird die Beschränktheit und Schwäche des Reduktionismus immer deutlicher. Neue mathematische Methoden und neue Denkweisen sind erforderlich.

Der Mensch mit Körper und Geist, Gegenstand von Medizin, Biologie und Psychologie, ist offensichtlich ein komplexes System, vielleicht das komplizierteste System in der Welt überhaupt. Viele Ärzte erkennen heute die Schwäche und Beschränktheit des Reduktionismus und des linearen Denkens. Sie haben sogar schon ganzheitliche Heilmethoden aus verschiedenen alten Kulturen übernommen und ihr Möglichstes getan, jene Techniken weiterzuentwickeln und mit den Begriffen der modernen Naturwissenschaft zu erklären.

Die Wissenschaftler sollten jetzt neue Denkweisen von verschiedenen Kulturen übernehmen, um die moderne Naturwissenschaft so zu entwickeln, dass sie den Herausforderungen der ganzheitlichen Heilverfahren gewachsen ist.

Verschiedene Denkweisen verbinden

Wir müssen zugeben, dass ohne Reduktionismus und lineares Denken in der Geschichte sich keine modernen Naturwissenschaften entwickelt hätten. Das ist vielleicht ein wichtiger Grund dafür, dass die moderne Naturwissenschaft im Westen und nicht im Osten entwickelt wurde, weil die Wissenschaft von einfachen zu komplizierten Systemen, vom Studium linearer Probleme zum Studium nichtlinearer Probleme fortschreiten musste.

Jetzt haben manche Ärzte zu viel alte östliche und andere ganzheitliche Medizin in sich aufgenommen, ohne sie richtig zu verdauen. Das ist nicht ihre Schuld. Sie haben versucht, die Mechanismen dieser alten und ganzheitlichen Heilverfahren mit den Begriffen und im Rahmen der ihnen vertrauten westlichen Medizin zu erklären. Außerdem haben sie viele moderne Techniken eingeführt, wie elektronische Messungen, elektrische Stimulation, Stimulation mit Softlaser, weichen Mikrowellen und farbigem Licht, um die alten Therapiemethoden mit modernen Technologien weiterzuentwickeln und zu verbessern.

Das Problem besteht darin, die beiden Denkweisen, östliches und westliches Denken, so zu verbinden, dass die Fähigkeiten der modernen Naturwissenschaften erweitert werden und gleichzeitig ihre traditionell hohe Genauigkeit beibehalten wird. Das wird das Hauptthema des letzten Teils unseres Buches sein, insbesondere die »Kohärenzpyramide«, die aus der Kombination von östlichem und westlichem Denken entstand.

●

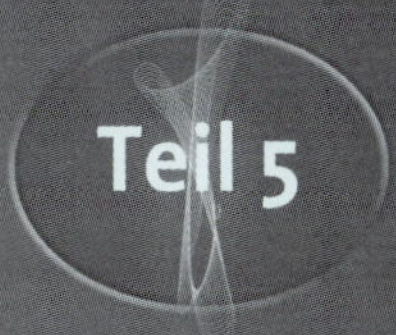

Teil 5

Harmoniemessung

1) Wie viel Schönheit ist in einem Ballett?

Malerei ist Imitation der Natur. Was aber ist die Imitation der Musik?
Plato (427-347 v. Chr.)

Professor Zhong-Shen Liu ist mein vertrauter Freund und ein Pharmazieexperte an der Universität Heilongjiang für Traditionelle Chinesische Medizin in Harbin in Nordchina, weit von meiner Heimatstadt Hangzhou entfernt. Als er 1986 zu einer Konferenz nach Hangzhou kam, lud ich ihn ein, unsere interdisziplinäre Diskussionsgruppe an der Zhejiang-Universität in Hangzhou zu besuchen und uns einen Vortrag zu halten.

Wie viele seiner Kollegen befasste er sich mit der chemischen Analyse von aus Kräutern gewonnenen Arzneien. Sie zerlegten also ein Kräutermedikament mittels Flüssigkeitschromatographie und Gaschromatographie in Tausende verschiedener chemischer Bestandteile und testeten jeden davon, um herauszufinden, welcher davon der wichtigste, der entscheidende Bestandteil der Pflanze war. Wenn sie diesen entscheidenden Bestandteil gefunden hatten, versuchten sie, die chemische Struktur der Moleküle zu erkennen und den Stoff im Labor und industriell synthetisch herzustellen, viel billiger als in der Natur.

Das war damals die typische Art und Weise, sich mit Kräutermedizin zu befassen, und sie ist es noch heute. In China und in vielen anderen Ländern wurden und werden heute noch erfolgreich neue Arzneimittel hergestellt, indem man Kräutermedikamente analysiert. Das ist typisch für den reduktionistischen Ansatz, der in Biologie und Medizin Hunderte von Jahren vorherrschend war, insbesondere im 20. Jahrhundert.

1) Natürliche Medizin ist Musik, nicht Mechanik

Das Problem ist aber, wie Professor Liu sagte, dass Zerlegung und Reduktionismus zwar in vielen Fällen recht gut funktionieren, man aber in anderen Fällen den wichtigsten, den entscheidenden Bestandteil nicht finden konnte. Die Wirksamkeit einiger Kräutermedikamente scheint in der Kombination vieler Bestandteile zu liegen, nicht in einem einzelnen. Seine Ansicht amüsierte uns sehr, denn wir diskutierten damals gerade die Probleme des Reduktionismus in Biologie und Medizin. Wir waren damals noch sehr jung und hatten daher keine Scheu, große Autoritäten zu kritisieren, ja sogar auszulachen. Wir fanden, wenn man auf diese Weise Kräutermedizin studiere, könne man ebenso gut beim Studium der Musik fragen, welche Note die wichtigste, die entscheidende in der Musik Mozarts sei, um dann die weniger wichtigen zu verwerfen und nur die wichtigste zu verwenden. Man könne dann vielleicht eine »gereinigte« Sinfonie mit nur einer Note komponieren, ja mit nur einer Frequenz, von der man glaube, sie sei das Wesen von Mozarts Musik.

Das ist aber kein Witz, sondern eine einfache Beschreibung der realen Situation in der Medizin, nicht nur beim Studium der Kräutermedizin, sondern in der gesamten konventionellen Schulmedizin. Millionen von Wissenschaftlern suchen ihr ganzes Leben lang auf diese Weise nicht nur nach den entscheidenden Bestandteilen in Kräutermedikamenten, sondern auch nach den Ursachen sämtlicher Krankheiten. Man könnte sagen, sie suchen andauernd und unermüdlich nach der entscheidenden Note in einem Musikstück.

Wir müssen zugeben, dass sie nicht völlig Unrecht haben. Es gab eine Zeit, in der dieser Ansatz sehr erfolgreich war, besonders im frühen Stadium der biologischen und medizinischen Forschung. Beispielsweise wird fast jede Infektionskrankheit durch eine ganz bestimmte Bakterienart verursacht. Die großen Erfolge bei der Bekämpfung der Infektionskrankheiten haben der konventionellen Schulmedizin hohes Ansehen gebracht.

Der Chirurgie liegt der Gedanke zugrunde, dass der Mensch als Maschine zu betrachten sei, wie René Descartes (1596-1650) in seinem berühmten Buch »Der Mensch ist eine Maschine« verkündete. Das heißt, dass man ein kaputtes Teil repariert oder auswechselt, und die Maschine läuft wieder richtig. Auch die großen Erfolge der Chirurgie haben der konventionellen Schulmedizin zu hohem Ansehen verholfen.

Nun hat sich aber die Situation in der Medizin beträchtlich verändert. Akute bakteriell verursachte Krankheiten sind selten geworden. Aber die Menschen, besonders in den Industrieländern mit gutem Gesundheitswesen, leiden dennoch viel, und zwar an chronischen Krankheiten und funktionellen Störungen.

Vielen Menschen in Industrieländern mit gutem Gesundheitswesen ist es wohl schon passiert, dass sie mit Kopfschmerzen oder irgend einer Unpässlichkeit zum Arzt gingen und der Arzt sie sorgfältig und gründlich untersuchte und viele Tests mit den modernsten Geräten vornahm. Es zeigte sich, dass alle Werte in Ordnung waren, und der Patient wurde als gesund nach Hause geschickt. Es sah so aus, als ob er gelogen habe, aber das hatte er nicht. Wie fühlt man sich als Patient in einer solchen Situation?

Es ist verständlich, dass Patienten, die von der konventionellen westlichen Schulmedizin hinauskomplimentiert wurden, sich nach einer »Alternative« umsehen, wie Homöopathie, Akupunktur, Ayurveda, Massage, Qigong und anderen natürlichen Heilverfahren.

Der Grundgedanke vieler natürlicher Heilmethoden ist Ganzheitlichkeit statt Reduktionismus. Und der Kern der Ganzheitlichkeit ist Harmonie. Das Wort Harmonie kommt in der Musik und anderen Künsten oft vor, aber ganz selten in den Naturwissenschaften, da es rational und quantitativ schwer zu erfassen ist. Einige Wissenschaftler sagen sogar, es übersteige die Möglichkeiten der menschlichen Intelligenz. Zum Glück ist aber das Studium der Harmonie nicht so hoffnungslos, wie meist angenommen wird.

Beginnen wir damit, dass wir uns die Aufführung einer Sinfonie vorstellen, gleichermaßen als Parabel für die gegenwärtige Situation der Medizin.

2) Zwei Problemebenen in einer Sinfonie

Die erste Vorbedingung für die Aufführung einer schönen Sinfonie ist, wie jeder weiß, dass jedes Instrument im Orchester von hoher Qualität und in gutem Zustand sein muss. Ist eines der Instrumente im Orchester defekt, zerstört es unweigerlich die Harmonie der Musik. In diesem Fall müssen wir zuerst herausfinden, welches der Instrumente schadhaft ist, und es dann reparieren. Auf dieser Ebene funktionieren »Einfaktorendenken« und Reduktionismus ausgezeichnet.

Die zweite Vorbedingung für die Aufführung einer schönen Sinfonie ist, dass alle Musiker des Orchesters sehr gut zusammenspielen. Es kann keine gute Aufführung werden, wenn die Musiker im Orchester nicht kooperieren, selbst wenn alle Instrumente in gutem Zustand sind und jeder Musiker für sich ein harmonisches Musikstück spielt. Auf dieser Ebene funktionieren »Einfaktorendenken« und Reduktionismus offensichtlich nicht mehr.

Es ist leicht zu erkennen, dass die konventionelle Schulmedizin heute wie früher an der ersten Voraussetzung für die Aufführung einer Sinfonie arbeitet. Das ist natürlich eine notwendige, aber noch keine hinreichende Voraussetzung, um eine schöne Sinfonie gut aufführen zu können.

Es ist auch leicht zu erkennen, dass die Aufgabe der natürlichen Heilmethoden darin besteht, bei gestörtem Zusammenspiel dennoch eine harmonische Sinfonie aufzuführen. Das ist die zweite Problemebene. Tatsächlich ist es für die Wissenschaftler sehr viel schwieriger, mit einem so komplizierten Gebilde wie dem Körper-Geist-System objektiv und quantitativ fertig zu werden, und es ist eine große Herausforderung an die menschliche Intelligenz.

Da das Problem in Medizin und Naturwissenschaften dem Problem in der Musik so ähnlich ist, wollen wir versuchen, den Grad der Harmonie in Musik und Tanz wissenschaftlich und quantitativ zu bewerten.

3) Die Rolle der »Ordnung« in der Musik

Bei der Untersuchung von Schönheit und Harmonie in der Musik geht es zunächst um »Ordnung«, wie die Karikatur in Abb. 5.1.1 zeigt.

In den 1970er-Jahren wurde das Wort »Ordnung« auf vielen Gebieten modern, sowohl in der Wissenschaft als auch in der Kunst. Inzwischen ist auch das Antonym, »Chaos«, modern geworden. Musiker glauben, dass der

ICH HABE EINE SINFONIE GESCHRIEBEN!
HIER SIND ALLE NOTEN!
ABER SIE ERGEBEN JA KEINEN SINN!
ICH WEISS...
ICH HABE SIE NUR NOCH NICHT RICHTIG GEORDNET!

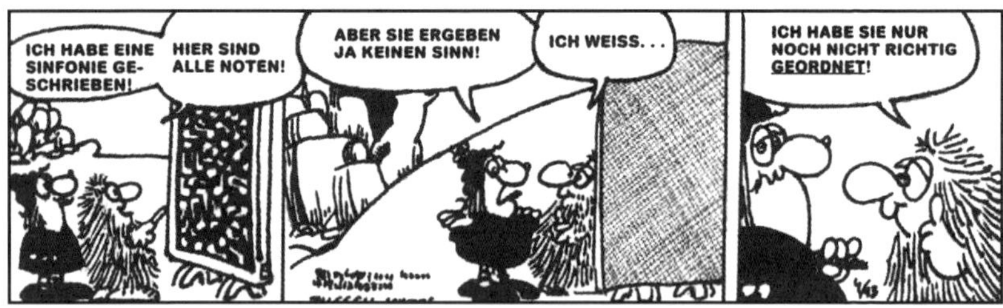

Abb. 5.1.1. Noten sind keine Musik, wenn sie nicht geordnet sind.

Musik eine eigene Ordnung innewohnt und sie dem Ohr angenehm macht. Je höher die Ordnung, desto besser also die Musik. Viele Ärzte glauben, dass ein Lebewesen immer in hoher Ordnung sein muss. Je höher also die Ordnung in einer Person, desto gesünder ist sie. Diese Überzeugungen kommen zwar der Wahrheit nahe, aber Harmonie ist etwas komplizierter als Ordnung. In den 1990er-Jahren haben immer mehr Wissenschaftler sich mit dem Begriff der »Kohärenz« oder des »kohärenten Zustandes« befasst. Es ist manchmal nicht leicht zu sagen, was Kohärenz bedeutet, da das Kohärenz-Verständnis der Wissenschaftler sich ständig verändert und vertieft. Dennoch können wir mithilfe von drei einfachen Beispielen zeigen, was ein kohärenter Zustand ist.

Den ersten Zustand verkörpert eine Gruppe Kinder im Kindergarten ohne Erzieherin oder Lehrerin. Die Kinder sind zu klein, um zu wissen, wie man gemeinsam spielt. Daher herrscht im Kindergarten ein fast perfekt »chaotischer Zustand«. In einem solchen chaotischen Zustand haben einhundert Kinder einhundert Freiheitsgrade.

Den zweiten Zustand verkörpern Soldaten einer Ehrengarde. Diese Soldaten befinden sich in perfekter Ordnung, sie gleichen einander genau und sind wie eine Person. Die Ehrengarde befindet sich daher im »Zustand höchster Ordnung«. In einem solchen »Zustand perfekter Ordnung« haben einhundert Soldaten nur einen Freiheitsgrad.

Den dritten Zustand verkörpern die Tänzer in einem Ballett. Das Bild des Balletts ist dynamisch. Die Tänzer sind weder so chaotisch wie die Kinder im Kindergarten, noch in so perfekter Ordnung wie die Soldaten in der Ehrengarde. Das Bild ist dynamisch und harmonisch zugleich. Wissenschaftler sprechen von einem »Kohärenzzustand«, und wir können sehen, dass Kohärenz schlicht Harmonie ist. Harmonie gibt es also weder in der perfekten Ordnung, noch im Chaos.

4) Harmonie gibt es weder in der perfekten Ordnung, noch im Chaos

Physikalisch ist Musik die Kombination vieler Frequenzen. Man kann nicht nur ein Musikstück in viele Noten zerlegen, sondern jede Note, jeder Ton kann weiter in viele Frequenzen zerlegt werden (Abb. 5.1.2). In der Kombination vieler Frequenzen gibt es eine Grundfrequenz, die wir mit einer Note ausdrücken.

Die Grundfrequenz des eingestrichenen »A« zum Beispiel ist 440 Hz und des zweigestrichenen »C« 524 Hz. Neben der Grundfrequenz gibt es noch viele Obertöne, deren Frequenzen höher sind als die Grundfrequenz.

Die Frequenzen der Obertöne sind meist ganzzahlige Vielfache der Grundfrequenz, aber die Kombination der Stärken der Obertonfrequenzen unterscheidet sich von Instrument zu Instrument, von Mensch zu Mensch. Die Kombination der Stärken der Obertonfrequenzen ist die »Klangfarbe«, an der wir den Klang einer Violine von dem eines Klaviers unterscheiden können, wenn beide die gleiche Note spielen. Musik mit der höchsten Ord-

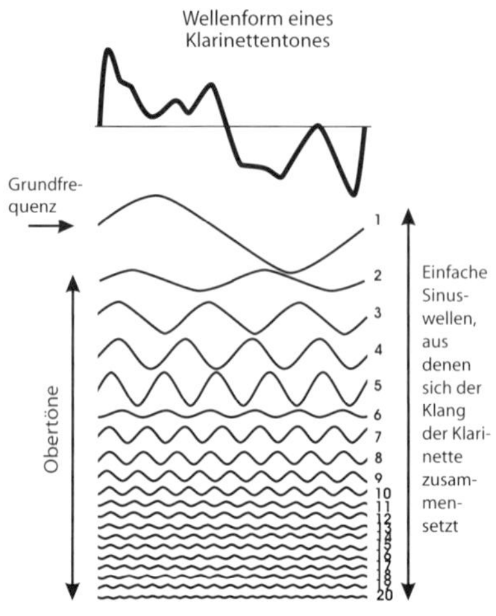

Abb. 5.1.2. Frequenzanalyse eines Tones

nung hätte nur eine Frequenz, das ist die Grundfrequenz und der Kern eines Tones. Das wäre aber keine harmonische Musik.

In einem Chor bedeutete höchste Ordnung, dass alle Sänger dieselbe Note mit derselben Frequenz singen würden. Das wäre ein ausgezeichneter Frequenzgenerator, vergleichbar mit den Soldaten in der Ehrengarde. Es wäre natürlich schrecklich, wenn die Kombination der Frequenzen in einem Musikstück so perfekt chaotisch wäre wie die Kinder im Kindergarten. Man könnte es dann kaum Musik nennen.

Es wäre nur ein Geräusch, allerdings das »ideale Geräusch«. In der technologischen Fachsprache nennt man das ideale Geräusch, in dem alle Frequenzstärken ähnlich sind, »weißes Rauschen«. Soll Musik harmonisch sein, muss daher das Verhältnis zwischen den verschiedenen Tönen und zwischen den einzelnen Frequenzen kohärent sein, wie das Verhältnis zwischen den Tänzern in einem Ballett.

Jetzt müssen wir fragen, worin denn nun das Geheimnis des Zusammenwirkens der Tänzer in einem Ballett besteht.

5) 1 + 1 = 3, das Wunder der Harmonie

Tatsächlich ist die Berechnung des Grades von Harmonie nicht so schlimm und die Mathematik zur Berechnung macht nicht solche Kopfschmerzen, wie viele Menschen glauben. Die Berechnung beginnt mit einfachem Zählen. Wie viele Tänzer sind in Abb. 5.1.3 zu sehen?

»Es sind zwei Tänzer«, würde jedes Kind sofort laut und stolz zur Antwort geben, und die Eltern würden nicken und zustimmend lächeln, denn die Antwort auf so eine einfache Frage konnte gar nicht falsch sein.

Leider ist die Antwort aber nicht in allen Fällen richtig, wenn wir einige andere Aspekte berücksichtigen. Tatsächlich ergeben drei verschiedene Arten von Arithmetik drei unterschiedliche Antworten.

a) Wenn die beiden Tänzer völlig unabhängig voneinander auftreten, wie die Kinder im Kindergarten, ist die Antwort völlig richtig, also 1 + 1 = 2.

Anders gesagt, die normale Arithmetik, 1 + 1 = 2, gilt nur für ein ideal chaotisches System.

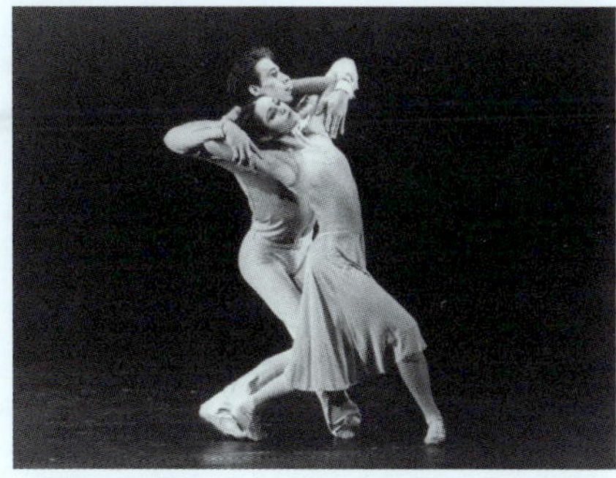
Abb. 5.1.3. Wie viele Tänzer sind hier zu sehen?

b) Im entgegengesetzten Fall tun die beiden Tänzer haargenau das Gleiche, sie treten auf wie die Soldaten der Ehrengarde, sie sind wie eine Person. In dieser Situation ist die Arithmetik eine andere. Es gilt nicht mehr 1 + 1 = 2, sondern 1 + 1 = 1. Anders ausgedrückt, 1 + 1 = 1 ist die Arithmetik eines Systems mit höchster Ordnung.

c) Nun erkennen wir, wie viele Tänzer in Abb. 5.1.3 zu sehen sind. Es sind 1 + 1 = 3. Die Kooperation der zwei Tänzer ist so exzellent, dass aus der Kombination der beiden die schöne Figur eines dritten Tänzers wurde. Das ist das Wesen der Harmonie.

Fassen wir die Beschreibung der drei unterschiedlichen Arithmetiken für die drei verschiedenen Zustände zusammen:

a) Chaotischer Zustand:
1 + 1 = 2, im Kindergarten, wenn die Erzieherin abwesend ist.
b) Kristallzustand:
1 + 1 = 1, in einer wohlgeordneten Ehrengarde.
c) Harmonischer Zustand: 1 + 1 = 3, in einem gelungenen Ballett.

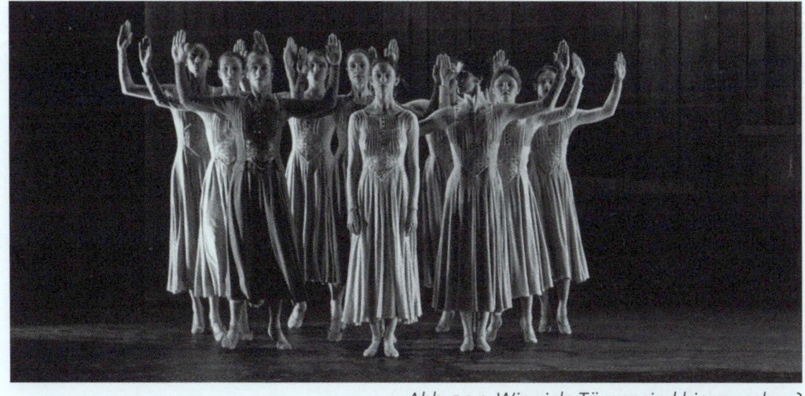
Abb. 5.1.4. Wie viele Tänzer sind hier zu sehen?

Es ist klar, dass die Arithmetik c) für unser Thema die wichtigste ist, denn sie bezieht sich auf einen harmonischen Zustand. Nun wollen wir die Arithmetik weiterentwickeln und fragen, wie viele Tänzer auf den Bildern der Abb. 5.1.4. zu sehen sind.

Es ist ein bisschen kompliziert, aber nicht zu schwierig. Gehen wir Schritt für Schritt vor.

Bei zwei Tänzern: $1 + 1 = 3 = 2^2 - 1$
Bei drei Tänzern: $1 + 1 + 1 = 7 = 2^3 - 1$
Bei vier Tänzern: 1 + 1 + 1 + 1 = 15 = 24 - 1
Bei fünf Tänzern: 1 + 1 + 1 + 1 + 1 = 31 = 25 - 1
Bei sechs Tänzern: 1 + 1 + 1 + 1 + 1 + 1 = 63 = 26 - 1
Und bei einhundert Tänzern?

$$\underbrace{1 + 1 + 1 + \ldots\ldots\ldots + 1 + 1}_{100} = ?$$

Sie werden es kaum glauben, die Antwort lautet:
$? = 126.750.600.228.229.401.703.205.375 = 2^{100} - 1$

Das bedeutet, dass die 100 Tänzer 126.750.600.228.229.401.703.205.375 verschiedene Kombinationen einnehmen können oder 126.750.600.228.229.401.703.205.375 Freiheitsgrade haben, wenn sie sich in perfekter Harmonie befinden. Das ist das Wunder der Harmonie. Abb. 5.1.5. zeigt uns an nur drei Tänzern, warum 1 + 1 + 1 = 7 ist, wenn die Tänzer flexibel und in Harmonie miteinander tanzen.

$$3 + 1 + 1 + 1 + 1 = \frac{3}{1} + \frac{3}{2} + \frac{3}{3} = \frac{3}{1} = 1 + 1 + 1 = 7$$

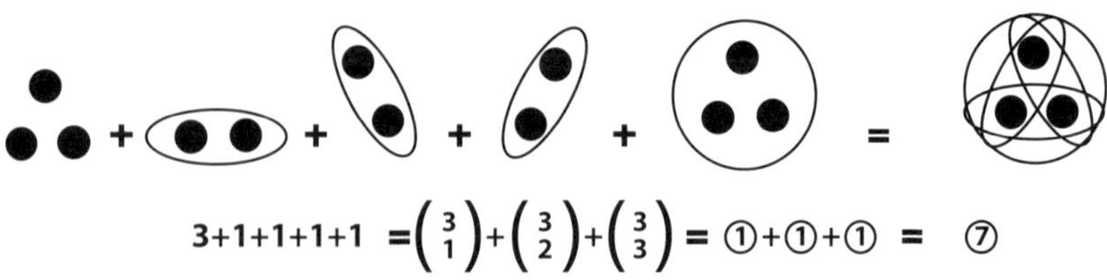

$$3+1+1+1+1 = \binom{3}{1} + \binom{3}{2} + \binom{3}{3} = ① + ① + ① = ⑦$$

Abb. 5.1.5. Die Zahl der möglichen Kombinationen bei drei Tänzern

Es ist sehr interessant, dass bereits weniger als zehn Jahre nach der Diskussion mit Prof. Liu über Musik in der Medizin das Geheimnis der Musik und der lebenden Systeme tatsächlich ergründet werden konnte und eine Arbeit über den strengen mathematischen Beweis für diese Idee 1994 in Großbritannien veröffentlicht werden konnte. Es dauerte genau acht Jahre. Wir wollen nun sehen, wie wir das mathematische Denken praktisch in der Medizin anwenden können.

2) Messungen am unsichtbaren Regenbogen

Nehmen wir an, wir sollten die folgenden Begriffe in zwei Kategorien ordnen: Entfernung, Masse, Elektrizität, Entropie, Schönheit, Melodie. Ich meine, dass es gute Gründe gibt, die Entropie bei Schönheit und Melodie einzuordnen ... Entropie gibt es nur, wenn die Teile gemeinsam betrachtet werden, und nur durch Zusammensehen oder -hören der Teile nimmt man Schönheit oder Melodie wahr. ... Es ist ein zukunftsweisender Gedanke, dass eine dieser Verbindungen als allgemeine Quantität der Naturwissenschaften gelten sollte.

Sir Arthur Stanley Eddington »The nature of physics world« 1929

Eddington war ein britischer Astronom und machte viele wichtige Entdeckungen, zum Beispiel fand er die weißen Zwerge, die Pulsation und die Beziehung zwischen der Masse und Helligkeit von Planeten. Er war auch der Erste, der die Allgemeine Relativitätstheorie experimentell bewiesen hat, die damals noch stark angezweifelt wurde.

Bei einem Treffen soll jemand gesagt haben: »Es gibt nur zwei und einen halben Menschen auf der Welt, die die Relativitätstheorie wirklich verstehen. Einer ist Albert Einstein, und einer ist Sir Eddington.« Eddington schwieg. Jemand sagte: »Eddington, seien Sie nicht zu bescheiden. Sie müssen einer von denen sein.« Eddington sagte: »Oh, ich dachte gerade darüber nach, wer wohl der Halbe sei.«

Zu Beginn dieses Kapitels wurde ein tiefgründiger Gedanke Eddingtons zitiert, der bereits die Existenz einer gemeinsamen Mengeneinheit in den Naturwissenschaften erwog, die mit Entropie, Schönheit und Melodie zu tun hat, besonders mit der Verknüpfung von Teilen.

Es ist leicht ersichtlich, dass es bei der Harmonieberechnung im vorigen Kapitel eben um diese Verknüpfung von Teilen ging.

Die Entwicklung der modernen Wissenschaften ging natürlich vom Studium einfacher Systeme zum Studium komplizierterer Systeme.

Das Sonnensystem, das von Kopernikus, Galilei, Kepler, Newton und anderen studiert und ausführlich beschrieben wurde, ist ein einfaches System. Auch das Atom, wie ein Miniatur-Sonnensystem aufgebaut, hat eine recht einfache Struktur. Der menschliche Körper, mit dem es die Ärzte und Psychologen zu tun haben, ist dagegen ein viel komplexeres System.

Jahrhundertelang hat die Forschung den menschlichen Körper, um zu verstehen, wie dieses komplizierte System funktioniert, in immer einfachere Systeme zerlegt. Sie ging vom ganzen Körper zu dessen Teilen, von jedem Organ zu dessen Zellen, von der Zelle zu den vielen Molekülen, aus denen sie besteht, und vom Molekül zu dessen vielen Atomen. Diese wissenschaftliche Methode der Zerlegung in Biologie und medizinischer Forschung nennt man Reduktionismus.

Obwohl wir durch den Reduktionismus die Verbindung und Verknüpfung zwischen den Teilen immer mehr beschädigt haben, war der Reduktionismus doch sehr erfolgreich in der Entwicklung der konventionellen westlichen Schulmedizin. Er hat zur Beherrschung der akuten bakteriell verursachten Krankheiten und zur Entwicklung kunstvoller chirurgischer Verfahren geführt, und er hat bis vor Kurzem das gesamte medizinische Denken beherrscht.

Heute sind akute und bakteriell bedingte Infektionskrankheiten nicht mehr der Feind Nummer eins in den Industrieländern. Heute sind es die chronischen, degenerativen Krankheiten und der Krebs, die unsere Gesundheit am meisten bedrohen. Da die meisten chronischen Krankheiten und Krebserkrankungen sich aus funktionellen Störungen entwickeln, ist der Reduktionismus zu ihrer Behandlung wenig hilfreich. Folglich steigt die Nachfrage nach ganzheitlichen medizinischen Ansätzen dramatisch an.

Es ist klar geworden, dass wir in der medizinischen Forschung und der weiteren Entwicklung der Medizin den ganzheitlichen Ansatz verfolgen müssen, um zurückzugewinnen, was wir durch den Reduktionismus verloren haben. Das heißt, wir müssen über die Verknüpfung der Teile nachdenken. Und Harmonie ist der Schlüssel zum Verständnis der Verknüpfung aller Teile im Körper-Geist-System.

Die wissenschaftliche und quantitative Messung und Bewertung des Grades der Harmonie war jedoch einst eine furchtbare Herausforderung an die moderne Wissenschaft. Pessimisten glaubten sogar, die Untersuchung eines Systems mit unendlich vielen Teilen und komplizierten Verknüpfungen dazwischen übersteige die Möglichkeiten der menschlichen Intelligenz.

Glücklicherweise haben die Wissenschaftler dieses unglaublich schwierige Problem mit dem wachsenden Verständnis der Kohärenz in biologischen Systemen, d. h. dem wissenschaftlichen Verständnis der Harmonie, Schritt für Schritt gelöst.

Im vorigen Kapitel ging es um das theoretische und mathematische Verständnis von Harmonie. Nun wollen wir sehen, wie man die Harmonie in einem Körper-Geist-System praktisch messen kann.

Die Enthüllung der unsichtbaren dissipativen Struktur des elektromagnetischen Feldes in Lebewesen, die wir in den vorigen Teilen dieses Buches eingeführt haben, bietet nicht nur die Beschreibung eines bisher unbekannten Aspektes des menschlichen Körpers, sondern auch eine praktische Methode zur Beurteilung des augenblicklichen Zustands einer Person, ganzheitlich und quantitativ, durch Messung der Energieverteilung dieser unsichtbaren Struktur.

Die dissipative Struktur des elektromagnetischen Feldes in Lebewesen besteht aus chaotischen stehenden Wellen. Wir müssen daher zuerst überlegen, wie man den Grad der Harmonie messen kann, indem man die Kopplung der Wellen untersucht.

1) Kopplung von Oszillatoren und Energiebewegung

Man kann ein Herz und eine Lunge als Tänzer betrachten, weil sie sich ständig im Rhythmus bewegen. In der Betrachtungsweise des vorigen Kapitels können wir Herz und Lunge auch als Tanzpaar in einem Ballett betrachten und fragen, ob Herz und Lunge in Harmonie arbeiten oder nicht.

Es ist klar, dass sie nicht in einem solchen Grad der Ordnung arbeiten dürfen wie die Soldaten in der Ehrengarde. Es wäre schrecklich, wenn Herz und Lunge zusammen im gleichen Rhythmus pulsieren würden. Das wäre kein Leben. Sie dürfen aber auch nicht völlig unabhängig voneinander arbeiten, wie die Kinder im Kindergarten ohne Erzieherin. Zum Beispiel müssen Herz und Lunge, wenn eine Person rennt, schwerer arbeiten als sonst, aber dennoch mit unterschiedlicher Frequenz.

Das bedeutet, dass es eine Kopplung zwischen Herz und Lunge gibt. Die Kopplung ist weder zu stark noch zu schwach. Tatsächlich ist ihre flexible Kopplung das Geheimnis der Harmonie zwischen Herz und Lunge.

Physikalisch betrachtet sind Herz und Lunge ein Paar Oszillatoren oder Pendel. Abb. 5.2.2 zeigt uns, dass es mindestens drei markante unterschiedliche Kopplungsbeziehungen zwischen den beiden Pendeln gibt.

Die erste Beziehung zwischen den Pendeln ist das völlige Fehlen einer Kopplung, beide Pendel bewegen sich ganz unabhängig. Sie würden zwei voneinander unabhängige Wellen unterschiedlicher Frequenzen aussenden. Es ist leicht zu sehen, dass sie sich im ideal chaotischen Zustand befinden, wie die Kinder ohne Erzieherin.

Die zweite Beziehung zwischen den beiden Pendeln ist eine sehr feste Kopplung, z. B. die Verbindung durch einen starren Stab. Das bedeutet, dass

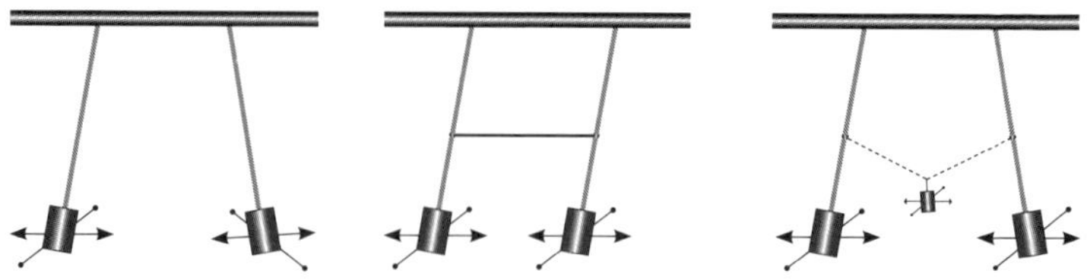

Abb. 5.2.2. Die Kopplungsbeziehungen zwischen zwei Pendeln

die beiden Pendel sich wie ein Pendel bewegen und, wenn sie Wellen aussenden, dies nur in einer Frequenz tun. Es ist leicht zu sehen, dass sie sich in einem idealen Kristallzustand befinden, wie die Soldaten der Ehrengarde.

Die dritte Beziehung zwischen den beiden Pendeln ist eine flexible Kopplung, zum Beispiel durch ein kleines Pendel, das an einem elastischen Faden zwischen ihnen hängt. Das heißt, dass die beiden Pendel sich weder ganz unabhängig bewegen, noch starr miteinander verbunden sind. Es ist leicht zu sehen, dass sie wie ein Paar Tänzer in einem Ballett sind, d. h. sie sind im Zustand der Harmonie.

Überlegen wir nun, wie viele verschiedene Frequenzen entstünden, wenn beide Pendel unterschiedliche Frequenzen hätten und Wellen mit unterschiedlicher Frequenz aussenden würden.

Abb. 5.2.3 und 5.2.4 zeigen, dass es bei zwei flexibel gekoppelten Pendeln, die zwei verschiedene Frequenzen aussenden, zu einer dritten Frequenz, der sogenannten »Schwebungsfrequenz« kommt. So funktioniert die unge-

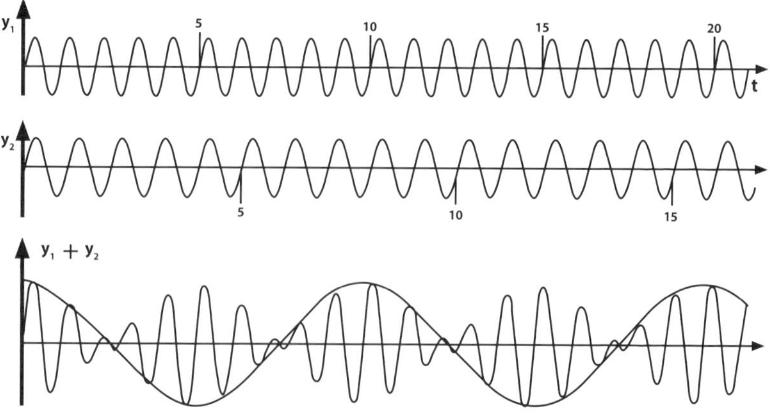

Abb. 5.2.3. Eine Schwebungsfrequenz tritt auf, wenn zwei Pendel flexibel gekoppelt sind

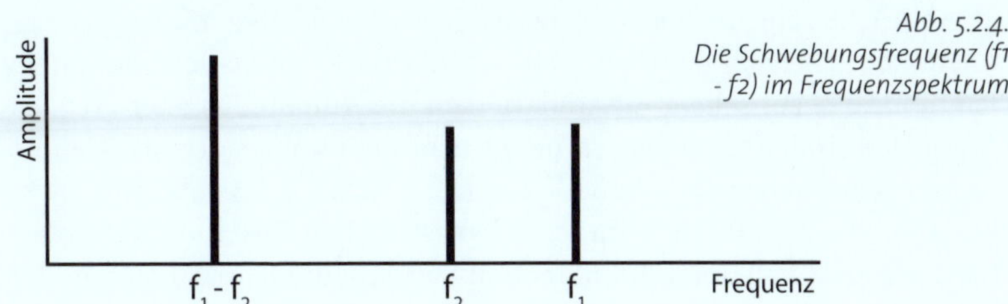

Abb. 5.2.4. Die Schwebungsfrequenz (f1 - f2) im Frequenzspektrum

wöhnliche Arithmetik 1 + 1 = 3 also auch hier. Es ist die Situation von zwei Tänzern in einem harmonischen Ballett. Die »Schwebungsfrequenz« ist in Abb. 5.2.3 zu sehen. Sie zeigt, dass die Schwebungsfrequenz eben die Differenz zwischen Frequenz 1 und Frequenz 2 ist. Abb. 5.2.4 stellt Frequenzen und Wellenlängen in einem »Frequenzspektrum« dar. Die vertikale Koordinate ist die Amplitude der Wellen, und die Wellenamplitude ist proportional zum Energieniveau. Daher zeigt das Spektrum in Abb. 5.2.4, dass die Energie sich mittels der flexiblen Kopplung der beiden Pendel von höheren Frequenzen zur niedrigeren Schwebungsfrequenz bewegt hat. Das ist eins der wichtigen Phänomene der Harmonie, und gleichzeitig das Geheimnis der Harmonie, denn bei einer solchen flexiblen Kopplung zwischen zwei Oszillatoren kommt wieder die ungewöhnliche Arithmetik 1 + 1 = 3 zur Anwendung.

Bis jetzt haben wir nur die Harmonie zwischen zwei Oszillatoren oder zwei Wellen besprochen. Was würde aber geschehen, wenn wir die Kopplungsbeziehungen zwischen vielen, ja sogar unendlich vielen Oszillatoren betrachteten, die eine unendliche Zahl von Wellen aussenden? In einem solchen Fall zeigt das Frequenzspektrum nicht mehr isolierte Säulen wie in Abb. 5.2.4, sondern eine kontinuierliche Frequenzverteilung, die aus vielen, ja unendlich vielen Wellen zusammengesetzt ist, wie in Abb. 5.2.5 dargestellt.

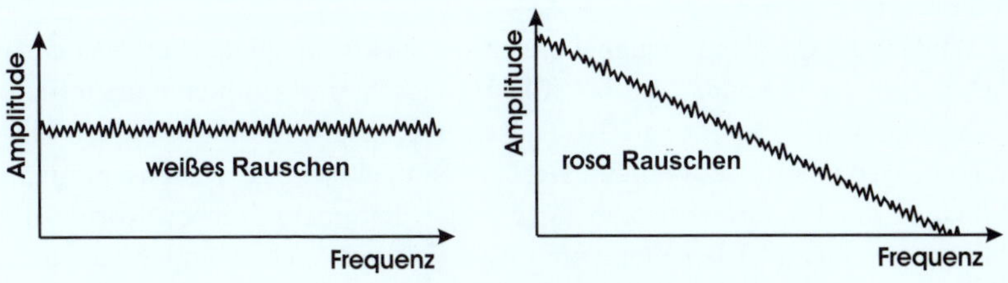

Abb. 5.2.5. Die Frequenzspektren
a) des „weißen Rauschens» *b) des „farbigen Rauschens»*

Abb. 5.2.5 zeigt die Spektren zweier typischer Kombinationen einer gegen unendlich gehenden Zahl von Wellen. Links die Kombination von Schallwellen in ideal chaotischem Zustand, in dem die Amplituden aller Frequenzen fast gleich sind. Technologisch nennt man die ideal chaotische Kombination von Schallwellen ein »weißes Rauschen«. Abb. 5.2.5 rechts zeigt die Kombination von Schallwellen im ideal harmonischen Zustand. Technologisch wird die ideal kohärente Kombination von Schallwellen »1/f-Geräusch« genannt, manche nennen es auch »rosa Rauschen«.

Wenn wir das »rosa Rauschen« mit dem »weißen Rauschen« vergleichen, stellen wir fest, dass die Energie im »rosa Rauschen«, wie in Abb. 5.2.4 gezeigt, von den höheren zu den niedrigeren Frequenzen gewandert ist. Es zeigt sich, dass es im »rosa Rauschen« viele flexible Kopplungen zwischen den Oszillatoren gibt, welche diese Schallwellen aussenden.

Das »1/f-Geräusch« oder »Farbige Rauschen« wurde 1936 in einem elektronischen Schaltkreis gefunden. Die Physiker haben über 50 Jahre benötigt, um das Geheimnis des »1/f-Geräusches« zu ergründen, dass es nämlich von der Gruppierungsbewegung der Elektronen im elektronischen Schaltkreis herrührt. Technisch ist es heute leicht, das Frequenzspektrum der Schallwellen in der Musik zu studieren, einfach mit einem Tonträger und einem Computer. Das ist heute bereits eine Routinemethode und wird als »Fouriertransformation« bezeichnet, weil sie von dem französischen Mathematiker Baron de Fourier (1768-1830) theoretisch gefunden wurde, lange bevor es Computer gab.

Es ist jedoch nicht so leicht, das Frequenzspektrum elektromagnetischer Wellen im menschlichen Körper und anderen Lebewesen zu studieren, denn der Frequenzbereich elektromagnetischer Wellen in Lebewesen ist zu breit, er reicht von ELF (Niedrigstfrequenz, vielleicht 1 Hz, oder ½ Hz) bis zu Ultraviolett (1015 - 1017 Hz); wogegen die Spanne der hörbaren Schallwellen nur von 20 Hz bis 20.000 Hz reicht und die Kapazität eines akustischen Rekorders und die Verarbeitungskapazität eines modernen Computers nicht übersteigt.

Anders gesagt, der Frequenzbereich der elektromagnetischen Wellen in Lebewesen reicht von 0,5 Hz bis 1017 Hz, das ist praktisch eine unendliche Zahl von Wellen, und sie nachzuweisen übersteigt die Möglichkeiten aller verfügbaren Geräte bei Weitem. Deshalb ist die objektive, wissenschaftliche Messung der Harmonie in Lebewesen oder dem menschlichen Körper mit seinen unendlich vielen Elementen, Oszillatoren, Wellen und Frequenzen eine weitere große Herausforderung an das moderne wissenschaftliche Denken. Sie ist viel schwieriger als die Beurteilung des Grades der Harmonie eines komplexen Musikstückes.

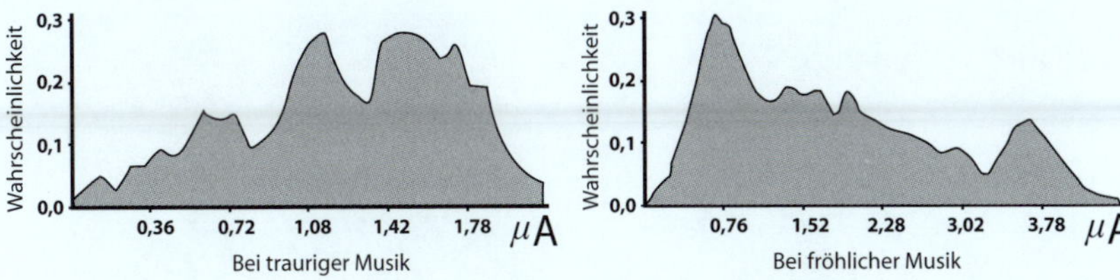

Abb. 5.2.6. Die Energieverteilung ändert sich, wenn die Testperson erst Musik anhört, die sie als traurig empfindet und dann solche, die sie als fröhlich empfindet

Glücklicherweise haben Physiker herausgefunden, dass die Leitfähigkeit sich proportional zur Stärke des elektrischen Feldes verhält. Und es ist relativ leicht, die Leitfähigkeit an der Oberfläche eines Körpers zu messen. Durch Messen der Körperleitfähigkeit können wir die Verteilung des elektromagnetischen Feldes sehen, welche durch die dissipative Struktur des elektromagnetischen Feldes bestimmt wird, das durch Überlagerung chaotischer stehender Wellen im Köper entsteht, wie wir in den vorhergehenden Teilen dieses Buches gesehen haben. Wir brauchen also nicht die Frequenzverteilung der elektromagnetischen Wellen einzeln zu messen wie bei Schallwellen. Wir messen stattdessen die Überlagerung vieler, sogar unendlich vieler elektromagnetischer Wellen in einem Lebewesen.

Glücklicherweise haben Mathematiker der Generationen vor uns eine wichtige Methode zur Untersuchung der Kombination unendlich vieler Faktoren durch Messung einer endlichen Zahl von Proben gefunden. Die Methode heißt Wahrscheinlichkeitsverteilung von Messdaten und ermöglicht es uns, Veränderungen der Energieverteilung im menschlichen Körper sichtbar zu machen (Abb. 5.2.6). Die beiden Wahrscheinlichkeitsverteilungen der Messwerte der Körperleitfähigkeit in Abb. 5.2.6 zeigen, dass die dissipative Struktur des elektromagnetischen Feldes im Körper sehr empfindlich auf eine Änderung der Musik reagiert. Tatsächlich reagiert sie sehr empfindlich auf viele psychologische und physiologische Störungen.

Wir müssen also fragen: Was bedeutet die Wahrscheinlichkeitsverteilung? Und in welcher Beziehung steht sie zur Harmonie?

2) Drei idealtypische Energieverteilungen

Interessanterweise haben Mathematiker früherer Generationen wichtige Methoden zur Beschreibung der drei markanten Zustände – Chaos, Kristall und Harmonie – gefunden, lange bevor die Wissenschaft sich mit der Harmonie befasst hat.

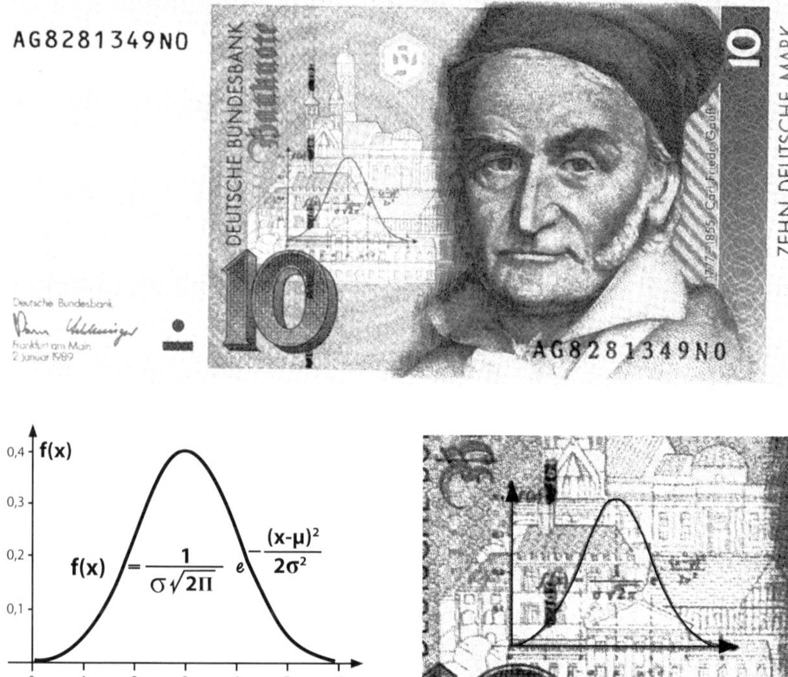

Abb. 5.2.7. Carl Friedrich Gauß (1777-1855) und die Gauß-Verteilung auf einer deutschen Banknote

a) 1 + 1 = 2 Gauß-Verteilung Messwerte aus einem ideal chaotischen System

Auf dem früher verwendeten deutschen Zehnmarkschein war ein alter Herr abgebildet (Abb. 5.2.7). Sein Name war Carl Friedrich Gauß. Er war Sohn einer armen Familie und hütete als kleiner Junge Schafe. Glücklicherweise erkannte ein reicher Aristokrat, dass der Junge mathematisch sehr begabt war und ließ ihn unterrichten. Der arme kleine Junge wurde später nicht nur ein berühmter Professor an der Universität Göttingen, sondern der Fürst der Mathematiker der ganzen Welt. Er war der Fürst nicht nur der Mathematik des 19. Jahrhunderts, sondern der gesamten Mathematikgeschichte.

Natürlich gereichte Carl Friedrich Gauß Deutschland zum Ruhm, deshalb erschien sein Bild auf deutschen Banknoten. Neben seinem Porträt sehen wir auf der Banknote eine kleine Kurve mit einigen mathematischen

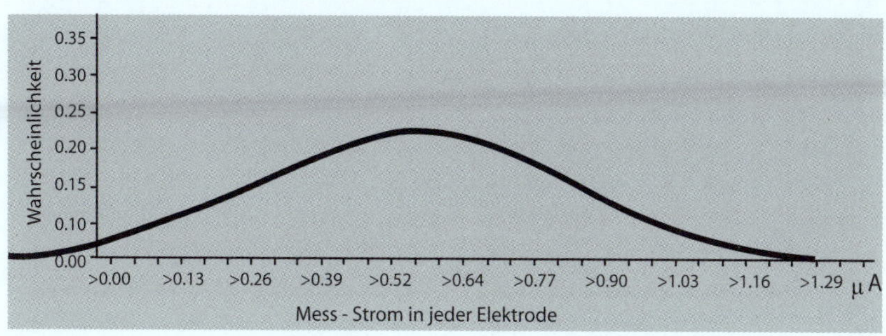

Abb. 5.2.8. Gauß-Verteilung aus einem System im ideal chaotischen Zustand

Formeln (Abb. 5.2.7, unten links). Das ist eine seiner größten Leistungen für die Menschheit, die »Gauß-Verteilung« (siehe auch Abb. 5.2.8).

Die Gauß-Verteilung ist eine symmetrische Kurve und wird in Forschung, Industrie und vielen anderen Bereichen vielfach für statistische Zwecke benutzt. Deshalb wird die Gauß-Verteilung, ein Standardwerkzeug der Statistik, manchmal als »Normalverteilung« bezeichnet.

Dass die Gauß-Verteilung jedoch einen perfekt chaotischen Zustand beschreibt, war bis vor Kurzem nicht bekannt. Der Gauß-Verteilung liegt die Hypothese zugrunde, dass die Messwerte durch unendlich viele Faktoren beeinflusst werden und diese Faktoren voneinander unabhängig sind. Die Gauß-Verteilung geht also von einem Zustand aus, wie wir ihn mit den Kindern ohne Erzieherin beschrieben haben, sie ist die Beschreibung eines ideal chaotischen Systems.

Praktisch gilt, dass eine Gruppe von beispielsweise einhundert Messwerten, die perfekt in die Gauß-Verteilung (Abb. 5.2.8) passen, aus einem ideal chaotischen System mit unendlich vielen Elementen stammt. Wenn auch kein wirkliches System sich in einem so ideal chaotischen Zustand befindet, wird die Gauß-Verteilung allgemein verwendet und gilt näherungsweise für viele leblose Systeme.

b) 1 + 1 = 1 Delta-Verteilung
Messwerte aus einem ideal kristallinen System

Neben der Gauß-Verteilung kennt die Mathematik viele andere Wahrscheinlichkeitsverteilungen. Eine davon, die wir in diesem Buch behandeln wollen, ist die »Delta-Verteilung«.

Die Delta-Verteilung ist äußerst einfach, vielleicht die einfachste Wahrscheinlichkeitsverteilung in der Mathematik überhaupt. Sie sieht wie eine schmale Säule aus, oder, genauer, wie ein umgekehrtes »T« (Abb. 5.2.9.). Sie bedeutet, dass alle Messwerte genau gleich sind.

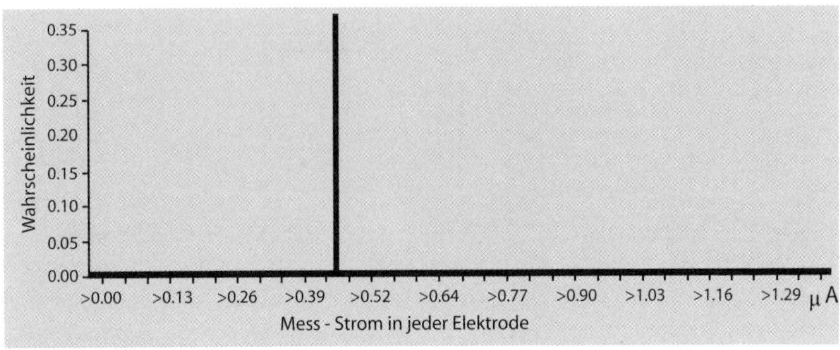

Abb. 5.2.9. Delta-Verteilung aus einem System im idealen kristallinen Zustand

Wenn also die Messwerte aus einem System in die Delta-Verteilung passen, sind alle Elemente dieses Systems in perfekter Ordnung, wie ein einziges Element. Anders gesagt, ein System, das mit der Delta-Verteilung beschrieben werden kann, ist mit den Soldaten der Ehrengarde zu vergleichen, es befindet sich im Zustand höchster Ordnung, und es gilt die seltsame Arithmetik 1 + 1 = 1.

Es ist klar, dass dies auf ein lebendes System nicht zutreffen kann. Wir benötigen aber eine solche Verteilung zur Berechnung, als Koordinatensystem, in das wir den Zustand eines Patienten einordnen können.

c) 1 + 1 = 3 Logarithmische Normalverteilung
Messwerte aus einem ideal kohärenten System

Die wichtigste Wahrscheinlichkeitsverteilung von Messwerten ist jedoch die logarithmische Normalverteilung (Abb. 5.2.10), denn sie bezieht sich auf lebende Systeme und auf das Konzept der Harmonie.

Die logarithmische Normalverteilung ist eine asymmetrische Kurve. Im Vergleich zur symmetrischen Gauß-Verteilung ist der Gipfel nach links verschoben (vgl. Abb. 5.2.10 mit Abb. 5.2.8). Die logarithmische Normalverteilung hatte wenig Bedeutung, bis der deutsche Mathematiker L. Sachs 1969 herausfand, dass die Messwerte vieler physiologischer Systeme nicht in die Gauß-Verteilung, sondern in die logarithmische Normalverteilung passen. Das zeigt, dass es eine Beziehung zwischen der logarithmischen Normalverteilung und lebenden Systemen gibt.

1994 hat der Verfasser den mathematischen Beweis geführt, dass die logarithmische Normalverteilung von einem System mit unendlich vielen Elementen kommt, die alle die Fähigkeit haben, unabhängig zu bleiben und doch alle Möglichkeiten zur Kooperation mit den anderen Elementen besitzen. Wenn also die Messwerte aus einem System in die logarithmische Nor-

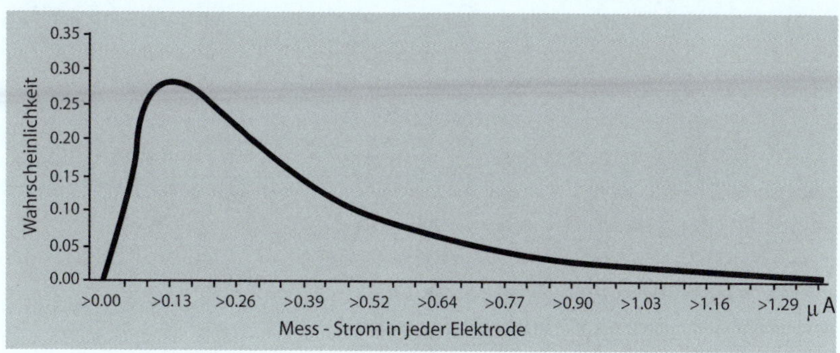

Abb. 5.2.10. Logarithmische Normalverteilung aus einem System im Zustand der idealen Harmonie

malverteilung passen, zeigt das, dass die Beziehung der Elemente dieses Systems 1 + 1 = 3 ist. Das ist die ungewöhnliche Arithmetik, die ein schönes Ballett beschreibt.

Nun werden Schönheit und Harmonie in der Musik, in einem Ballett und in Lebewesen nicht mehr nur von romantischen Poeten mit Worten, sondern auch von Wissenschaftlern mit streng mathematischen Formeln, praktischen Messungen und quantitativen Berechnungen beschrieben.

3) »Unendlich-dimensionaler Raum« und »Harmoniepyramide«

Bis jetzt haben wir uns mit drei idealen Zuständen befasst: dem »ideal chaotischen Zustand« der Kinder ohne Erzieherin, dem »idealen Kristallzustand« der Soldaten in der Ehrengarde und dem »idealen Kohärenzzustand« der Tänzer in einem harmonischen Ballett.

Wir haben auch die drei typischen Wahrscheinlichkeitsverteilungen behandelt, die diesen idealen Zuständen entsprechen, die Gauß-Verteilung für den ideal chaotischen Zustand, die Delta-Verteilung für den idealen Kristallzustand und die logarithmische Normalverteilung für den idealen Kohärenzzustand, d. h. die ideale Harmonie.

Das alles waren ideale Zustände. Kein reales System ist aber so chaotisch, dass es mit der Gauß-Verteilung perfekt beschrieben werden kann. Ebenso ist kein reales System so stark geordnet, dass es mit der Delta- Verteilung perfekt beschrieben werden kann. Und natürlich kann kein reales System, auch kein reales Lebewesen, so harmonisch sein, dass es mit der logarithmischen Normalverteilung perfekt beschrieben werden könnte, mit Ausnahme von Engeln vielleicht.

Tatsächlich befindet sich ein reales System immer zwischen diesen drei idealen Zuständen. Daher ist auch die Wahrscheinlichkeitsverteilung der Messwerte aus einem realen System immer zwischen den drei typischen Verteilungen.

Beispielsweise zeigt das rechte Bild in Abb. 5.2.6, dass die wirkliche Verteilung der Messwerte der logarithmischen Normalverteilung nahekommt, aber nicht ganz gleicht. Das heißt, dass die Testperson sich beim Anhören der fröhlichen Musik in einem sehr harmonischen Zustand befand, aber doch nicht vollkommen »engelhaft« glücklich und harmonisch war. Damit stehen wir vor der praktischen Frage, wie weit eine reale Person vom perfekten harmonischen Zustand entfernt ist – wie viele Meter, Zoll, Zentimeter, Millimeter ist eine reale Person vom Zustand der idealen Harmonie entfernt? Wir brauchen also eine Art von »Entfernungsmaß«. Aber wie könnten wir ein solches für Harmonie, Schönheit und dergleichen finden? Das scheint eine unsinnige Frage zu sein.

Und auch hier haben wir Glück, denn ein anderer großer deutscher Mathematiker, David Hilbert, hat brauchbare mathematische Werkzeuge geschaffen, mit denen wir den Abstand zwischen zwei Zuständen messen können, die aus unendlich vielen Elementen bestehen.

Wie Carl Friedrich Gauß war auch David Hilbert Professor an der Universität Göttingen. Er folgte Gauß im Amt und gilt als der führende Mathematiker, nicht nur an der Göttinger Universität, sondern im 20. Jahrhundert überhaupt. Anfang des 20. Jahrhunderts sprach er auf einer Konferenz über die Entwicklung der Mathematik im 20. Jahrhundert. Er listete 23 Fragen auf, die nach seiner Vorhersage die Hauptarbeit der Mathematiker im neuen Jahrhundert sein würden. Seine Rede wurde später eine Navigationskarte für Mathematiker in aller Welt beim Vordringen in die unbekannten Bereiche der Mathematik.

David Hilbert hat wichtige mathematische Entdeckungen gemacht, aber die wichtigste Entdeckung seines Lebens war der »Unendlich-dimensionale Raum«, den die Mathematiker als »Hilbert-Raum« oder »Funktionsraum« bezeichnen. Im Hilbert-Raum oder Funktionsraum gibt es ein verallgemeinertes Entfernungsmaß, mit dem die »Entfernung« zwischen zwei mathematischen Funktionen gemessen werden kann, die beide aus einer unendlichen Zahl von Elementen oder Faktoren bestehen. Im Allgemeinen ist Entfernung der Abstand zwischen zwei Orten, d. h. zwei Punkten. Dieses Konzept gilt für die zweidimensionale Fläche, wie zum Beispiel das Papier, auf dem wir schreiben, und den dreidimensionalen Raum, wie zum Beispiel das Zimmer, in dem wir sitzen.

Hilbert jedoch verallgemeinerte den Begriff der Entfernung von der realen zweidimensionalen Fläche und dem dreidimensionalen Raum für einen vorgestellten vierdimensionalen Raum, fünfdimensionalen Raum, ..., n-dimensionalen Raum, bis hin zu einem unendlich-dimensionalen Raum. Und die Berechnung der Entfernung ist in all diesen Räumen prinzipiell die gleiche.

Im Licht des unendlich-dimensionalen Raumes haben wir kein Problem, den Abstand des tatsächlichen Zustandes eines Patienten vom Zustand der idealen Harmonie zu berechnen. Mit Hilfe des großen Mathematikers Hilbert können wir also sagen, wie weit ein Patient vom Zustand der perfekten Harmonie entfernt ist.

Außer der Entfernung benötigen wir eine Art Koordinatensystem, um die genaue Position des Zustandes des Patienten lokalisieren zu können.

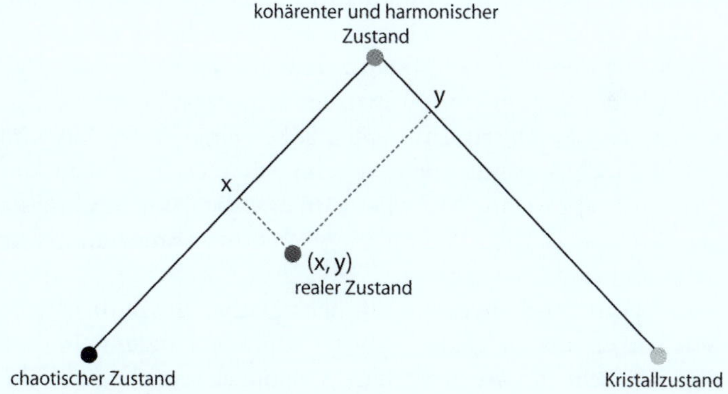

Abb. 5.2.12 Die Harmoniepyramide, ein verdichteter »unendlich dimensionaler Raum«

Wie bereits ausgeführt, stehen uns drei ideale Zustände mit drei strengen mathematischen Formeln und praktischen Messverfahren zur Verfügung. Im Hilbert-Raum kann eine mathematische Funktion oder Formel zu einem mathematischen Punkt verdichtet werden. Mit Hilfe der drei Wahrscheinlichkeitsverteilungen, die zu drei mathematischen Punkten verdichtet werden können, ist es uns möglich, ein spezielles Koordinatensystem zu schaffen (Abb. 5.2.12), um den Zustand einer realen Person sichtbar zu machen.

Der Hilbert-Raum und die spezielle Koordinate zur Beurteilung des Grades der Harmonie bzw. Kohärenz sieht wie eine Pyramide aus (Abb. 5.2.12). Wir sprechen daher von der »Harmoniepyramide« oder »Kohärenzpyramide«.

An der Spitze der Harmoniepyramide sehen wir einen grünen Punkt; das ist der ideal harmonische Zustand, der mit der logarithmischen Normalverteilung beschrieben werden kann.

In der linken unteren Ecke der Harmoniepyramide ist ein schwarzer Punkt; das ist der ideal chaotische Zustand, der mit der Gauß-Verteilung dargestellt werden kann. In der unteren rechten Ecke der Harmoniepyramide ist ein roter Punkt; das ist der ideale Kristallzustand, der seine Entsprechung in der Delta-Verteilung findet. Im Inneren der Harmoniepyramide ist ein blauer Punkt; das ist der Zustand einer realen Person, der aus einer realen Messung quantitativ errechnet werden kann. Die Farben wurden nicht zufällig gewählt.

Schwarz ist die Farbe der Anarchie. Physiologisch wie auch psychologisch hat Anarchie eine positive und eine negative Seite. Positiv ist, dass Anarchie dem System nach harter Arbeit oder Kampf Entspannung bringt, das ist gut und gesundheitsförderlich. Negativ ist, dass Anarchie das System in Chaos oder Depression stürzen kann. Und die Akkumulation von Chaos und Depression kann für das Körper-Geist-System sehr gefährlich sein. Rot ist die Farbe der Revolution und der Diktatur. Physiologisch wie auch psychologisch hat auch die Diktatur eine positive und eine negative Seite.

Positiv ist, dass die Diktatur für einen hohen Grad an Ordnung im System sorgt, die nicht nur gut, sondern beim Kämpfen oder beim konzentrierten Arbeiten sehr wichtig ist. Negativ ist, dass die Diktatur ein System zu sehr unter Stress setzt. Die Akkumulation von Stress kann zum Zerbrechen des Systems und zum Chaos führen.

Die Farbe Grün wird allgemein mit ökologischer Ausgewogenheit assoziiert. Wir borgen uns die grüne Farbe der Umweltbewegung, in der Hoffnung, dass ihr nicht zu viele negative Assoziationen anhaften, obwohl auch Idealismus im Spiel ist.

Im Weiteren soll darauf eingegangen werden, wie die Harmoniepyramide in der klinischen Praxis angewendet werden kann.

3) Harmonie in Medizin und Gesundheitspflege

Man sollte nicht vergessen, dass es, zumindest in der westlichen Philosophie, immer eine Denkweise gegeben hat, für die Form, Struktur, Beziehung und dergleichen von größerer Wichtigkeit waren als Materie, Energie oder Substanz. Dieses Denken, das auf die Pythagoräer zurückgeht, unterlag meist den Anhängern von Materie und Energie, besonders als Materie und Energie sich als brauchbar für die Verbesserung des Lebensstandards der Menschen erwiesen (neben ihren anderen, weniger wünschenswerten, aber ebenso sichtbaren Eigenschaften).

Giuseppe Longo
Informationstheorie – Neue Trends und ungelöste Probleme, 1975

Sowohl im Osten als auch im Westen gab es im Altertum eine Art ganzheitliches Denken. Im Westen geht die Beschäftigung mit Form, Struktur, Beziehung und Harmonie auf Pythagoras (um 570 - ca. 480 v. Chr.) zurück. Im Osten wurde das Nachdenken über Beziehung, Verwandlung und dynamische Harmonie im I Ching begründet (ca. 780 v. Chr.), das etwa mit »Buch der Wandlungen« übersetzt werden kann.

Dementsprechend war die Medizin des Altertums von ganzheitlichem Denken geprägt. In der Theorie der traditionellen chinesischen Medizin zum Beispiel haben alle Krankheiten lediglich zwei Ursachen: negative Emotionen und Disharmonie zwischen Mensch und Umwelt. Das ist ein sehr tiefgründiger Gedanke. Alle Probleme, auch Unfälle, Infektionskrankheiten, Krebs, AIDS haben nur zwei Ursachen. Und die negativen Emotionen kommen ebenfalls aus Disharmonien in Gesellschaft oder Familie. Somit ist Disharmonie die grundlegende Ursache aller Probleme.

Wegen des großen Erfolgs des Rationalismus und der industriellen Revolution jedoch haben Materialismus und Reduktionismus die Welt beherrscht, denn sie haben die Lebensbedingungen der Menschen entscheidend verbessert.

Statt Harmonie ist der Grundbegriff von Materialismus und Reduktionismus das Erobern und Besiegen – andere Nationen besiegen, die Natur besiegen, die Bakterien besiegen, den Krebs besiegen, die Welt erobern. Neben diesem Eroberungsdenken geriet das ganzheitliche Denken für Jahrhunderte ganz in Vergessenheit.

Inzwischen hat die Menschheit begonnen, unter den Folgen dieses Eroberungsdenkens zu leiden, und muss über die selbst verursachten Probleme neu nachdenken. Millionen und Abermillionen von Menschen sind in endlosen Kriegen gestorben, in einer Kette von Eroberungen und natürlich Rückeroberungen.

Nicht nur der Krieg, auch die schwere Umweltverschmutzung hat ihre Ursache im Eroberungsdenken. Immer mehr Menschen wird bewusst, dass wir mit diesem Denken nicht nur unsere Welt verschmutzen, sondern mit den starken Waffen, die wir chemische Arzneimittel nennen, auch unsere Körper. Deshalb denken immer mehr Menschen über Umweltschutz, ökologischen Ausgleich, Ganzheitlichkeit und Harmonie in der Welt, der Gesellschaft und unseren Körpern nach.

1) Vom »Lebensstandard« zur »Lebensqualität«

Die lange Geschichte der Menschheit ist voll von Kriegen und Entbehrung. Auch nach dem Zweiten Weltkrieg litten die Menschen unter dem großen Mangel an Nahrung, Vitaminen, Kleidung, Wohnraum und Transportmitteln. Deshalb standen Fragen des Lebensstandards – nahrhaftes Essen, warme Kleidung, komfortable Wohnungen und bequeme Fortbewegungsmittel für die Menschen im Vordergrund. Nach fünfzig Jahren des Friedens hat sich jedoch der Lebensstandard in vielen Ländern deutlich verbessert. Nicht mehr Nahrungsmangel und Unterernährung sind die größten Probleme in diesen Ländern, im Gegenteil, das verbreitete Übergewicht bereitet große Sorgen.

Die Menschen bemerken, dass Lebensstandard nicht alles ist. Immer mehr Menschen geht es um Lebensqualität oder Wohlbefinden statt einfach nur Lebensstandard. Offenbar konnten Materie, Energie, Substanz und Reduktionismus wenig zur Lebensqualität, zum Wohlbefinden beitragen.

Daher denken die Menschen neu über Beziehungen, Strukturen, Formen, Verwandlung und Harmonie nach, die schon vor Tausenden Jahren in den Weisheitslehren des Altertums gründlich bedacht wurden.

Wir müssen natürlich zugeben, dass Eroberungsdenken und Reduktionismus bei der Entwicklung der allopathischen Medizin, die unzählige Leben gerettet hat, außerordentlich erfolgreich waren.

Heute sind wir auf der Höhe der allopathischen Medizin und des Reduktionismus angekommen und müssen feststellen, dass wir uns nicht »wie der Fisch im Wasser« fühlen, dass wir nicht wissen, wie »Wohlbefinden« zu erreichen ist. Wir kennen zwar alle Elemente des Körpers, aber uns fehlt das Verständnis der Beziehungen zwischen diesen Elementen. Wir haben zwar jeden Teil des Körpers studiert in dem festen Glauben, dass der Mensch eine Maschine sei, aber wir müssen feststellen, dass der Mensch im Gegensatz zur Maschine Emotionen und Bewusstsein besitzt und, was noch wichtiger ist, dass die Körper-Elemente und das Bewusstsein harmonisch zusammenarbeiten müssen, um wirkliches Wohlbefinden zu erlangen. Die Frage, wie Harmonie zustandegebracht werden kann, ist daher die neue Herausforderung für die moderne Wissenschaft.

An diesem Punkt mussten wir plötzlich feststellen, dass wir zur Erforschung von Wohlbefinden und Ganzheitlichkeit bisher wenig getan haben. Ganzheitlichkeit, Wohlbefinden und Harmonie wissenschaftlich und quantitativ zu erfassen, schien die Möglichkeiten der menschlichen Intelligenz zu übersteigen.

2) Harmonie ist dynamisch

Die in der Grenzforschung tätigen Wissenschaftler haben das unglaublich schwierige Problem der objektiven Messung und quantitativen Bewertung der Harmonie mit Hilfe des »Hilbert-Raumes«, d. h. der in den vorigen beiden Kapiteln vorgestellten »Harmoniepyramide« schließlich gelöst.

Mit Hilfe der Harmoniepyramide können wir deutlich erkennen, wie weit ein Patient von der perfekten Harmonie entfernt ist, und so haben Arzt und Patient ein klares Ziel. Hier müssen wir uns aber mindestens drei wichtige Aspekte der Gesundheitspflege bewusst machen.

Erstens: Wie bereits erwähnt, ist keine reale Person in der Lage, die Spitze der Pyramide zu erreichen, da es in der realen Welt keinen perfekten Menschen gibt. Dennoch kommen einige der Spitze nahe.

Zweitens: Harmonie ist kein statischer, sondern ein dynamischer Begriff. Anders gesagt, der Zustand einer Person pendelt immer zwischen Konzentration und Entspannung (Abb. 5.3.1). Es ist normal und gesund, ja sogar notwendig, zwischen dem chaotischen Zustand, z. B. völliger Entspannung, und dem Kristallzustand, zum Beispiel beim Arbeiten oder Autofahren, zu pendeln. In der Gesundheitspflege müssen wir deshalb darauf achten, dass der Lebensablauf dynamische Schwingungen enthält. Wer durch zu viel Arbeit zu viel Stress aufbaut, sollte die notwendige Entspannung einplanen, bevor es zu spät ist. Wenn andererseits das Leben älterer Menschen oder reicher junger Männer zu langweilig ist, sollten sie sich über Ziele und den Sinn ihres Lebens Gedanken machen und dafür fleißig arbeiten, natürlich in dynamischer Balance zwischen Konzentration und Entspannung.

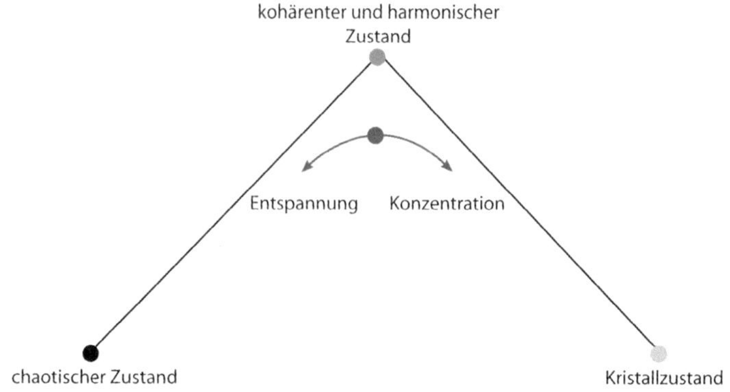

Abb. 5.3.1. Ständiger Wechsel zwischen Konzentration und Entspannung ist Harmonie

Wenn der chaotische Zustand von Problemen in der Gesellschaft herrührt, wie Arbeitslosigkeit, finanziellen Schwierigkeiten, zerbrochenen familiären oder gesellschaftlichen Beziehungen, muss die Balance gewahrt werden, indem Kanäle für Stress und Depression gefunden werden, bevor das System vollkommen zusammenbricht, und solange die Person noch in der Lage ist, wieder gesund zu werden.

Drittens: Wir müssen nicht nervös werden, wenn unser Zustand für einige Zeit fern vom harmonischen Zustand ist. Der normale Mensch hat starke Kräfte, die ihn automatisch gesund werden lassen, wenn das Problem gelöst ist. Der springende Punkt ist, dass der Mensch eben keine Maschine ist – die Maschine hat keine Selbstheilungsfähigkeit – sondern ein lebender Organis-

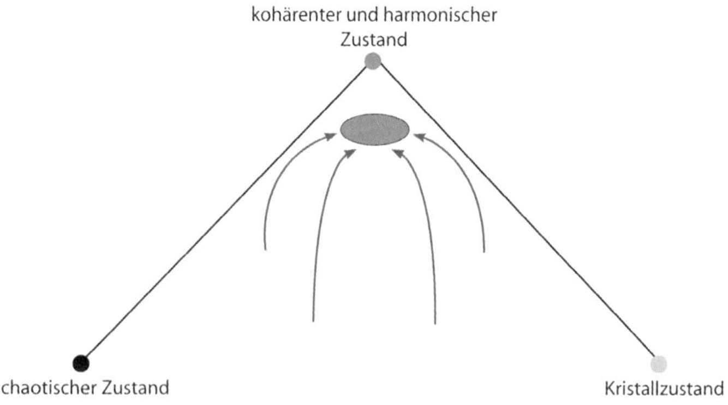

Abb. 5.3.2. Der grüne Bereich ist der Zustand einer normalen Person

mus, der nicht nur zur Selbstreparatur fähig ist, sondern dessen Balance und Harmonie sich spontan wieder einstellen können.

Daher kann der grüne Bereich in Abb. 5.3.2 als eine Art »Attraktor« betrachtet werden, der den fehlerhaften Zustand des Patienten automatisch zu sich zieht. Ärzte und Patienten sollten immer den positiven Gedanken festhalten, dass wir diese wunderbare Fähigkeit haben, die eine Maschine nicht hat. Das heißt aber nicht, dass wir diese Fähigkeit missbrauchen dürfen, indem wir uns selbst dauerhaft durch zu viel Arbeit, zu viel Alkohol, zu viel Nikotin, zu viele familiäre Probleme oder ein zu intensives Nachtleben schädigen. Es gibt Grenzen, die wir nicht überschreiten können, ohne dass unser körperliches System zusammenbricht.

3) Der »falsche Attraktor« - die hartnäckige chronische Krankheit

Außer dem plötzlichen körperlichen Zusammenbruch ist die häufigste Erscheinung die, dass der Attraktor sich durch die Akkumulation von Disharmonie, z. B. Stress und anderen Problemen, an eine falsche Stelle bewegt. Aus dem »gesunden Attraktor« kann ein »falscher Attraktor« werden (schwarzer Bereich in Abb. 5.3.3 oder roter Bereich in Abb. 5.3.4).

In der Sprache der Medizin bezeichnet man den Zustand eines Patienten mit »falschem Attraktor« meist als chronische Krankheit.

Das Spektrum der Krankheiten hat sich sehr verändert. Früher verfolgte die Menschen die Furcht vor tödlichen Infektionskrankheiten, Kriegsverletzungen usw. Die Ärzte, die diesen Todgeweihten das Leben retteten, erschienen ihnen wie Engel, wie Erlöser.

Manchmal spielt der Arzt auch heute noch die Rolle des Engels und Erlösers, zum Beispiel bei Unfällen oder akuten Problemen.

Meist haben aber die Menschen, die zum Arzt kommen, keine lebensbedrohlichen Probleme, sondern andauernde Beschwerden durch chronische Leiden. Die Ärzte konnten dagegen bisher fast nichts tun, obwohl es doch ihre Pflicht ist, zur Befreiung der Menschen von chronischen Krankheiten beizutragen.

Wenn die modernen Ärzte den Patienten mit chronischen Leiden helfen wollen, stoßen sie sofort auf das Problem des »Eroberungsdenkens«, das eine der Grundlagen der allopathischen Medizin bildet. Im Unterschied zu den akuten Infektionskrankheiten, die leicht durch Antibiotika usw. zu besiegen sind, sind bei vielen chronischen Krankheiten keine Bakterien involviert, es gibt also nichts zu besiegen. Bei anderen chronischen Krankheiten nisten

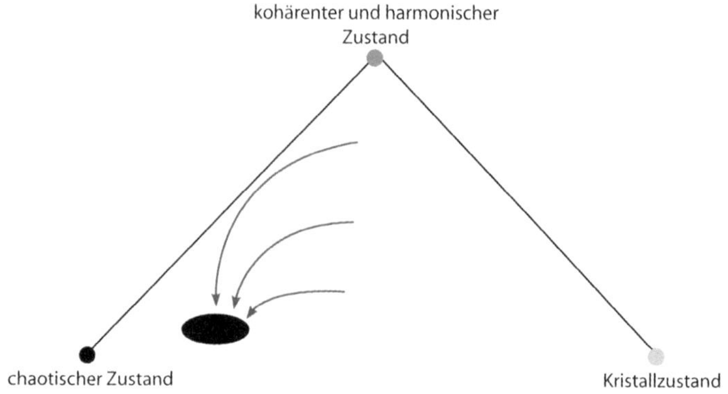

Abb. 5.3.3 Der „falsche Attraktor», der dem chaotischen Zustand nahe ist

die Bakterien dauerhaft an irgendeiner Stelle des Körpers und können mit Antibiotika nicht vernichtet werden, obwohl die gleichen Antibiotika außerhalb des Körpers die Bakterien abtöten.

Angesichts chronischer Krankheiten erkennen die Ärzte auch die Schwäche des »Einfaktorendenkens«, ebenfalls eine Grundlage der allopathischen Medizin. Oft können die Mediziner die Ursache einer Krankheit nicht finden, auch wenn das Problem geortet ist, auch nicht mit gründlichen medizinischen Tests.

In einem solchen Fall stellt der Arzt fest, dass das Problem von einer funktionellen Störung, nicht von einer organischen Krankheit kommt. Anders gesagt, das Ziel für chemische Mittel ist nicht klar. Es gibt zwar viele che-

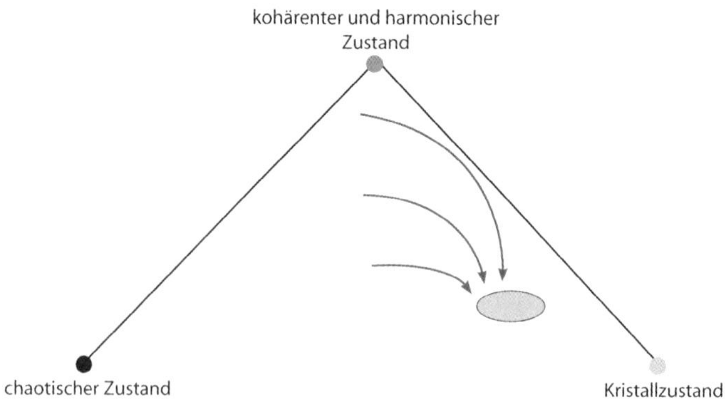

Abb. 5.3.4 Der „falsche Attraktor», der dem Kristallisationszustand nahe ist

mische Arzneimittel, die den Schmerz oder andere Symptome für eine gewisse Zeit stoppen können, aber das eigentliche Problem lösen sie nicht. Offensichtlich funktioniert hier das Einfaktorendenken nicht. Angesichts der Schwäche des Eroberungsdenkens und des Einfaktorendenkens, also des reduktionistischen Denkens, holen viele gut ausgebildete Schulmediziner im Westen die Heilmethoden des Altertums aus der Vergessenheit zurück, um neue Mittel und Methoden zu finden, mit denen sie ihren chronisch kranken Patienten helfen können. Das ist der Hauptgrund für die gegenwärtige überraschende Renaissance vieler alter Heilverfahren in Industrieländern.

Neben der Rückbesinnung auf alte Heilmethoden haben Ärzte auch neue Methoden und Therapien, meist physiotherapeutischer Art, entwickelt, um durch physikalische Stimulation die Wiedergewinnung der Harmonie zu unterstützen.

Abgesehen von der Behandlung ist es auch schwierig, chronische Leiden, insbesondere funktionelle Störungen, objektiv, wissenschaftlich und quantitativ zu messen und nicht nur vage zu beschreiben.

Glücklicherweise ist es durch die Entdeckung des unsichtbaren Regenbogens und der unhörbaren Musik möglich geworden, den Grad der Harmonie objektiv und quantitativ zu messen, so dass der Zustand eines Patienten in der Harmoniepyramide veranschaulicht werden kann.

Chronische Leiden sind meist sehr hartnäckig. Oft kann der Arzt einem chronisch kranken Patienten mit komplementären Therapien wie Massagen, Musik, Akupunktur, homöopathischen Mitteln, Psychoanalyse usw. helfen, seine Harmonie wiederzuerlangen.

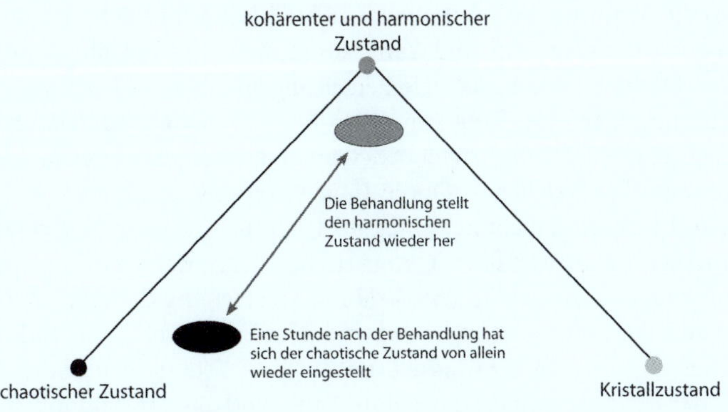

Abb. 5.3.5 Die Erscheinung des „Tauziehens» bei der Behandlung chronischer Krankheiten

Manchmal versetzt eine solche Therapie den Patienten sofort in einen harmonischen Zustand, aber nach vielleicht einer Stunde ist alles wieder beim Alten. Es gibt also einen »falschen Attraktor«, der den Zustand des Patienten immer wieder an die falsche Stelle zieht. Die Behandlung der chronischen Krankheit ist in diesem Fall eine Art Tauziehen, bei dem es darum geht, was ausdauernder ist – der Zustand des Patienten oder die Kooperation zwischen Arzt und Patient.

Das Tauziehen bei der Behandlung chronischer Krankheiten frustriert normalerweise den Arzt wie den Patienten. Es ist aber sicher angemessen, dass die Heilung lange dauert, denn die chronische Krankheit ist das Ergebnis eines langen Prozesses der Ansammlung von Stress und Disharmonie, und so dauert auch die Wiederherstellung der Harmonie, selbst mit der Hilfe des Arztes, lange Zeit.

Die Entwicklung der objektiven Messung und Bewertung von Harmonie bietet keine »Abkürzung« bei der Behandlung chronischer Leiden, aber sie lässt Ärzte und Patienten genau erkennen, wo sie stehen (Abb. 5.3.5), damit der Arzt die beste Strategie festlegen kann, um dem Patienten zu helfen, und der Patient weiß, wie viel Geduld und Ausdauer er brauchen wird und wie er mit dem Arzt kooperieren muss, damit sie zusammen das »Tauziehen« gewinnen können.

4) Von der Weisheit des Altertums zur modernen Wissenschaft

Viele westliche Mediziner, die ganzheitliche Heilmethoden anwenden, kennen das »Tai-chi«-Symbol (Abb. 5.3.6 links), das die dynamische Balance darstellt. Weiß ist die Symbolfarbe für das Yang und Schwarz die Symbolfarbe für das Yin. Yin und Yang zusammen sind ein philosophisches Konzept. Deshalb können sie viele Bedeutungen haben, so lange sie ein antagonistisches Paar sind. Yang kann zum Beispiel männlich, stark, mächtig, hell, hart, eine Regierungspartei bedeuten, Yin dagegen weiblich, schwach, machtlos, dunkel, weich, eine Oppositionspartei usw.

Yin und Yang sind nicht nur antagonistisch, sie sind auch in permanenter dynamischer Balance. Alle antagonistischen Gegensatzpaare entsprechen Yin und Yang, die sich als Taichi-Rad im Uhrzeigersinn drehen.

Im Laufe der Zeit wächst das Weiß, d. h. das Yang (Abb. 5.3.6, linkes Bild, erste Phase), bis es sein Maximum erreicht (Phase 2 desselben Bildes), da erscheint der Keim des schwarzen Yin im Yang, und das Yin beginnt zu wachsen (Phase 3), bis es sein Maximum erreicht und der Keim des weißen Yang im Yin erscheint (Phase 4), womit der nächste Zyklus beginnt ... . Physikalisch betrachtet ist das die Beschreibung einer Schwingung, die als Bewegung eines Pendels veranschaulicht und mathematisch als Sinuskurve formuliert werden kann. Diese ist die Grundlage aller Wellen, einschließlich der Schallwellen in der Musik und der elektromagnetischen Wellen im Akupunktursystem der chinesischen Medizin, des Systems der Chakren in der indischen Medizin und der Homöopathie, die wir in vorhergehenden Teilen dieses Buches beschrieben haben.

Es kann auch als die in diesem Kapitel behandelte dynamische Balance zwischen Konzentration und Entspannung verstanden werden, und die dynamische Balance kann jetzt in der Harmoniepyramide quantitativ beschrieben werden (Abb. 5.3.6.).

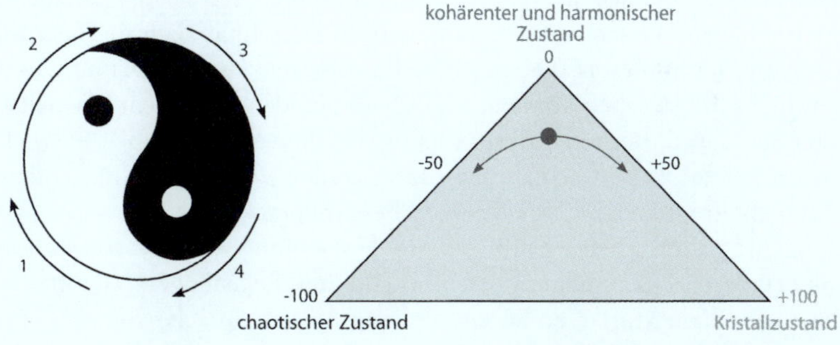

Abb. 5.3.6. Vom philosophischen Tai-chi zur praktischen Harmoniepyramide

Daher wird das Symbol des Tai-chi nicht nur von Ärzten und Heilern im Westen bewundert, die natürliche Heilweisen praktizieren, sondern auch von Physikern sehr geschätzt, wie dem dänischen Physiker Niels Bohr, dem Begründer der Quantenphysik, und seinem Lieblingsstudenten, dem deutschen Physiker Werner Heisenberg. Niels Bohr war Sohn einer adeligen Familie. Nachdem er den Nobelpreis erhalten hatte, bat ihn seine Familie darum, ein neues Familienwappen zu entwerfen. Niels Bohr setzte das Tai-chi in die Mitte des neuen Wappens.

Niels Bohr und Werner Heisenberg gehörten zur Generation der Physiker, die als echte Pioniere von der sichtbaren mechanischen Welt in den unsichtbaren Mikrokosmos vordrangen. In dieser unsichtbaren neuen Welt stellten sie nicht nur fest, dass alles so unsichtbar und unberührbar ist wie Geist, sondern auch, dass das Verhalten der »Quanten« im unsichtbaren Mikrokosmos mit der Sprache der sichtbaren Welt nicht zu beschreiben, geschweige denn von anderen zu verstehen ist.

Es ist bemerkenswert, dass zu diesen »anderen« auch der große Physiker Albert Einstein gehörte, der das seltsame Verhalten der Quanten sein Leben lang nicht akzeptieren konnte. Die Physiker, wie Niels Bohr und Werner Heisenberg, hatten also nicht nur ein Erkenntnisproblem, sondern auch ein Sprachproblem, ja sogar ein Problem mit der menschlichen Vorstellungskraft.

Die Probleme, vor denen Bohr, Heisenberg und ihre Kollegen standen, sind mit den Problemen der Wissenschaftler in der Welt der Blinden zu vergleichen, als sie versuchten, Farben und Form des Regenbogens zu untersuchen. (Man erinnere sich an die Geschichte aus der Welt der Blinden am Anfang dieses Buches.)

Niels Bohr und Werner Heisenberg waren die Wissenschaftler, die damals im Grenzbereich der Wissenschaft arbeiteten. Weil sie im Grenzbereich menschlichen Wissens tätig waren, spürten sie schmerzlich die Beschränkung unserer Sinnesorgane, da wir ja die winzigen Atomkerne und Elektronen nicht direkt sehen können; und sie empfanden die Beschränktheit unserer Sprache, die sich in unserer Lebenswelt, dem Makrokosmos, entwickelt hat und daher zu schwach ist, um die seltsamen Vorgänge im unsichtbaren und nicht greifbaren Mikrokosmos zu beschreiben.

Ebenso schmerzlich war für uns die Feststellung, dass unsere Sinnesorgane zu beschränkt sind, um den »unsichtbaren Regenbogen« zu sehen und die »unhörbare Musik« zu hören, und dass unsere Sprache, die sich in unserer sichtbaren Welt entwickelt hat, zu schwach ist, um das seltsame Verhalten des unsichtbaren Regenbogens und der unhörbaren Musik zum Ausdruck zu bringen. Dennoch haben die Menschen die Existenz der geisterhaften Mikrowelt der Atomkerne und Elektronen akzeptiert, und sie ist ihnen selbstverständlich geworden. Die modernen Wissenschaftler haben das seltsame Verhalten der Quanten akzeptiert und gehen mit großer Selbstverständlichkeit damit um, ohne an den schweren Anfang zu denken, vor dem Bohr und Heisenberg einst standen.

Es ist nicht leicht, ein solches Buch zu schreiben, in dem eine neue Welt beschrieben wird, für die unsere Sinnesorgane, unsere Sprache und manchmal sogar unsere Vorstellungskraft nicht ausreichen. Es ist schwer nicht nur für den Autor, sondern auch für die Leser. Dennoch hoffe ich, dass Ihnen, meinen geschätzten Lesern, das Lesen nicht nur Last, sondern auch Vergnügen war.

Ich glaube, dass Pythagoras, Laotse und andere Weise des Altertums glücklich wären zu wissen, dass ihre Weisheit im 20. und 21. Jahrhundert noch immer das Denken der Wissenschaftler inspiriert und erhellt. Ich bin sicher, sie wären glücklich zu wissen, dass ihre philosophischen Gedanken über Form, Beziehung, dynamische Balance und Harmonie nun für das rationale und quantitative Verständnis der modernen Wissenschaft zugänglich und für die Gesunderhaltung der Menschen anwendbar ist.

●

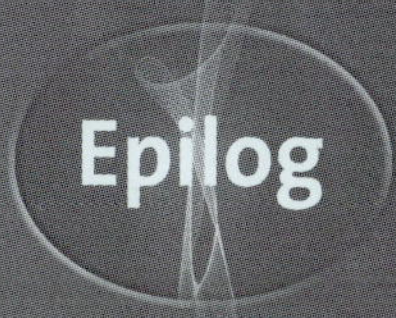

Epilog

Bewusstsein, Geist und Gewissen in der Naturwissenschaft

Albert Einstein erklärte einst einer Gruppe junger Studenten die Relativitätstheorie so: »Wenn Sie zwei Stunden lang bei einem netten Mädchen sitzen, kommt es Ihnen vor, als seien es zwei Minuten; wenn Sie aber zwei Minuten auf einem heißen Ofen sitzen, kommt es Ihnen vor, als seien es zwei Stunden. Das ist Relativität.«

1) Objektivität und Subjektivität

Die meisten Leute glauben, die seltsame Erklärung zur Relativitätstheorie sei ein Scherz Einsteins gewesen, mit dem er seine männlichen Studenten unterhalten wollte. Für Einstein selbst war es aber kein Scherz. Es war für ihn und ist für viele moderne Naturwissenschaftler, die in den Grenzbereichen der Wissenschaft tätig sind, eine große, ernste Herausforderung, denn das Problem der Objektivität ist in der Wissenschaft fundamental.

Seit Beginn der modernen Wissenschaft ist es eine allgemeine Grundüberzeugung, dass die Naturwissenschaften völlig objektiv und unabhängig von der Existenz der Menschheit sind. Diese Überzeugung entspricht dem Denken Newtons über Zeit und Raum: Zeit und Raum sind absolut, völlig unabhängig davon, ob wir sie beobachten oder nicht. Tatsächlich war Einstein der Erste, der einen »Geist«, nämlich den subjektiven »Beobachter« in die heiligen Hallen der Wissenschaft einführte. Seither sind Zeit und Raum nicht mehr absolut, sondern relativ und abhängig vom Zustand des »Beobachters«.

In der Speziellen Relativitätstheorie hängen Zeit und Raum von der Bewegungsgeschwindigkeit des Beobachters ab. Je schneller sich der Beobachter bewegt, desto langsamer vergeht die Zeit und desto kürzer wird der Abstand zwischen zwei Punkten.

In der Allgemeinen Relativitätstheorie hängen Zeit und Raum nicht nur von der Bewegungsgeschwindigkeit des Beobachters ab, sondern auch von dessen Beschleunigung, also der Geschwindigkeitsänderung.

Die Beobachter aber, die den Maßstab von Zeit und Raum durch ihre Bewegungen verändern können, sind keine Geister von anderen Planeten, sondern wir selbst, wir sind die »Geister« im Tempel der Wissenschaft.

Was Albert Einstein in seinen Relativitätstheorien, der allgemeinen und der speziellen, behandelte, ist aber nur die einfachste, lineare Bewegung. Albert Einstein als Begründer der Relativitätstheorie dachte natürlich auch darüber nach, was passieren würde, wenn die Bewegung, vergleichbar dem Geist des Jungen, der bei einem Mädchen sitzt, kompliziert und ungewöhnlich wäre.

Das ist natürlich eine schwierige Aufgabe, die Relativitätstheorie für das Studium komplexer Systeme weiterzuentwickeln, wie z. B. für Lebewesen und das Körper-Geist-System, das jetzt in der Medizin so modern ist. Einstein wusste, dass er so komplizierte Probleme in seinem Leben nicht lösen würde, deshalb überließ er diese Herausforderung seinen Studenten in der Hoffnung, dass kommende Generationen die Relativitätstheorie weiterentwickeln und diese Probleme lösen würden.

Auf das Problem der Untrennbarkeit von Beobachter und objektiver Realität waren auch Quantenphysiker wie Niels Bohr und Werner Heisenberg gestoßen. Sie erkannten, dass das Atom, das Messinstrument und der Beobachter ein untrennbares System bilden. Oder, wie Heisenberg formulierte: »Was wir beobachten, ist nicht die Natur selbst, sondern das, was die Natur auf unsere Art zu fragen preisgibt.« Es ist daher unmöglich, eine wissenschaftliche Theorie aufzustellen, die so objektiv ist, dass sie für immer gültig bleibt, selbst unabhängig von der Existenz von Menschen.

Es ist interessant, dass das Problem der Untrennbarkeit von Beobachtern und objektiver Welt bereits von dem berühmten Zen-Buddhisten Hui-nen (Abb. 6.1) vor über 1.500 Jahren behandelt wurde.

Hui-nen war der Sechste Großmeister des Zen-Buddhismus. Als Junge war er arm und ungebildet. Dann wurde er Buddhist, aber er war jung und hatte nur eine untergeordnete Stellung im Tempel. Sein Betreuer jedoch, der Fünfte Großmeister des Zen-Buddhismus, bemerkte seine überdurchschnittliche Begabung. Deshalb gab er Hui-nen heimlich sein kasaya und machte ihn zu seinem Nachfolger. Natürlich wusste der Fünfte Großmeister, dass Hui-nen durch die Eifersucht seiner älteren Mitlehrlinge in großer Gefahr sein würde, deshalb forderte er Hui-nen auf, um seiner Sicherheit willen den Tempel zu verlassen.

Hui-nen lebte dann 15 Jahre in Abgeschiedenheit, bis er eines Tages an einer großen buddhistischen Konferenz teilnahm, wo er zwei junge Buddhisten in der Küche diskutieren hörte. Einer sagte: »Sieh mal, die Flagge bewegt sich.« »Nein, du irrst dich,« sagte der andere, »nicht die Flagge, sondern der Wind bewegt sich.«

Was bewegt sich?
Die Flagge?
Der Wind?
Oder der Geist?

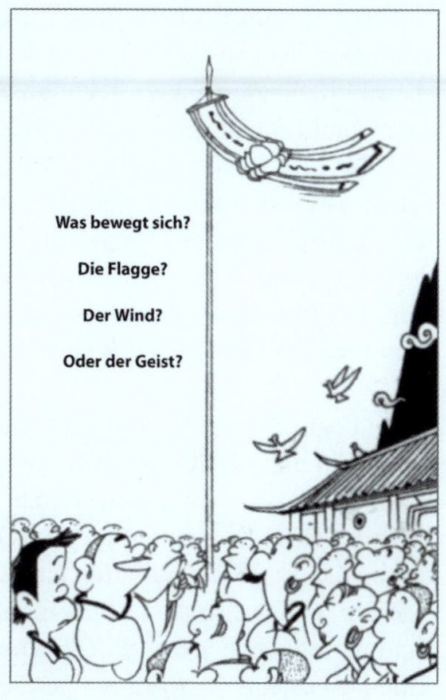

Abb. 6.1. Eine Diskussion über Ontologie

Als Hui-nen das hörte, sagte er: »Es ist weder die Flagge, noch der Wind, sondern der Geist, der sich bewegt.« Als andere Teilnehmer diese Bemerkung hörten, begriffen sie, dass dies der Sechste Großmeister war, der fünfzehn Jahre lang verschwunden gewesen war. Seitdem ist die Diskussion aus dieser Geschichte das Grundprinzip des Buddhismus geworden, nämlich: »Nichts ist wirklich, außer dem Geist.« Es ist bemerkenswert, dass dieses Prinzip dem Materialismus genau entgegengesetzt ist. Erinnern wir uns an die extensive Definition der Materie, die Lenin formulierte, um den Materialismus zu retten (Teil 1 Kapitel 2 dieses Buches). Seine neue Definition lautete »Materie existiert objektiv und unabhängig vom Bewusstsein«. Mit dieser neuen Definition nahm er die Energie mit in den Begriff der Materie hinein. Er vergaß jedoch, auch das Bewusstsein oder den Geist zu definieren, obwohl er das Wort »Bewusstsein« in seiner Definition der Materie verwendete. Für den Zen-Buddhismus ist Bewusstsein oder Geist viel grundlegender als Materie, Energie, Felder usw.

Lange Zeit waren die Wörter »Geist« und »Bewusstsein« für die Naturwissenschaften tabu. Wenn jemand über Geist oder Bewusstsein gesprochen hätte, wäre er oder sie als abergläubische Person und als wissenschaftlich unseriös angesehen worden.

Die Haltung der wissenschaftlichen Gemeinschaft zu Geist und Bewusstsein hat sich allerdings in den letzten zehn Jahren deutlich verändert. Als ob sich eine Schleuse geöffnet habe, ist das Wort »Bewusstsein« plötzlich allgegenwärtig, und jeder spricht über Bewusstsein, obwohl keiner weiß, was Bewusstsein denn eigentlich ist.

Diese große Veränderung wurde möglicherweise durch ein Hirnforschungsprojekt in den USA initiiert. Ende der 1980er-Jahre legte die amerikanische Regierung ein recht anspruchsvolles Hirnforschungsprojekt auf. Man glaubte, dass uns dank der schnellen Entwicklung der Biologie, besonders der Molekularbiologie im 20. Jahrhundert, jedes Molekül des menschlichen Körpers bekannt und die einzige noch ungeklärte Ecke das Gehirn sei. Die amerikanische Regierung erwartete, dass in den letzten zehn Jahren des 20. Jahrhunderts alle Lebensprobleme gelöst würden, wenn sie nur genügend Geld in diesen Forschungsbereich investierte. Deshalb startete sie das Großprojekt »Jahrzehnt des Gehirns«.

Zu Beginn waren Grundgedanke und Ziel des Projektes recht einfach und klar. Man hielt das Gehirn für eine Art Computer und glaubte deshalb, alle Intelligenzleistungen imitieren zu können, wenn man einen ausreichend starken Computer bauen und ein entsprechend gutes Programm schreiben könne. Und solche Qualitäten hatten Computer damals schon.

Nach einigen Jahren stieß man jedoch auf das schwierigste Problem: Kein Computer hat das »Ich-Bewusstsein«, das jedes Kind besitzt (Abb. 6.1 Eine Diskussion über Ontologie). Anders gesagt, im Gegensatz zum Körper wohnt in einem Computer kein Bewusstsein.

Der österreichische Physiker Erwin Schrödinger hat das Problem des Bewusstseins aus der Perspektive der Wissenschaft bereits vor einem halben Jahrhundert ernsthaft erörtert.

Jeder Physikstudent kennt den Namen Erwin Schrödinger, weil die Schrödinger-Gleichung eine Grundlage der Quantenphysik ist. Aber nur wenige Wissenschaftler wissen, dass Schrödinger 1944 ein Buch mit dem Titel »Was ist Leben?« geschrieben hat, dessen letztes Kapitel ist überschrieben »Was das Ich ist«.

In diesem Buch sagte Schrödinger vorher, dass es einen »aperiodischen Kristall« gebe, in dem genetische Informationen gespeichert werden können. Er berechnete auch die Größe eines Gens mit Hilfe der Mutationsrate unter α-Strahlung. Wunderbarerweise ist die von Schrödinger errechnete Größe eines Gens gleich der Größe eines Drillingscodes der DNA. Der von ihm vermutete aperiodische Kristall ist eben die DNA, die in der Biologie heute eine Hauptrolle spielt.

Im letzten Kapitel seines Buches erörtert Schrödinger die Definition des »Ich«. Das »Ich« scheint nur ein singuläres Gedächtnis zu sein. Die Erkenntnis der Welt ist daher lediglich die Akkumulation des singulären Gedächtnisses. Der gesunde Menschenverstand ist eine Übereinkunft vieler individueller Gedächtnisse. Anders ausgedrückt, die Wissenschaft ist nur eine

Übereinkunft vieler individueller Beobachtungen, d. h. der Gefühle vieler Beobachter.

Wissenschaft ist daher nur eine allgemeine Übereinstimmung vieler individueller Erfahrungen, nicht die Wahrheit der Welt, wenn sie auch das schönste Wissensgebäude ist, das Menschen errichtet haben.

Die Grenzen der Objektivität in der Wissenschaft sind auch von vielen anderen hervorragenden Physikern gefühlt und erörtert worden, wie Niels Bohr, Werner Heisenberg und Albert Einstein.

Niels Bohr und Werner Heisenberg erkannten, dass der Beobachter, das Messinstrument und die Mikrowelt ein untrennbares System bilden. Die Begrenztheit der experimentellen Ergebnisse aus dem untrennbaren System wurde in der »Unschärferelation«, die der junge Werner Heisenberg unter Anleitung von Niels Bohr fand, sogar mathematisch und quantitativ formuliert. 1932 erhielt Werner Heisenberg dafür den Nobelpreis für Physik.

Es ist bemerkenswert und als ungewöhnlich hervorzuheben, dass hier ein physikalisches Gesetz den Begriff »Unschärfe« enthält. Daran erkennen wir, wie bescheiden diese großen Wissenschaftler waren. Laotse und Hui-nen hätten ihre helle Freude an einem solch bescheidenen Namen für ein physikalisches Gesetz, wenn sie heute lebten.

Der Scherz aber, den Einstein seinen Studenten erzählte, ist die Interaktion unseres Bewusstseins mit der übrigen Welt. Und Zeit hängt nicht nur von der Bewegung des Beobachters, sondern auch von dessen physiologischem Zustand ab.

Natürlich hatte Einstein nicht die mathematische Formel abgeleitet, die die Beziehung zwischen Zeit und physiologischem Zustand des Beobachters beschreibt, wie Heisenberg es tat. Insofern ist seine Aussage die Wiederholung der Frage, die Hui-nen stellte: »Was bewegt sich? Die Flagge? Der Wind? Oder der Geist?«

Das ist nicht nur das fundamentale Problem der Wissenschaft, sondern auch das alte und fundamentale Problem von Kunst und Ästhetik. Schönheit zum Beispiel ist weder rein objektiv noch rein subjektiv, sondern eine Interaktion zwischen Objekt und Bewusstsein.

2) Bewusstsein, Geist und Gewissen

In diesem Buch haben wir viel über die dissipative Struktur des elektromagnetischen Feldes gesagt, welche die antike Weisheit des Akupunktursystems, des Chakrensystems und vieler ganzheitlicher Heilverfahren modernisiert hat. Wir haben auch die objektive Messung und quantitative Bewertung der Harmonie besprochen, die ebenfalls die Weisheit der uralten Philosophie und Kunst modernisiert hat. Wir haben uns jedoch noch nicht ernsthaft mit den Problemen von Leben, Bewusstsein, Geist und Gewissen aus der Perspektive der modernen Wissenschaft befasst.

Offen gesagt, wissen wir bis jetzt nicht, was »Leben« und was »Geist« aus der strengen Perspektive der modernen Naturwissenschaften sind, obwohl manche Zweige der Wissenschaft, nämlich Biologie und Psychologie, behaupteten, Kenntnis vom Leben und vom Geist bzw. der Seele zu haben.

Nach der indischen Philosophie hat ein Mensch sieben Körper oder sieben Körperebenen. Den Gedanken der sieben Körperebenen sollten wir aufnehmen, um die gegenwärtige und künftige Situation der modernen Wissenschaft in der Erkenntnis des menschlichen Körpers, Geistes und Bewusstseins daran zu messen.

Im Lichte der Vorstellung von den sieben Körperebenen gehört die feste Struktur des Körpers mit den Organen, Geweben, Zellen und Molekülen zur ersten Körperebene, dem »chemischen Körper«.

Der chemische Körper besteht aus festen Molekülen, die man sich anhand des Kugel-Stab-Modells vorstellen kann, und das Wissen über diesen Köper wird mit allgemein anerkannten Lehrbüchern in allen Mittelschulen der Welt vermittelt.

Auf der Ebene des chemischen Körpers gilt das allgemein bekannte wissenschaftliche Gesetz vom Erhaltungssatz der Materie. Er besagt, dass die Moleküle eines Körpers immer Bestand haben, selbst wenn die Person gestorben ist. Der Erhaltungssatz der Materie sagt aus, dass die Moleküle niemals »sterben«, sondern in den Kreislauf der Welt, ja selbst in die Körper anderer Personen, zurückgeführt werden. Vielleicht ist das eine Art Reinkarnation, wie sie im Buddhismus und in der Bibel (Joh. 9,1 - 3) schon vor Jahrtausenden angenommen wurde.

Die dynamische dissipative Struktur des elektromagnetischen Feldes in Lebewesen, die wir in diesem Buch behandelt haben, gehört zur zweiten Stufe eines Körpers, dem »elektromagnetischen Körper«.

Der elektromagnetische und der chemische Körper sind untrennbar. Sie sind voneinander abhängig und wirken zusammen, solange der Mensch lebt. Auf der zweiten Stufe des Körpers gilt ein anderes wichtiges Gesetz der Wissenschaft, der Energieerhaltungssatz. Er bedeutet, dass alle Energie ewig ist, wenn sie sich auch aus einer Form in eine andere verwandelt. Es gibt also ein wissenschaftliches Gesetz, das die Reinkarnation der Energie quantitativ beschreibt.

Der große Physiker Albert Einstein fand das »Gesetz von der Umwandlung zwischen Materie und Energie«. Damit verschmolz er die Materie-Reinkarnation und die Energie-Reinkarnation zu einem einzigen Reinkarnationsprinzip. Es hat den Anschein, dass Vertreter der antiken indischen Kultur erheblich weiser waren als moderne Wissenschaftler; kannten sie doch bereits vor mehr als zweitausend Jahren die Reinkarnation als Prinzip der Energie-Erhaltung.

Bei der Reinkarnation der Energie gab es jedoch ein kleines Problem. Im Unterschied zur Materie bewegt sich die Energie immer von der höheren zur niederen Form, z. B. von elektrischer zu Wärmeenergie, und kommt nie automatisch zurück. Energie scheint nicht ausreichend gefestigt zu sein, jedenfalls nicht in Form und Struktur.

Um den unumkehrbaren Prozess der Energieumwandlung quantitativ zu beschreiben, gibt es ein anderes Gesetz, den Zweiten Satz der Thermodynamik, der den irreversiblen Anstieg der Entropie zeigt. »Entropie« ist der Grad der Unordnung, also das Gegenteil von »Struktur«. Das bedeutet, dass die Struktur irreversibel schwächer werden und schließlich verschwinden würde. Es scheint eine permanente Degeneration der Struktur zu geben.

Glücklicherweise wurde schon 100 Jahre nach der Entdeckung des Zweiten Satzes der Thermodynamik, in den 1970er-Jahren, das entgegengesetzte Phänomen entdeckt, nämlich die dissipative Struktur. Sie zeigt, dass bei steigender Unordnung in der Form der Energie gleichzeitig auch eine neue Ordnung in Form der dissipativen Struktur wächst. Sie gleichen einander aus. Und es zeigt sich, dass es eine neue Umwandlungsbeziehung zwischen der Ordnung in der Energie und der Ordnung in der dissipativen Struktur geben könnte. Anders gesagt, es gibt eine Strukturentwicklung, um den permanenten Strukturabbau auszugleichen.

So verschmelzen Materie, Energie und Struktur in einem Erhaltungssatz auf höherer Ebene, in einer allgemeineren »Reinkarnation« für alle drei. Auf noch höheren Stufen des Körpers könnte es Erhaltungssätze für Leben, Bewusstsein, Geist und Gewissen geben. Bis diese gefunden werden, ist es natürlich noch ein weiter Weg.

Das Gewissen ist vielleicht die höchste Stufe des von Gott geschaffenen Menschen. In der Geschichte der Wissenschaft haben sich die Wissenschaftler immer mit dem Problem herumgeschlagen, ob die Entwicklung der Wissenschaft zum Guten oder zum Bösen dient. Da stellt sich die Frage, was gut und was böse ist. Früher stand zum Beispiel die Frage im Raum, ob die Kernenergie gut oder böse sei. Heute beschäftigt man sich mit der Frage, ob die Technik des Klonens gut oder böse ist.

Vielleicht können wir die Frage, ob Wissenschaft zum Guten oder zum Bösen dient, so lange nicht rational beantworten, bis wir herausgefunden haben, was das Gewissen überhaupt für ein Wesen bedeutet, das sich auf dem höchsten Stand seiner Entwicklung befindet.

Hier muss angemerkt werden, dass das Gewissen sich nicht mit dem Darwinismus verträgt, denn das Gewissen kann den grausamen Kampf ums Überleben, das Grundprinzip des Darwinismus, nicht gutheißen. Einer meiner russischen Freunde sagte: »Wenn etwas Wahres am Darwinismus ist, dann ist es höchstens eine halbe Theorie, wie der Zweite Satz der Thermodynamik. Es muss eine andere Hälfte geben. Wenn wir sagen, dass der Darwinismus die hässliche und grausame Hälfte der Evolution ist, muss es auch eine schöne und tugendhafte Hälfte der Evolution geben.« Erwarten wir also das Erscheinen der anderen Hälfte, um ein Kriterium dafür zu haben, was das Gute ist, das wir tun sollen und was das Böse ist, das wir lassen sollen, und zwar wissenschaftlich und quantitativ.

3) Die Beschränktheit unserer Sinnesorgane und unserer Sprache

Vielleicht ist dieses Ziel zu ehrgeizig für uns, da wir Menschen und unsere Sinnesorgane beschränkt sind, wie wir im Kapitel 1 im Teil 1 des Buches dargelegt haben.

Natürlich können wir Instrumente und Apparaturen konstruieren, um die Fähigkeiten unserer Sinnesorgane zu erweitern. Teleskop und Mikroskop zum Beispiel sind typische Instrumente, um eine größere und kleinere Welt sehen zu können. Aber jedes Instrument ist ein Umformer, und es wird immer Verzerrungen mit sich bringen. Je mehr Instrumente wir verwenden, desto mehr Verzerrungen treten auf. Am Ende würden wir eine Beschränkung durch Verzerrungen haben, und das wäre die Grenze unserer Erkenntnis.

Tatsächlich finden wir in den Physiklehrbüchern eine Menge Beschränkungen. Die konstante Geschwindigkeit des Lichtes und der elektromagnetischen Wellen ist zum Beispiel eine typische Grenze für uns. Eine andere ist die Plancksche Konstante. Es gibt noch viele andere. Es hat den Anschein, als ob eine Konstante etwas Objektives sei, das man messen und berechnen kann. Allerdings in Wirklichkeit – auch wenn Konstanten nicht gleich etwas Subjektives darstellen – können wir sie doch auch als Beschränkung unserer eigenen Fähigkeit auffassen, die Wirklichkeit zu erkennen. Es ist jedoch interessant, dass manche unserer Beschränkungen zur Grundlage von wissenschaftlichen Theorien wurden. So basiert zum Beispiel die Relativitätstheorie auf der konstanten Lichtgeschwindigkeit oder die Quantenphysik auf der

Planckschen Konstante. Außer der Beschränktheit unserer Sinnesorgane ist die Beschränktheit unserer Sprache ein Problem. Unsere Alltagssprache entwickelte sich lediglich mit den Erfahrungen auf der ersten Körperebene, dem physikalischen Körper. Daher sind die Möglichkeiten unserer Sprache enorm begrenzt. Wir haben in diesem Buch bereits bemerkt, wie schwierig die Beschreibung der zweiten Körperebene, des elektromagnetischen Körpers, mit der Sprache der ersten Körperebene ist. Wenn wir in immer höhere Ebenen des Körpers kommen, werden die Probleme bei deren Beschreibung mit unserer Alltagssprache immer größer.

Der größte Philosoph in der chinesischen Geschichte und vielleicht in der ganzen Welt, Laotse (um 605 - 531 v. Chr.) hat diese Beschränktheit unserer Sprache klar zum Ausdruck gebracht: »Das Wort, das man sprechen kann, ist nicht das wirkliche Wort. Der Name, den man nennen kann, ist nicht der wirkliche Name.«

Es ist bemerkenswert, dass das »Wort« des Laotse eben dem »Wort« (»logos«) des Johannesevangelium entspricht: »Im Anfang war das Wort. ... Und das Wort ward Fleisch und wohnte unter uns, und wir sahen seine Herrlichkeit voller Gnade und Wahrheit« (Johannes, 1,1 und 1,14).

Je mehr wir gewissenhaft die Beschränktheit unserer Sprache, die Grenzen unserer Sinnesorgane, des rationalen Denkens und unserer Intelligenz, erkennen und ehrlich eingestehen, desto näher gelangen wir zur Wahrheit.

●

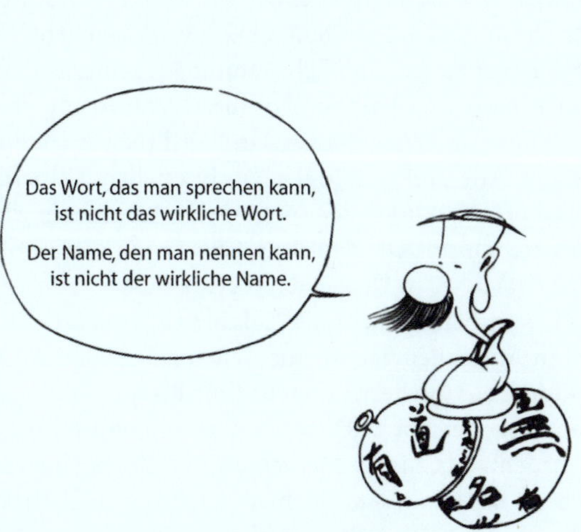

Abb. 6.3. Laotse hat die Beschränktheit unserer Sprache schon vor 2.500 Jahren ausgedrückt.

Danksagung

Ich möchte die Gelegenheit wahrnehmen und denjenigen, die mir bei der Erstellung dieses Buches geholfen haben, herzlich danken. Sie sind für mich wertvolle Geschenke dessen, der das Buch mit unendlich vielen Seiten geschrieben hat und beständig fortschreibt und mir die Möglichkeit gegeben hat, einige wenige neue Seiten dieses Buches zu lesen.

Zuallererst danke ich Max Reinhard in Deutschland, der in den letzten 15 Jahren mein Forschungsprojekt mit unglaublicher Geduld, Toleranz und Vertrauen protegiert hat. In den Augen vieler meiner Freunde ist eine solche Unterstützung an sich schon ein Wunder. Er las mein Buch als erster und korrigierte mit großer Umsicht und Geduld mein englischsprachiges Manuskript.

Als weiteres wertvolles Geschenk möchte ich Hartmut Kapteina, Professor für Musikpädagogik und Musiktherapie an der Universität Siegen, nennen. Er ist sozusagen Mitautor des Buches, denn die zweite Hälfte des Titels geht auf ihn zurück. Er ist seit zehn Jahren einer meiner engsten Freunde und Partner in meiner Forschungsarbeit. Er hat zur Verbesserung des deutschen Manuskripts erheblich beigetragen und das schönste Vorwort zu meinem Buch geschrieben.

Als drittem möchte ich Hans-Joachim Hahn danken, der sich mit ganzer Hingabe darum bemüht, den deutschen Universitäten die Seele und den Geist wiederzugeben, der in den letzten zwei Jahrhunderten nach und nach verloren gegangen ist. Er ist von der Wichtigkeit dieses Buches überzeugt und hat sich für dessen Veröffentlichung stark gemacht. Das erste und grundlegende Vorwort zu diesem Buch stammt aus seiner Feder. Interessanterweise kommen nach drei Männern in dieser Auflistung von wertvollen Geschenken drei herausragende Frauen: Dr. Jian-Ping Chu, Dr. Bi-Song Guo und Dr. Dan Jiang. Alle drei sind in der Traditionellen Chinesischen Medizin zu Hause und praktizierten oder arbeiten jetzt außerhalb Chinas.

Seit 1993 arbeite ich mit Dr. Jian-Ping Chu in meinen Forschungen zusammen. Sie hat drei Jahre in Deutschland gearbeitet.

Dr. Bi-Song Guo arbeitete mehr als 15 Jahre in Newcastle, England, und arbeitet zurzeit in Australien. Sie ist eine weltweit anerkannte Qigong-Meisterin und Koautorin des Buches »Listen to your Body«.

Dr. Dan Jiang arbeitet seit 1982 in Großbritannien und unterrichtet sowohl an der »Academy of Chinese Medicine«, Middlesex University, als auch in China. Auch sie hat zu diesem Buch ein Vorwort geschrieben und zwar aus der Sicht der Traditionellen Chinesischen Medizin.

Die drei genannten Damen sind international von großer Bedeutung, da sie sich sowohl in der östlichen wie auch der westlichen Medizin hervorragend auskennen und daher um die Konflikte und die Komplementarität des östlichen und des westlichen Denkens wissen. Sie sind mir in meiner Arbeit eine großartige Unterstützung.

Eine andere Dame spielt eine herausragende Rolle in meinem Leben: Valerie Luff in Großbritannien. Sie war Krankenschwester und arbeitete ihr Leben lang in Nepal, Indien und Bangladesch, bis sie 1991 in den Ruhestand ging und nach London zog, wo ich als Gastdozent am University College tätig war. Sie ist meine Patin und meine geistliche Mutter, insbesondere deshalb, weil ich meine eigene leibliche und geistliche Mutter als Teenager in China verlor. Sie betet beständig für mich, meine Familie und für meine Arbeit. Sie ist mir eine Quelle großer Ermutigung auch in diesem mehr als ein Jahrzehnt umfassenden Projekt. Auch sie hat das englische Manuskript gelesen und sprachlich verbessert.

Neben ihr gibt es noch eine andere Person, die mein Leben über Jahrzehnte maßgeblich geprägt hat: Dr. Ding-Zhong Li, Professor für Traditionelle Chinesische Medizin in Beijing, China, einer der Pioniere der modernen wissenschaftlichen Erforschung der Akupunktur. 1996, ein Jahr nachdem ich meine erste Arbeit über diese neue Idee veröffentlicht hatte, nominierte er mich als führenden Wissenschaftler des chinesischen Projekts zur »Erforschung der Meridiane«. Er ermunterte mich, meine Arbeiten auch in Deutschland fortzusetzen. Seine wohlmeinende Aufnahme meiner Forschungen aus dem Blickwinkel der Traditionellen Chinesischen Medizin verlieh mir die Ausdauer, meine Arbeiten in den letzten zehn Jahren weiterzuverfolgen.

Darüber hinaus möchte ich meine große Dankbarkeit gegenüber Professor Ke-Hsueh Li zum Ausdruck bringen. Er studierte in Deutschland und ist einer der theoretischen Physiker, der die moderne Physik tiefgründig erforscht hat und versteht. Er war mein Lehrer, als ich mein Postgraduierten-Studium an der Chinesischen Akademie der Wissenschaften in Beijing absolvierte, und er ist es bis heute geblieben. Er war der Erste, der von meiner Vorstellung von stehenden elektromagnetischen Wellen im menschlichen Körper hörte und gleich die enorme Bedeutung dieser Forschungen erkannte, als er 1991-92 mit mir in Deutschland zusammenarbeitete. Kurz nachdem er von meinem Ansatz gehört hatte, sagte er zu mir: »Da haben Sie einen dicken Fisch an der Angel. Arbeiten Sie weiter in diese Richtung. Überprüfen Sie es immer und immer wieder mit Experimenten und einer gründlichen theoretischen Analyse, bevor Sie das publizieren.«

Auf seinen Vorschlag hin gründete ich 1993 an der Hangzhou Universität eine offene Forschungsgruppe, um diese wichtige Arbeit fortzuführen. Viele der in diesem Buch beschriebenen und entscheidenden Fragestellungen und Experimente wurden auf sein Anraten hin entwickelt. Seine tiefgründigen Kenntnisse der theoretischen Physik waren mir stets eine immense Hilfe, und seine Ernsthaftigkeit bei der wissenschaftlichen Forschung ist mir zu einem Vorbild für lebenslanges Lernen und Forschen geworden.

Nachdem ich das englischsprachige Manuskript fertiggestellt hatte, halfen mir etliche Freunde, es sprachlich zu verbessern.

Elisabeth Reschat übersetzte das Manuskript elegant in die deutsche Sprache.

Kurz darauf las Dietrich Stoeckl mit viel Liebe zum Detail die deutsche Fassung und machte viele Verbesserungsvorschläge, um den Inhalt klarer zu kommunizieren.

Thomas Lastring besorgte das Lektorat und konnte die Qualität des Werkes durch seine Arbeit weiter verbessern. Darüber hinaus holte er bei zahlreichen Wissenschaftlern die Abdruckgenehmigung ihrer Forschungsergebnisse ein.

Professor Dr. Hans-Jürgen Stoeckmann besaß die Freundlichkeit, die deutsche Version mit den Augen des Physikers zu überprüfen, sodass (hoffentlich) alles seine inhaltliche Richtigkeit hat.

Professor Peter Weinberg von der Universität Hamburg gab mir viele hilfreiche Anregungen, unter anderem mit seiner Idee des gesunden Lebenszyklus.

Einer seiner Doktoranden, Christof Ziaja, fand mit unserem Instrument im Hamburger Schlaflabor eine neue statistische Verteilung, die sogenannte »Spiegel-log-normale Verteilung«, an der man in einfacher und zuverlässiger Weise die Qualität des Schlafes ablesen kann. Tatsächlich wurde in diesem Labor diese statistische Verteilung in der Theorie und in der Praxis schon vor der Veröffentlichung dieses Buches entwickelt. Bald darauf wurde das Manuskript auch ins Chinesische übersetzt.

Dr. Xiang-Yang Zhao, ein hervorragender chinesischer Physiker in Deutschland, las das Manuskript sorgfältig und gab mir viele entscheidende und konstruktive Hinweise zur weiteren Verbesserung.

Im Anschluss half mir mein langjähriger Freund Professor Zhong-Shen Liu von der Heilongjiang Universität für Traditionelle Chinesische Medizin mit seinen außergewöhnlichen sprachlichen Fähigkeiten und seinem Wissen über Naturwissenschaften, Medizin und alte chinesische Literatur. Es freut mich sehr, dass er der Ansicht ist, dass sowohl die östliche als auch die westliche Welt diese wissenschaftliche Theorie annehmen und Freude bei der Lektüre haben werde.

Auch Professor Wen-Qing Fu von der Fujang Normal Universität, China, und Dr. Feng Yan von der Justus-Liebig-Universität in Gießen und seine

Frau Qian Zhang, Ärztin für Traditionelle Chinesische Medizin in Deutschland, lasen das chinesische Manuskript und gaben mir viele wertvolle Hinweise.

Schon fast am Ende dieser langen Liste von so wertvollen Geschenken von dem, der das Buch mit unendlich vielen Seiten schreibt, kommt meine geliebte Familie, meine Frau Xinger (zu deutsch Angela) und unser Sohn Zhiliang (zu deutsch Albert). Diejenigen Leser, die im Alten Testament zu Hause sind, können sich vielleicht vorstellen, dass es wahrscheinlich für Sara noch schwieriger war als für Abraham, die lange und beschwerliche Reise von Haran nach Kanaan, dem von Gott verheißenen Land, zu unternehmen. In gewisser Weise war die Unterstützung, die Sara Abraham dadurch gab, dass sie treu mit ihm zog, eine größere menschliche Leistung als die Zuversicht und die Ausdauer Abrahams auf der langen Wanderung. In vergleichbarer Weise habe ich die Hilfe meiner Frau und unseres Sohnes erfahren. Er war die erste Person, an der psychische Auswirkungen von Musik physikalisch gemessen wurden. Damals, vor nunmehr zehn Jahren, war er 15 Jahre alt. Dieses Experiment war die erste echte Brücke zwischen den Naturwissenschaften und den Künsten in meiner Tätigkeit als Forscher. Außerdem, genau wie seine Mutter, unterstützt er mich immer mit seiner Liebe, seiner Zuversicht und seiner Beharrlichkeit.

Neben meinem Sohn schulde ich vielen anderen der jüngeren Generation großen Dank, im Besonderen meinen Studenten Zhi-Hao Zheng, Min Zhang, Hong-Zen He, Yi-Bin Pan, Hai-Ou Wang, Bo-Lin Xu, Yuan-Dong Zhou, Li-Jun Meng und vielen anderen in China. Sie halfen mir durch ihre Arbeiten, verschiedene Aspekte der in diesem Buch beschriebenen Theorie zu verifizieren bzw. zu falsifizieren und immer wieder neu zu formulieren.

Sie und meine Assistentin Da-Lin Li in meinen frühen Jahren in Hangzhou halfen mir bei der Veröffentlichung des akademischen Buches »Current Developments in Biophysics« im Jahre 1996. Ja, dieses Buch stellt letztendlich die akademische Grundlage für das vorliegende Buch dar.

Zuletzt möchte ich in meiner Auflistung wertvoller Geschenke Guenther Richter erwähnen, der in meinem englischen Manuskript viele sprachliche Unebenheiten glättete und aus meinem »Chinglish« echtes »English« werden ließ.

Mein größter Dank gebührt demjenigen, der das Buch mit unendlich vielen Seiten schreibt. Gleich diesem Buch ist meine Liste von wertvollen Geschenken ebenso unendlich, und es ist mir nicht möglich, meine Dankbarkeit jedem Einzelnen gegenüber, der mir bei Erstellung dieses Buches geholfen hat, zum Ausdruck zu bringen.

●

Abbildungsverzeichnis

Alle Copyrights wurden vom lizenzgebenden Verlag Monarda Publishing House Ltd., Halle/Saale erworben. Bei Interesse wenden Sie sich bitte an diesen